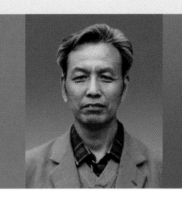

卢景良 LUJINGLIANG

卢景良先生，中国农业科学院哈尔滨兽医研究所研究员、博士生导师、原兽医生物技术国家重点实验室主任、中国畜牧兽医学会兽医生物技术学分会理事长，我国著名动物病理学家与动物免疫病理学开拓者之一。

谨以本书缅怀我的博士学位导师，已故多年的卢景良先生，以表学生对良师的培育感恩之情。

江国托

2015 年 12 月于大连市

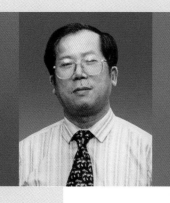

王永坤 WANGYONGKUN

　　王永坤先生，扬州大学教授、硕士生导师，著
名动物微生物学及免疫学专家。

　　谨以本书献给我的硕士学位导师王永坤教授，以表学生对良师的培育感恩之
情。

江国托

2015 年 12 月于大连市

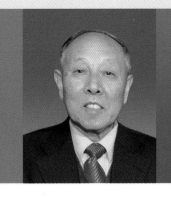

万遂如 WANSUIRU

万遂如教授，硕士研究生导师，中国畜牧兽医学会动物传染病学分会原秘书长，我国动物传染病学著名专家。

谨以本书献给万遂如教授，数十年如一日，亦师、亦友、亦父。

江国托

2015 年 12 月于大连市

冠状病毒引起的疫病

GUANZHUANG BINGDU YINQI DE YIBING

江国托　主编

中国农业出版社

图书在版编目（CIP）数据

冠状病毒引起的疫病／江国托主编. —北京：中国
农业出版社，2016.5（2020.3 重印）
ISBN 978-7-109-21649-5

Ⅰ. ①冠… Ⅱ. ①江 Ⅲ：①日冕形病毒—研
究 Ⅳ. ①R373.9

中国版本图书馆CIP数据核字（2016）第097361号

中国农业出版社出版
（北京市朝阳区麦子店街18号楼）
（邮政编码 100125）
责任编辑 邱利伟 王森鹤

北京中科印刷有限公司印刷 新华书店北京发行所发行
2016 年 6 月第 1 版 2020 年 3 月北京第 2 次印刷

开本：700mm×1000mm 1/16 印张：14 插页：2
字数：185 千字
定价：80.00 元
（凡本版图书出现印刷、装订错误，请向出版社发行部调换）

内容提要

　　《冠状病毒引起的疫病》系江国托教授精心组织编纂的一本有关冠状病毒引起动物及人类疫病的专著，全书共分六章。第一章为冠状病毒概述，详细介绍了冠状病毒科新的分类、冠状病毒亚科和环曲病毒亚科病毒的形态、基因组特征，病毒的物理化学、生物学、生态学特征，病毒的抗原性与致病性及其危害性等。第二章、第三章与第四章分别重点地介绍了冠状病毒亚科引起的 14 种动物疫病及 3 种人类传染病和感染症，以及环曲病毒亚科引起的 3 种动物疫病等。内容包括病原学、流行病学、发病机制、临床症状与病理变化、诊断和防控措施等。第五章全面总结了国家攀登计划 B 类项目课题中国鸡传染性支气管炎的系列研究所取得的科技成果，包括中国家禽冠状病毒地方性流行毒株的分离与鉴定、血清分型、病毒的物理化学和生物学特征、病毒的变异与致病性、病毒基因组特征、诊断技术与检测方法、疫苗研发及免疫试验等。在第六章小结与展望中作者中肯地指出了当前深入研究冠状病毒的主攻方向与重点及其有关建议等。

　　本书内容新颖、细致深入、翔实丰富，综合了近几年国内外冠状病毒的最新研究成果与进展，可供兽医学、医学、生物学等专业科学研究单位、疾病防控机构、检验检疫部门工作人员，以及有关高等院校的师生参考。

编审人员

主审寄语

南 京 农 业 大 学

国托同志: 您好!

  寄来的书稿已拜读。您将二十年来呕心沥血结成的丰硕科研成果结集成册, 奉献给广大读者, 这是功德无量的大好事。书中内容详实, 数据准确, 对IBV的基本特性、基因变异、不同病型IBV基因序列比较以及病毒疫苗等方面系统探讨了中国IBV遗传变异特性及其分子基础, 既有理论又有实际。这一本卓越的学术专著必将为广大禽病研究者提供重要的参考资料。

  但非为书名"冠状病毒引起的疾病", 读者会希望获得有关更加全面的知识。因此建议是否了对国内外流行的其他动物重要的冠状病毒病如猪传染性胃肠炎、猪流行性腹泻等以及人们普遍关心的SARS和人呼吸道和肠道冠状病毒病等能有更多篇幅的介绍, 进行适当的补充。这是我对书稿的一点不成熟的

南京农业大学

意见，不知是否恰当，仅供参考而已。

余不多述，谨祝。

工作顺利、身体健康、阖府幸福！

蔡宝祥 L

2015. 11. 11

地址：南京中山门外卫岗童卫路6号　　　电话：84395114　　　9101117

蔡宝祥：我国著名兽医学家，南京农业大学教授、博士生导师、中国畜牧兽医学会动物传染病学分会荣誉理事长。

序

　　冠状病毒是一类严重危害人类健康与多种哺乳动物和鸟类物种安全的病原微生物，目前已发现冠状病毒有十几种，可引发20多种疾病，因此受到世界各国政府、医学界和生物学界的高度关注。冠状病毒在自然界中广泛存在，其自然宿主包括人类、家禽、猪、牛、马、兔、鸭、犬、猫、狐狸、水貂、雪貂、猴、大鼠、小鼠、豚鼠、仓鼠、蝙蝠及白鼬等。冠状病毒宿主广泛的特点以及自身基因组的结构特征使其在进化过程中极易发生基因重组和变异，呈现遗传多样性，致使新亚型与新的冠状病毒不断出现，如2003年春季，冠状病毒引起的急性呼吸道综合征（SARS-COV）出现，导致世界范围内8 000多人感染，死亡774人，全球经济损失达400亿美元；2012年9月，中东地区又出现新型的人冠状病毒（HCOV-EMC），2013年5月世界卫生组织（WHO）将其命名为中东呼吸综合征冠状病毒（MERS-COV），该病毒造成全球206人发病，死亡86人。2015年韩国暴发人的中东呼吸综合征（MERS）疫情，截止到7月13日，共确诊病例186人，治愈130人，死亡36人。沙特阿拉伯卫生部2015年8月18日发布通报，沙特境内先后有1115人被确诊感染MERS，死亡480人，疫情一直未得到有效控制。由此可见，冠状病毒对人类和动物的严重危害将是持久的、不断的，应受到高度重视。目前对新型冠状病毒基因组特征、病毒跨种属传播的分子机制、病毒与宿主细胞的相互作用及致病机制等均不十分清楚，人们对冠状病毒及其引起的相关疾病还需要加深认识，这样才有利于进一步开展对冠状病毒的试验研究和临床防治工作。

　　为此，中国畜牧兽医学会动物传染病学分会副理事长、教授、博士

1

生导师、大连三仪集团董事长江国托博士总结自己多年来潜心研究动物冠状病毒所取得的科研成果和实际经验，广泛收集国内外近几年来最新的研究成果和进展，精心组织编纂而成《冠状病毒引起的疫病》这部专著。本书内容新颖、细致深入、翔实丰富，涉及动物冠状病毒（鸡传染性支气管炎病毒）的分离鉴定、形态结构、基因组特征，病毒的变异，病毒的物理化学与生物学，生态学，以及诊断技术和免疫防治等诸多方面，特别是对冠状病毒亚科引起的 14 种动物疫病、3 种人类传染病和感染症，以及环曲病毒亚科引起的 3 种动物疫病，做了较全面地介绍，其科学性与实用性强，是从事冠状病毒及其相关疾病研究工作和临床防治工作者很好的参考书。

我为本书的出版深感欣喜，故为之作序推荐。

金宁一

二〇一五年十二月

金宁一：中国工程院院士、解放军军事医学科学院军事兽医研究所研究员、博士生导师，中国畜牧兽医学会动物传染病学分会理事长。

前　言

　　冠状病毒具有庞大的家族，在自然界中广泛存在，其自然宿主包括人类、家禽、猪、牛、马、兔、鸭、犬、猫、狐狸、雪貂、水貂、猴、大鼠、小鼠、豚鼠、仓鼠、蝙蝠及白鼬等。目前世界上已发现十几种冠状病毒，能引起 20 多种疫病。其中 6 种人类冠状病毒引起人严重急性呼吸综合征、中东呼吸综合征以及人呼吸道和肠道冠状病毒病等，由于发病急、传播迅速、病死率高，严重危害人类的健康。同时，许多冠状病毒还可引起多种哺乳动物及鸟类物种发病，严重威胁着动物的安全，给畜牧业生产造成重大经济损失。值得特别注意的是，目前冠状病毒常发生基因重组和变异，致使世界各地新亚型及新的冠状病毒不断出现，引起人们恐慌，影响人们的生产与生活，阻碍社会经济的发展，影响国际交流等。

　　为引起人们对冠状病毒病严重危害性的认识与关注，提高防控意识，进一步促进科技工作者和医学界对冠状病毒实验研究与临床防治工作的开展，本人利用业余时间总结自己曾参与动物冠状病毒科学研究取得的成果，参考近几年来有关冠状病毒研究所取得的新成果、新进展，编纂了《冠状病毒引起的疫病》这本专著。其目的是总结科学研究与实践经验，通过这样一个平台与同仁相互学习、交流，共同为我国动物疫病防控做出一点微小的贡献。

　　在此，我们真诚地感谢 90 岁高龄的我国著名的兽医学家、南京农业大学蔡宝祥教授，不辞辛苦对本书进行了全面严谨的审定，并提出了中肯的修改意见。中国工程院院士、中国畜牧兽医学会动物传染病学分会理事长、解放军军事医学科学院军事兽医研究所金宁一研究员，十分关心本书的编写与出版，并在百忙中欣然命笔为本书作序。这是两位科学家对我们的真诚爱护、关怀与支持，我们深表谢忱。

　　由于编者水平有限，难免存在疏忽与遗漏，加之科技发展日新月异，书中定有许多不妥之处，敬请专家和读者不吝指正，深表谢意。

江国托

2015 年 12 月于大连市

目　录

第一章 冠状病毒科概述

　　冠状病毒（Coronavirus）又名日冕病毒，是一类病毒颗粒为球形，有囊膜的单股正链核糖核酸（RNA）病毒。基因组大小为 27～32kb，是已知的 RNA 病毒中基因组最大的病毒。目前已知冠状病毒可感染多种哺乳动物、鸟类物种和人类，能引发 20 多种疾病，对人类的健康和动物的安全构成严重的危害。

　　冠状病毒属于套式病毒目（Nidovirales），采用套式系列（nested set）方式转录，即基因表达通过一系列 3′ 端相同的亚基因组信使 RNA（mRNA）完成。套式病毒目又称巢状病毒目（Nidovirales），包括冠状病毒科（Coronaviridae）、动脉炎病毒科（Arteviridae）和杆套病毒科（Roniviridae）。动脉炎病毒科成员包含猪和马的病原体，而杆套病毒科主要由无脊椎动物病毒组成。1975 年国际病毒分类委员会正式确定了冠状病毒科（Coronaviridae）。2005 年 6 月在美国克罗拉多斯普林斯市（Colorado Springs）举行的第十届国际套式病毒专题研讨会上，根据病毒形态、基因结构和基因表达情况将冠状病毒科分为两个亚科，分别为冠状病毒亚科（Coronavirinae）和环曲病毒亚科（Torovirinae）。环曲病毒又名为凸隆病毒，故环曲病毒亚科又称为凸隆病毒亚科（Torovirinae）。在遗传和血清学特性的基础上，冠状病毒亚科又被划分为 α、β、γ 3 个冠状病毒属，分别与早期确定的 Ⅰ、Ⅱ、Ⅲ 个抗原群（group）冠状病毒相对应；环曲病毒亚科分为环曲病毒属（*Torovirus*，又称凸隆病毒属）和鱼杆菌样套式病毒属（*Bafinivirus*），2011 年上述分类得到国际病毒分类委员会（ICTV）第 9 次报告的确认。

一、冠状病毒亚科

（一）冠状病毒亚科分类

按照 ICTV 第 9 次报告的最新分类，冠状病毒亚科（Coronavirinae）被划分为 α、β、γ 3 个冠状病毒属，不同的冠状病毒属再根据 pplab 复制酶结构域的不同又划分为种和亚种。α 冠状病毒属下面有 α 冠状病毒 I、人冠状病毒 229E（HCOV-229E）、人类冠状病毒 NL63（HCOV-NL63）、猪流行性腹泻病毒（PEDV）、小长翼蝠冠状病毒 I（Miniopterus bat Coronavirus I）、小长翼蝠冠状病毒 HKU8、菊头蝙蝠冠状病毒 HKU2（RH-BatCOV-HKU2）和黄蝠冠状病毒 512（scotophilus bat Coronavirus 512）等 8 个种；其中 α 冠状病毒 I 又包括猪传染性胃肠炎病毒（TGEV）、猪呼吸道冠状病毒（PRCOV）、犬冠状病毒（CCOV）和猫冠状病毒（FCOV）4 个亚种。β 冠状病毒属包括 β 冠状病毒 I、人冠状病毒 HKU1（HCOV-HKU1）、SARS 冠状病毒（SARS-COV）、鼠冠状病毒（Murine coronavirus）、菊头蝠冠状病毒 HKU5（Pipistrellus bat coronavirus，HKU5）、抱尾果蝠冠状病毒 HKU9（Rousettus bat coronavirus，HKU9）和扁颅蝠冠状病毒 HKU4（Tylonycteris bat coronavirus，HKU4）7 个种；其中 β 冠状病毒 I 又包括人冠状病毒 OC43（HCOV-OC43）、牛冠状病毒（BCOV）、猪血凝性脑脊髓炎冠状病毒（PHEV）和马冠状病毒（ECOV-NC99）4 个亚种；鼠冠状病毒则包括小鼠肝炎病毒（MHV）和大鼠冠状病毒（RCOV）2 个亚种。γ 冠状病毒属包括禽冠状病毒（Avian coronavirus）、火鸡冠状病毒（Turkey coronavirus）和白鲸鱼冠状病毒 SW1（Beluga whale coronavirus，SW1）3 个种；还有传染性支气管炎病毒（IBV）和火鸡冠状病毒（TCOV）等亚种。

自 2003 年以来，世界各地先后从蝙蝠、野生动物和其他宿主中分离出一系列形态和特性上相似的冠状病毒株，但均未正式确定其种属地位。比如用逆转录聚合酶链式反应（RT-PCR）等技术从灰雁（Anser anser）、野生鸽（Columbia livia）和绿头鸭（Anas platyrhynchos）等动物中先后发现了冠状病毒的基因序列、复制酶和核衣壳蛋白序列的系统发生分析显示，这些病毒株序列与 γ 冠状病毒属相近，但尚未最终认定。

（二）病毒的形态结构

冠状病毒科病毒形态为多形性，略呈球形，有椭圆形、鸭梨状和长颈瓶形等，病毒颗粒直径大小为 80~160nm。有囊膜，囊膜表面覆有全长 12~24nm 的纤突，纤突末端呈球形，故整个纤突呈花瓣状或梨状，纤突之间有较宽的间隙。由于囊膜纤突规则地排列呈皇冠状，故得名冠状病毒。病毒粒子囊膜由双层脂质组成，在脂质双层中穿插有 2 种糖蛋白：膜蛋白（M，又称 E1）和纤突蛋白（S，又称 E2）。在一些冠状病毒的囊膜上还有第 3 种核蛋白血凝素（HE，又称 E3），这些冠状病毒主要包括牛冠状病毒、猪血凝性脑脊髓炎病毒、人类冠状病毒 OC43 和火鸡冠状病毒等。此外，小鼠肝炎冠状病毒的部分毒株如 DVIM 株囊膜中也含有 HE。病毒粒子内部为 RNA 和核衣壳蛋白（N）组成的核蛋白核心，呈螺旋式结构，直径为 9~16nm。

（三）病毒基因组结构特征

冠状病毒的基因组为不分节段的单股正链 RNA 分子，分子量为 $6 \times 10^6 \sim 8 \times 10^6$，基因组大小为 27~32kb，是目前已知的所有 RNA 病毒中最大的一类病毒。具有 mRNA 的功能和感染性，导入真核细胞后能引起感染。冠状病毒基因组含有 6~12 个开放阅读框架（ORF），并且有典型的 5′ 末端帽子结构和 3′ 末端含有共价结合的（polyA）尾巴结构。各种冠状病毒依据基因结构的不同分成不同的群，其基因组结构具有如下特征。

1. 冠状病毒基因组 5′ UTR 长度为 209~528nt，紧接帽子结构之后是 60~68nt 的先导序列，此外还含有一个小的读码框，由 AUG 起始，编码 3~11 个氨基酸。

2. 冠状病毒基因组 3′ UTR 长度为 288~506nt，均含有一个保守性基序：GAAAGAGC，位于 polyA 尾巴上 73~80nt 处。此外，3′ UTR 还可形成一些茎－环结构和发夹结构，对病毒的转录和复制起重要调节作用。

3. 所有的冠状病毒都含有一个巨大的 ORF1（分为 ORF1a 和 ORF1b），约占整个基因组长度的 60%，大约 20kb，负责编码病毒 RNA 依赖性聚合酶和非结构蛋白。这 2 个 ORF 能形成 ppla 和 pplab 两条较大的多肽，这个过程是通过核糖体移框机制（frameshifting mechanism）进行的。此机制与由 RNA 基因形成的假结结构（pseudoknot structure）有关。在 ORF1a 和 ORF1b 之间的重叠区长 43～76bp，由 1～7bp 的滑动序列（slippery sequence）和一个假结（pseudoknot）组成，这些序列是核糖体移码阅读所需要。

4. 冠状病毒基因组 3′ 端的 1/3 为结构基因，编码的结构蛋白（structural prctein）有：糖蛋白（S）、小分子膜蛋白（E）、膜蛋白（M）和核衣壳蛋白（N）。所有的冠状病毒的结构蛋白排列顺序均为 5′-S-E-M-N-3′。冠状病毒的每个属都有额外编码的一些独特的小蛋白，这些小蛋白是非必需蛋白（nonessential protein），被命名为附属蛋白（accessory protein）。推测这些蛋白可能与宿主先天性感应相互作用或干扰宿主先天性免疫应答有关。此外，在冠状病毒基因组的 5′ 和 3′ 末端存在非翻译区（untranslated regions，UTRs），这些结构能够通过宿主和病毒蛋白的相互作用控制 RNA 的复制。同样，对于亚基因组（subgenomic）mRNA 来说，在转录位点的起始部位存在保守序列，这些序列被称之为转录调控序列（transcriptional regulatory sequences，TRS）。

5. 目前已知最小基因组冠状病毒（25.421～26.674kb），包括鸟类几个亲缘关系较近的病毒 [文鸟冠状病毒 HKU13（MnCOV-HKU13）、画眉冠状病毒 HKU12（ThCOV-HKU12）和白头翁冠状病毒 HKU11（BuCOV-HKU11）等]，其基因组结构与其他冠状病毒类似，特征性基因顺序是：5′-UTR-ORF1ab-S-E-M-N-3′UTR。这些冠状病毒毒株与 SW1 是远亲，但发现其与亚洲豹、猫冠状病毒（ALCV）有较近亲缘关系。

（四）病毒主要结构蛋白及其功能

冠状病毒囊膜上的糖蛋白具有不同的功能，主要结构蛋白有：核衣壳蛋白（N）、纤突蛋白（S）、跨膜蛋白（M）和小膜蛋白（E）。某些冠状病毒还存在一个额外结构蛋白——血凝素酯酶蛋白（HE）。

1. M 蛋白 是一种糖基化的基质蛋白（即病毒跨膜蛋白），分子质量为 20～30ku，由 N 端至 C 端依次为信号肽、膜外区、跨膜区、极性区和胞外区五个功能区。其中，C 端的亲水区位于病毒粒子内部，与病毒核衣壳相互作用，对于维持核心结构起关键性作用。M 蛋白能与 S、E 及 N 蛋白等相互作用形成复合体，共同组装成病毒颗粒。在病毒装配期间，M 蛋白将核衣壳连接到囊膜上，因此，它参与了病毒囊膜的形成。有研究表明，当 M 蛋白不能组装入病毒颗粒或表达于病毒囊膜时，病毒的出芽过程将终止，提示 M 蛋白在病毒的组装和出芽过程中起着重要作用。另外，抗 M 蛋白抗体在补体存在时可中和病毒感染性。

2. S 蛋白　是一种糖蛋白，分子质量为 150~180ku，由 1 400~1 800 个氨基酸组成，构成冠状病毒囊膜上的突起部分。它主要是由 2 个同样的多肽组成，氨基端部分形成一个球状结构域，羧基端部分形成一个穿膜的棒状结构。S 蛋白提前在宿主细胞质中合成，然后被加工成 S1 和 S2。S1 中含有受体结合点，一旦它与受体结合，就会导致 S1 和 S2 之间的结合力减弱，使 S1 和 S2 分离，从而暴露出 S2 上的 3 个螺旋，使其可以穿过宿主细胞膜，进而使病毒外壳膜和细胞膜发生融合。S 蛋白中还含有多种抗原表位，其中包括病毒的中和性抗原表位，可刺激宿主产生中和抗体。S 蛋白也能诱导机体产生细胞毒性 T 细胞反应，造成严重的组织损伤。此外，S 蛋白在与 M 蛋白相互作用的同时，能被有效地包装入病毒囊膜之中，所以 S 蛋白对冠状病毒的囊膜形成、病毒的出芽和胞外分泌等过程具有重要作用。

3. N 蛋白　是一种重要的结构蛋白，分子质量为 50~60ku。与核酸结合形成核衣壳。由于 N 蛋白可以与基因组 RNA 特异性结合，同时也可与其他一些结构蛋白（M、E）相互作用，因此，N 蛋白在病毒粒子组装过程中起着关键性作用。此外，N 蛋白有 N1 和 N2 两个表位，其中 N1 可刺激宿主产生具有高亲和力的抗体，但没有中和活性。

4. E 蛋白　包含一个单一疏水结构域（HD）并含有一个跨膜 α - 螺旋结构域（ETM），是病毒粒子包膜组成成分。E 蛋白具有离子通道活性，在发挥离子通道作用时，对形成五聚体高级结构也起着重要作用，E 和 M 蛋白控制着病毒粒子的组装，研究证实 E 蛋白缺失变异毒株将丧失致病力。

5. 血凝素酯酶蛋白（HE）　是具有血凝特性的冠状病毒所特有的一种糖蛋白，分子质量为 120~140ku。目前认为 HE 蛋白可能与病毒吸附有关，它能引起红细胞凝集并具有乙酰酯酶的活性，对病毒粒子的形成起着相当重要的作用。BCV、HCV、OC43 和 MHV-DV1M 等冠状病毒均存在 HE。

（五）病毒的复制

病毒进入细胞后，RNA 基因组的 5′ 末端的开放阅读框 ORF1a 和 1b 翻译成 ppla 和 pplab。Pplab 通过核糖体移框机制进行翻译。ORF1a 编码了 1~2 个木瓜样蛋白酶（PLpro 或 PLP）和一个类似小 RNA3C 样蛋白酶（3C Lpro），这些蛋白酶具有将 ppla 和 pplab 处理成成熟复制蛋白酶的活性。RNA 依赖的 RNA 聚合酶（RdRp）、解旋酶、3′~5′ 核酸外切酶、polyU 特异性核酸内切酶和 S–腺苷甲硫氨酸依赖性核糖 –2′–0– 甲基转移酶等，都是由 pplb 编码并由 pplab 蛋白处理而成的。此外还有由下游的 ORF2a 编码而来的环化磷酸二酯酶等。这些具有活性的酶可能在冠状病毒代谢及干扰宿主细胞正常活动中起重要作用。

冠状病毒的感染会发生病毒基因组复制和 mRNA 的转录。基因组的复制包括全长负链 RNA 的合成过程，此链浓度较低，但可作为全长正链 RNA 基因组的模板。与全长 RNA 基因组一样，3′ 末端部分序列相同的大量亚基因组 RNA 也可作为 mRNA 合成的模板，在病毒复制过程中起重要作用。每个 mRNA 在其 5′ 末端都具有一段引导序列（包含 75~78nt），用于调控亚基因组 mRNA 的转录。亚基因组负链 RNA 通过不连续转录进行合成，并且在这个过程将反引导序列添加到负链 RNA 的 3′ 端，随后将其作为 mRNA 合成的模板。通常情况下，仅由 5′ 末端 ORF 的单个 mRNA 翻译成病毒蛋白，而其下游 ORF 的翻译则是由内源性核糖体进入位点（IRES）介导的。翻译后的膜蛋白（M）和小膜蛋白（E）存在于高尔基体内膜附近，但是超出了内质网和高尔基体之间的区域，这就是病毒穿膜出芽的位置。

病毒装配时，纤突蛋白（S）与膜蛋白（M）的跨膜区域互相作用，核衣壳蛋白（N）和基因组 RNA 形成复合物，从而形成螺旋结构的核衣壳。N 蛋白与 M 蛋白相互作用，形成出芽小泡，最后病毒被运输到细胞表面，从细胞表面释放。

（六）病毒的物理化学特性

冠状病毒含有 RNA、蛋白质、糖类和脂质等。病毒的脂质成分与细胞脂质相同，说明病毒的脂质成分来源于宿主细胞。冠状病毒的沉降系数为 330~495s，浮力密度在氯化铯中（$CsCl_2$）为 1.23~1.24g/mL，在蔗糖中为 1.16~1.23g/mL。

冠状病毒对乙醚、氯仿和其他脂溶剂敏感。不耐热，56℃ 10min 可被灭活。在低温下冷冻保存，几年不会丧失感染性。对酸的敏感性，各种冠状病毒不尽相同。一般对 pH 3 以下敏感，病毒可被完全灭活。甲醛、戊二醛、70% 乙醇、吐温、过氧乙酸、氢氧化钠等可杀灭病毒。

（七）病毒的生物学特性

冠状病毒能在多种细胞上增殖，各种冠状病毒最适应的细胞种类及胚胎见表 1-1。

表1-1　各种冠状病毒最适应的细胞种类

病毒	细胞
鸡传染性支气管炎病毒	鸡胚、幼鸡气管环器官培养、原代雏鸡肾细胞（CK）、鸡胚肾细胞（CEK）、鸡胚肝细胞（CEL）
猪传染性胃肠炎病毒 猪血凝性脑脊髓炎病毒	原代猪肾细胞、脾细胞、甲状腺细胞、睾丸细胞以及猪肾细胞（PK15）、猪肾细胞IBRS2
猪流行性腹泻病毒	胎猪肠细胞、非洲绿猴肾细胞（vero细胞）、PK15、ST细胞
牛冠状病毒	胎牛肾细胞（BEK-1）、牛胚肺细胞、牛睾丸原代细胞、胎牛脑细胞、绵羊胎肾细胞、vero细胞系、人肠癌细胞（HRT-18）、人胚肺纤维细胞
犬冠状病毒	原代犬肾细胞（MDCK）、胸腺滑膜细胞、胚胎细胞、传代的MDCK、A-27细胞系
猫冠状病毒	原代幼猫腹膜细胞、猫源猫肾细胞（CRFK）及FCWF等细胞
鸭冠状病毒	鸭胚
小鼠肝炎病毒	鼠巨噬细胞、鼠DBT细胞、鼠17CL-1细胞
火鸡冠状病毒	火鸡胚、鸡胚、火鸡胚肠器官
人冠状病毒	继代人胚肾细胞、W1-38细胞、Hela细胞、人胚气管环器官培养、L132细胞、人胚肺细胞、vero细胞、胎猴肾细胞、人巨噬细胞、293细胞等

冠状病毒的分离培养比较困难，特别是初代分离培养。已经适应了在体外培养细胞上生长的病毒，可在传代细胞上良好增殖。大多数的冠状病毒感染具有 2~4h 的隐蔽期，于感染后 12~16h 产生大量的子代病毒。病毒吸附过程与细胞表面的特异性受体和病毒的纤突有关。病毒侵入细胞的方式有两种，一种为细胞对病毒的吞饮，另一种为病毒囊膜与细胞膜融合。鸡传染性支气管炎以吞饮为主要方式。引发新生犊牛发生腹泻的冠状病毒通过囊膜与细胞膜融合的方式侵入犊牛的小肠细胞，其他的冠状病毒则同时存在两种入

侵方式。冠状病毒在感染敏感细胞后，首先在胞浆内发生脱壳，随后正链基因组 RNA 活化，呈现 mRNA 的作用。先从 RNA 的 5′ 端翻译出病毒特异性 RNA 聚合酶，由此复制出互补的负链 RNA。然后，在复制酶的作用下，通过不连续转录模式转录生成基因组 RNA 和 6 ~ 8 条亚基因组 mRNA。它们具有相同的 3′ 末端和 65 个核苷酸的 5′ 端先导序列，分别编码结构蛋白 M、S、N 和非结构蛋白（NS）。由此可见，感染细胞内可能出现 4 种病毒特异 RNA：①基因组 RNA；②双链复制中间体；③分散存在的 mRNA；④不完全的 RNA。

病毒蛋白质的合成发生于多聚核糖体上。核衣壳的装配发生在胞浆内，并在内质网和高尔基体的囊状膜上出芽成熟。某些病毒就在此时附加囊膜突起——纤突，但是并非所有的出芽成熟病毒都有纤突。

（八）病毒的抗原性

哺乳动物冠状病毒的某些毒株之间具有血清学上的交叉反应性，但与禽类冠状病毒相差很大。Reynolds 等（1980）通过中和试验和免疫荧光试验，认为犬冠状病毒、猪传染性胃肠炎病毒和猫传染性腹膜炎病毒在抗原性上比较接近。牛冠状病毒与猪血凝性脑脊髓炎冠状病毒有抗原交叉，猫冠状病毒与人冠状病毒 229E 在抗原结构上有某些相似性，人呼吸道冠状病毒 OC43 株与人肠道冠状病毒有明显的交叉反应性。

（九）病毒的病原性

冠状病毒的自然宿主范围很广，从鸟类至人。目前证实冠状病毒可引发人类及许多动物发生 20 多种疾病，对动物和人类构成严重威胁。冠状病毒的发病机理还不十分清楚，可能动物的年龄、遗传因素、感染途径和病毒株等对冠状病毒感染有一定影响。近几十年来研究发现，血清流行病学调查证实冠状病毒感染与呼吸道疾病有关，可引起上呼吸道感染。冠状病毒对胃肠道、呼吸道和神经系统有嗜性，可分别引起相应征候群。冠状病毒经口、鼻感染后，侵入机体对淋巴细胞、网状内皮细胞、上皮细胞和实质细胞呈现杀细胞作用，从而损害多种器官。病毒慢性感染时可引发Ⅲ型过敏反应性疾病。病毒急性感染之后，还可能发生持续性感染，病毒在细胞与细胞之间慢性传播，引起细胞死亡和器官病理变化，这种现象已在小鼠肝炎冠状病毒等得到证实。其他冠状病毒，如鸡传染性支气管炎病毒、人冠状病毒也可能发生持续性感染。不同种冠状病毒的组织亲和性不同，具有很强的宿主特异性，只感染相应的动物并引起特定的疫病。现已证实，猪传染性胃肠炎病毒（TGEV）和猪呼吸道冠状病毒（PRCV）可感染猪、猫、犬、狐狸、小鼠、豚鼠、仓鼠和兔；猪流行性腹泻病毒（PEDV）仅感染各种日龄的猪；小鼠冠状病毒（MHV）感染小鼠、豚鼠、仓鼠和大鼠；大鼠冠状病毒（CCV）可感染犬、猫、狐狸和猪；猫传染性腹膜炎病毒（FIPV）可感染猫和猪；人呼吸道冠状病毒 OC43 株则能感染人和小鼠；其他种类的动物冠状病毒多数都只能感染相应的动物。如鸡传染性支气管炎病毒引起雏鸡呼吸道感染，犬冠状病毒引起犬的肠道感染，鸭冠状病毒引起鸭急性腹泻，而不感染鸡与火鸡；而有的冠状病毒则可侵犯几个器官组织，如猫传染性腹膜炎病毒和小鼠肝炎冠状病毒等感染后可引发机体多个器官发生病变。

二、环曲病毒亚科

环曲病毒又称凸隆病毒（Toroviruses），故环曲病毒亚科（Torovirinae）也称为凸隆病毒亚科（Torovirinae）。目前环曲病毒亚科设有 2 个属，分别是环曲病毒属（*Torovirirus*）和鱼杆菌样套式病毒属（*Bafinivirus*）。环曲病毒属包括马环曲病毒（ETOV）、牛环曲病毒（BTOV）、猪环曲病毒（PTOV）和人环曲病毒（HTOV）4 个种；鱼杆菌样套式病毒属只有一个白蝙病毒。

环曲病毒于 1972 年在瑞士首都伯尔尼（Berne），从发生腹泻的马的直肠中首次分离到，当时称为伯尔尼病毒（Berne virus），即马环曲病毒（Equint torovirus，ETOV）。1982 年在美国艾奥瓦州的 Breda，发生严重腹泻牛的粪便中也检出该病毒，当时命名为布雷达病毒（Breda virus），即牛凸隆病毒（Bovine torovirus，BTOV），又称牛环曲病毒。1998 年荷兰学者又新鉴定出猪环曲病毒。目前全世界已鉴定 4 种环曲病毒标准型，它们是猪环曲病毒（Poreine torovirus，PTOV）、马环曲病毒（Equine torovirus，ETOV）、牛环曲病毒（Bovine torovirus，BTOV）和人环曲病毒（Human torovirus，HuTOV）。这些病毒可感染动物和人类，主要引起消化道和呼吸道疾病。我国学者王继科等通过电镜技术在腹泻猪的粪便中观察到猪环曲病毒颗粒（PTOV）。该病毒感染的报道见于瑞士、美国、法国、英国和德国等；欧洲一些国家及北美洲一些国家的动物也先后证实存在此类病毒感染。

（一）环曲病毒属

1. 病毒粒子特征

环曲病毒粒子具有多形性，主要呈球形、椭圆形、线形和肾形等，表面有一个双边缘的膜粒，病毒最大直径为 120～140nm，有时呈棒状，大小为 35nm×170nm。有囊膜，囊膜表面带有纤突，约 20nm，纤突末端呈球状，核衣壳呈长管状，螺旋对称并在囊膜内卷曲成环状。J.pignatelli 等发现，在提纯的病毒颗粒中，有一种带有横纹的香肠样的芯髓，横纹长约 4.5nm，此种芯髓紧附于囊膜，囊膜外有纤突，芯髓包含了一个细长的管状核衣壳蛋白，构成了肾形粒子的结构。病毒颗粒有 2 层纤突，长的纤突呈鼓槌状或花瓣形，18～20nm，短的纤突约 6nm。

2. 病毒基因组结构及其功能

环曲病毒基因组为不分节段的单股正链 RNA 病毒，具有囊膜，基因组大小约 28.475kb，有感染性。在 5′ 端非编码区之后为复制酶基因（约 20.2kb），此基因包括 2 个大的重叠 ORF 即 ORF1a 和 ORF1b，分别编码聚合蛋白 pp1a 和 pp1b，序列分析表明，此段序列包含病毒基因的保守区。序列比对和蛋白一级结构分析表明，ORF 序列中存在 1 个类似 3C 丝氨酸蛋白酶结构域，即类似于动脉炎病毒 3C 丝氨酸蛋白酶和 1 个单一的类似木瓜蛋白酶的半胱氨酸蛋白酶结构域，此区域类似小 RNA 病毒前导蛋白酶。pp1b 序列中存在聚合酶和解旋酶结构域，序列分析预测在此结构域中包含有核糖体移码基因，包括滑动保守序列 UUUAAAC 和 2 个潜在假结构。3′ 末端为 polyA 尾，3′ 端基因有 4 个 ORF（2～5），编码 4 种结构蛋白：纤突蛋白（S），分子质量为 200ku；膜蛋白（M），分子质量为 26ku；血凝素酯酶蛋白（HE）和核衣壳蛋白（N），分子质量为 18ku。环曲病毒圆环形核衣壳呈现出由 N 蛋白和病毒 RNA 相互作用形成的特征性的凸起，核衣壳外有 M 蛋白、S 蛋白和 HE 蛋白包围形成的囊膜，这些蛋白同时也各自形成特定的小纤突。环曲病毒的 M 蛋白存在于 pp1a 和 pp1b 中，侧面为疏水区，此处序列具有较低的保守性，包含组氨酸 H、半胱氨酸 C、丝氨酸 S 活动位点。HE 蛋白是环曲病毒重要的衣壳糖蛋白。环曲病毒的 HE 蛋白分成 2 个型：即猪型和牛型；人环曲病毒的 HE 蛋白是一个罕见的型，与牛型较为接近，有 74% 的序列同源性。HE 基因和 N 基因分别通过型间基因重组产生新的环曲病毒株，以逃避宿主体液免疫反应。

3. 病毒的物理化学特性

病毒的沉降系数为 400s，蔗糖浮密度为 $1.16 \sim 1.17g/cm^3$，对热敏感，31℃以上可使病毒灭活，4℃下保存 $92 \sim 185d$ 感染性丧失，−20℃以下保存可保持感染性，在 pH2.5 和 pH9.7 中稳定，紫外线可迅速杀灭病毒，病毒对蛋白酶敏感，对胰酶不敏感。

4. 病毒的抗原性

利用血清中和试验、血凝抑制试验及放射免疫沉淀试验等，已发现环曲病毒有 4 种特异性抗原。病毒能够凝集人、兔和豚鼠的红细胞，对鸡、鹅、火鸡、大鼠、仓鼠的红细胞没有凝集作用。中和性单克隆抗体能够识别纤突糖蛋白，也能抑制其血凝性。本属病毒在抗原性上与冠状病毒、披膜病毒和副黏病毒等无相关性。对马环曲病毒（ETOV）、牛环曲病毒（BTOV）、猪环曲病毒（PTOV）和人环曲病毒（HTOV）4 种病毒结构蛋白 S、M、HE 和 N 蛋白进行序列分析，显示其型间的差异为 30% ~ 40%。研究发现，在自然界的环曲病毒群体的 RNA 基因组中，检测到 3 型间重组基因。认为新型的牛环曲病毒（BTOV）是布雷达病毒（BRV）的亲本，在 3′ 端 HE、N 或者 3′ 端非编码区与猪环曲病毒（PTOV）发生基因重组交换所产生的。在对猪环曲病毒（PTOV）和牛环曲病毒（BTOV）进行系统进化分析时发现，一些病毒的 HE 基因发生了嵌合重组突变，因此研究者推断，可能现在已经存在第 5 种目前未知的新型环曲病毒。环曲病毒亚科在抗原性上与冠状病毒亚科、披膜病毒和副黏病毒等无相关性。

5. 病毒的病原性

环曲病毒可通过呼吸道和消化道发生水平传播，引起人类和多种动物发生消化道和呼吸道疾病。目前主要是从感染的动物和人的腹泻粪便中分离到病毒，认为环曲病毒是肠道病原体，可以感染各个年龄段的易感动物，包括猪、牛、马和人类等，但主要是引起被感染动物的胃肠炎。关于其靶向细胞、特异受体、复制位点及免疫机制等方面，尚都不完全清楚。

（二）鱼杆菌样套式病毒属

鱼杆菌样套式病毒属（Bafinivirus）只有一个成员，即白鳊病毒（White bream virus，WBV）。该病毒分离自一种淡水硬骨鱼即白鳊，故称之为白鳊病毒（WBV）。病毒颗粒有囊膜，形态呈杆状，没有表面突起，大小为（130～160）nm×（37～45）nm，其明显特征是表面有硕大的冠状表面突起，长20～25nm；核衣壳为不易弯曲的管状，可能为螺旋对称，大小（120～150）nm×（19～22）nm，中间有一直径2～5nm的通道。白鳊病毒RNA核酸为26.6kb，载帽，有尾，具有感染性。病毒含有3种蛋白：①纤突蛋白（S），为含有1 220个氨基酸残基的1型膜糖蛋白；②膜蛋白（M），含有227个氨基酸残基，具有3个跨膜区；S与M蛋白均为糖基化蛋白；③核衣壳蛋白（N），含有161个氨基酸残基。WBV基因组含有5个ORF，即ORF1a、ORF1b、ORF-2、ORF-3和ORF-4。ORF1a和ORF1b共同构成复制酶基因，ORF-2、ORF-3和ORF-4分别编码S、M、N蛋白。WBV颗粒在蔗糖中的浮密度为1.17～1.19g/cm3，对脂溶剂敏感。

（三）环曲病毒属与鱼杆菌样套式病毒属之间的区别

1. 二属的转录机制不同。

2. 环曲病毒属成员含有一个独特的ORF1a编码的环核苷酸·磷酸二酯酶（CPD），而鱼杆菌样套式病毒属没有。

3. 环曲病毒属含有HE基因，而鱼杆菌样套式病毒属无此基因。

环曲病毒具有的CPD和HE基因可能是在环曲病毒和鱼杆菌样套式病毒演化分开后，前者通过水平基因转移而获得的。

第二章　冠状病毒亚科引起的动物疫病

一、猪流行性腹泻

猪流行性腹泻（Porcine epidemic diarrhea，PED）是由猪流行性腹泻病毒引起猪的一种急性接触性肠道传染病，以腹泻、呕吐和脱水为特征。本病的流行特征、临床症状、病理变化等与猪传染性胃肠炎（Transmissible gastroenteritis，TGE）非常相似。

PED 于 1971 年首次发现于英国，主要引起仔猪和育肥猪群急性腹泻，当时被称为"流行性病毒性腹泻"（Epiemic viral diarrhea，EVD）。1976 年暴发了侵害哺乳仔猪的类似猪传染性胃肠炎（TGE）的急性腹泻，随后排除了 TGEV 和其他已知的肠道致病性病原，Wood 把这次暴发的腹泻称为腹泻Ⅱ型，以便与 20 世纪 70 年代初发生的Ⅰ型腹泻相区别。1978 年 Pensacrt 等发现一种类冠状病毒的病原与Ⅰ型腹泻暴发有关。实验证实Ⅰ型和Ⅱ型腹泻的发生是由相同的冠状病毒引起的，1982 年把这种腹泻统称为猪流行性腹泻（PED）。随后在欧洲及亚洲许多国家和地区相继有本病的报道。1973 年以来，我国先后在上海、辽宁、吉林、黑龙江、四川等地有本病发生的报道，并分离到病毒抗原。

（一）病原体

猪流行性腹泻病毒（Porcine epidemic diarrhea virus，PEDV）属于冠状病毒科（Coronaviridae）冠状病毒亚科（Coronavirinae）α 冠状病毒属成员。

病毒粒子形态略呈球形，在粪便中的病毒粒子常呈现多形性，直径为 90～190nm，为有囊膜的单股正链 RNA 病毒，病毒的 RNA 具有感染性。外

13

有囊膜，囊膜上有花瓣状纤突，纤突长 12~24nm，由核心向四周放射，其间距较大且排列规则，呈皇冠状。PEDV 基因组全长 27 000~33 000nt，分子质量为 $6 \times 10^6 \sim 8 \times 10^6 ku$。基因组 5′端有一个帽子结构（cap），3′端有一个 polyA 尾。基因组 5′端非编码区、3′端非编码区至少有 7 个 ORF（ORF1a、ORF1b、ORF2~6）。其中位于 5′端编码非结构蛋白的 ORF1a 和 ORF1b 占据了 PEDV 基因组全长的 2/3，而 3′端主要是编码纤突（S）蛋白（150~220ku）、小膜（E）蛋白（7ku）、膜（M）蛋白（20~30ku）和核衣壳（N）蛋白（58ku）的基因，在 S 和 E 基因之间还有编码非结构蛋白的 ORF3 基因。其中 S 蛋白是一种糖蛋白，长为 1 380 个氨基酸，决定 PEDV 的毒力与遗传进化、病毒和受体的结合，诱导产生中和抗体以及病毒和宿主的融合。S 蛋白缺少蛋白酶切位点，但通过保守的九聚物及 GXCX 位点，可将其分为 S1 亚基与 S2 亚基，S1 亚基中包含有中和表位及 β 细胞表位，决定病毒诱导产生中和抗体；S2 亚基是跨膜的亚基，决定病毒与宿主的融合。

自 2011 年以来，在我国猪群中暴发流行的 PEDV 已发生变异，先后从发病猪腹泻物中分离鉴定出 65 株新的变异毒株，经 PEDV 的 S 基因全序列分析发现 PEDV 纤突蛋白编码基因（Spike 基因）中出现缺失、插入和突变。新的变异毒株与经典毒株 CV777 的同源性为 94.5%~95.1%，与其他已知的毒株相比同源性为 88.7%~98.9%。变异毒株的毒力增强，致病力增强，对仔猪的危害性增大。

PEDV 可在培养基含有胰酶的 Vero 传代细胞上复制；也可在 PK 和 ST 细胞中增殖，并产生明显的细胞病变（CPE）。

PEDV 对乙醚和氯仿敏感，在蔗糖中的浮密度 1.18g/ml。对热敏感，病毒在 60℃、30min，可失去感染力。病毒在 4℃、pH4.0~9.0 及 pH6.5~7.5 时比较稳定。病毒对外界环境抵抗力弱，一般消毒剂可将其杀灭。

本病毒不能凝集家兔、小鼠、大鼠、豚鼠、猪、绵羊、牛、马、犬、雏鸡和人的红细胞。

免疫印迹和免疫沉淀试验显示，PEDV 与鸡传染性支气管炎病毒（IBV）、猪血凝性脑脊髓炎病毒（HEV）、犊牛腹泻冠状病毒（NCDCV）、犬冠状病毒（CCV）之间没有抗原相关性。PEDV 与猫冠状病毒具有相同的抗原决定簇，这些决定簇位于 N 蛋白上。中和试验和 ELISA 检测证实 PEDV 和 TGEV 在抗原上不同，无共同抗原，没有免疫交叉反应。两种病毒抗原差异在纤突蛋白上，PED 是一个独立的猪的肠道传染病。目前 PEDV 只有一个血清型，还未发现有不同的血清型。

（二）流行病学

1. 传染源

病猪与带毒猪是主要的传染源。据有关报道我国猪群中 PEDV 感染率较高，粪便样品中检出阳性率为 28.42%，乳汁中阳性率为 31.89%。鼠类与猫等可携带病毒，是重要的传播媒介。

2. 传播途径

PEDV 主要是通过被感染猪排出的粪便或污染物经口腔感染，也可垂直传播，生产母猪能从初乳中排出病毒，仔猪通过吃初乳而感染。被病毒污染的环境、圈舍、用具、车辆、工作服、鞋、帽、人员及其他的动物等可作为媒介而散播传染。

3. 易感动物

各种年龄的猪对 PEDV 都易感，哺乳仔猪、架子猪和育肥猪的发病率可达 100%，尤以哺乳仔猪最为严重。母猪的发病率为 15% ~ 90%。

4. 流行特征

本病发生于冬春寒冷的季节，以每年的 11 月至第 2 年的 3 月发生较多，1 ~ 7 日龄内的哺乳仔猪发病率与死亡率很高，平均死亡率为 50%，有的可达 100%。断奶后日龄较大的猪群发病症状轻微，死亡率也较低，多数 1 周后可康复。本病具有突然发病、传播迅速、流行时间较长的特点。在饲养密度过大的猪群，疫病常在数日内波及全群，呈现出地方性流行。

（三）发病机制

PEDV 经消化道感染后进入小肠，在小肠和结肠的绒毛上皮细胞浆中复制（病毒进入后 12 ~ 18h 就可见到受感染的上皮细胞，24 ~ 36h 达到高峰），对上皮细胞造成严重损伤，继而出现细胞功能障碍，导致上皮细胞空泡化、变性、脱落，绒毛长度与隐窝深度比由正常的 7：1 缩小为 3：1 。致使小肠吸收表面积减少，引起营养物质吸收显著障碍。同时，由于线粒体肿胀，以及肠黏膜上皮细胞内各种酶活性显著降低或缺乏，蛋白质、糖、脂肪不能彻底被分解，使肠内物质腐败发酵，刺激肠末梢感受器，蠕动增强，加之酶活性降低或缺乏，肠上皮细胞内钠泵失活，使晶体渗透压升高，最终导致营养物质吸收不良，而引发严重的渗透性腹泻。最后由于病猪肠内碱性物质大量排出，引发脱水、贫血和代谢性酸中毒，以致病猪休克衰竭而死亡。

（四）临床症状

本病的潜伏期为2d。猪流行性腹泻有2种临床表现类型，PED1型只影响生长猪（非免疫断奶仔猪），而PED2型则影响各种年龄阶段的猪，包括哺乳仔猪和生产母猪。哺乳仔猪发病主要表现为突然发病，水样腹泻，粪便呈灰黄色或灰色，呕吐，多发生于吃初乳或拌料之后。体温可升高1~2℃，精神沉郁、不食，年龄越小，症状越严重。1周龄内的新生仔猪常于腹泻后2~4d内因脱水而死亡，死亡率达50%以上，最高可达100%。断奶后的仔猪、生产母猪发病时表现为精神沉郁、厌食，持续性腹泻7d左右，随后逐渐恢复正常，死亡率1%~3%。成年猪发病症状轻微，仅表现呕吐，病重者水样腹泻3~4d后可自愈。部分病猪恢复后生长发育不良，成为僵猪。

当前兽医临床上常见猪流行性腹泻与传染性胃肠炎或与轮状病毒、圆环病毒2型、伪狂犬病毒等共同感染并继发大肠杆菌病或梭菌性肠炎等，使病情复杂化，导致发病率和死亡率升高，造成更大的损失。

（五）病理变化

1. 剖检变化

可见小肠扩张，肠壁变薄、透明、内充满淡黄色液体，有的小肠黏膜有出血点。肠系膜充血，淋巴结水肿，小肠绒毛萎缩，甚至消失。胃膨胀，胃壁变薄，内含有乳凝块。

2. 组织学变化

可见空肠段上皮细胞的空泡形成和表皮脱落，黏膜下层水肿，炎性细胞浸润，以淋巴细胞为主。肠绒毛显著萎缩、变粗。

（六）诊断

根据本病的流行病学特点、临床症状和病理变化只能作出初步诊断，很难与 TGE、轮状病毒病及大肠杆菌病等肠道传染病相区别，因此需要结合实验室诊断方法进行确诊。

1. 免疫电镜法（IEM）

目前已通过免疫电镜技术建立了区分 TGE 与 PED 的诊断方法，可用于 PED 的诊断，此法具有简便、快捷和定性正确等优点。

2. 免疫荧光法

用直接免疫荧光法（FAT）检测 PEDV 是一种可靠的特异性诊断方法，目前应用最为广泛。崔现兰等应用 FAT 检查病猪小肠的冷冻切片或小肠抹片，阳性检出率为 91.4%。应用间接免疫荧光法（IFAT）对 PED 感染猪群血清进行检测，检出阳性率为 89%。

3. 酶联免疫吸附试验（ELISA）

此法可从粪便中直接检查 PEDV 抗原，目前在临床上已被广泛应用。是一种快速、特异、简便的血清学诊断方法。

4. 分子生物学诊断

张素芳等根据 N 基因序列设计了引物，成功地建立了诊断 PEDV 的 RT-PCR 法，可进行细胞毒和粪便毒的检测。

（七）防控措施

1. 加强饲养管理，落实生物安全措施

猪场要实行分点隔离饲养与"全进全出"的饲养制度；落实各项生物安全措施，定期驱虫、杀虫与灭鼠；坚持消毒，可选用聚维酮碘溶液、二氯异氰尿酸钠、过氧乙酸等，或三氯异氰尿酸烟熏剂熏蒸等消毒剂进行消毒，每周 1 次；不喂发霉变质的饲料，保证营养平衡；仔猪出生后要做好护理工作，保证产房温度适宜，清洁卫生，及早吃上初乳，补铁补硒，饮用清洁干净的合格水。

2. 免疫预防

妊娠母猪产前 5 周与 2 周各肌内注射 PED+PGE+PORV 三联活疫苗 1 次，

每次每头 2 头份，免疫期为半年。仔猪出生后通过吃初乳获得被动免疫保护，哺乳期不发生腹泻。

3. 药物保健预防

于母猪产前 7d 和产后 7d 实施药物保健预防，预防方案如下：

方案 1：柴葛解肌散（柴胡、葛根、甘草、黄芩等中药，抗病毒蛋白）500g，溶菌酶（水解酶）300g，拌入 1t 料中，连续饲喂 14d。

方案 2：黄芪多糖粉 800g，排疫肽（复合型免疫球蛋白）500g，抗菌肽 300g，拌入 1t 料中，连续饲喂 14d。

以上方案一年四季均可用，安全、效果好，可有效提高母猪的非特异性免疫力、抗病毒、抗应激，防止母猪产前便秘与腹泻，还可预防产后子宫内膜炎、阴道炎及乳房炎等"三炎症"的发生。

仔猪出生后是否发生腹泻，关键是要保护好母猪。母猪健康，产出的仔猪不仅健康、不发生疫病，而且成活率也高。

（八）治疗

对发病猪要早发现、早诊断、早治疗。临床上可采用中药疗法、细胞因子疗法、对症治疗，及时补液、支持疗法，进行综合防治，方可收到良好的治疗效果。治疗方案推荐如下：

方案 1：黄芪多糖注射液（每千克体重 0.2mL）、干扰素（每 40kg 体重 1mL，重症加量）、排疫肽（每 50kg 体重 1mL，重症加量），混合肌内注射，每天 1 次，连用 3 ~ 4d；同时肌内注射 2.5% 恩诺沙星注射液（每千克体重 3mg）每天 1 次，连用 3 ~ 4d；口服杨树花口服液加口服补液盐，每千克体重 50 ~ 130mL，每天上、下午各 1 次，或者用杨树花提取物颗粒剂 100g 兑水 400kg，连续饮水 7d，或者每 100kg 体重口服 15g（加口服补液盐稀释后服用），每天上、下午各一次，连用 4d（此方案用于大、中猪）。

方案 2：双黄连注射液（每千克体重 0.2mL）、倍健（免疫核糖核酸，每 25kg 体重 1mL，重症加量）、倍康太（白细胞介素 -4，每 30kg 体重 1mL，重症加量），混合肌内注射，每天 1 次，连用 3 ~ 4d，同时肌内注射 30% 氟苯尼考（每千克体重 0.1mL），每天 1 次，连用 3 ~ 4d，并口服止痢宝口服液（每头 3 ~ 5mL）加口服补液盐（每千克体重 50 ~ 130mL），或者口服杨树花口服液（每头 5～10mL），每天上、下午各 1 次，连用 3～4d（此方案用于仔猪）。

　　方案 3：穿心莲注射液（每千克体重 0.1mL）、干扰素（每 200kg 体重 5mL）、转移因子（每 50kg 体重 1mL）混合肌内注射，每天 1 次，连用 3～4d，同时肌内注射抗菌大蒜素注射液（每 75kg 体重 1mL），每天 1 次，连用 3～4d。每天上、下午各口服 1 次白头翁口服液，每头每次口服 30～50mL（此方案大小猪均可使用）。

　　方案 4：英特富（黄芪多糖、细胞因子，每千克体重 2mL）、水援（MHC-Ⅱ类分子，每 25kg 体重 1mL）混合肌内注射，每天 1 次，连用 3～4d；同时肌内注射 14% 诺氟沙星注射液（每千克体重 0.1mL），每天 1 次，连用 3～4d；口服银黄口服液，1mL 口服液兑水 1L，每天上、下午各口服 1 次（此方案大小猪均可使用）。

　　方案 5：高免血清疗法：小猪每头肌内注射 3mL、中猪每头 5mL、大猪每头 10mL；间隔 3d 后再肌内注射 1 次。此方法可配合上述方案同步实施，能明显地提高防治效果，降低死亡率。

　　在实施上述治疗方案时，根据病猪发生酸中毒情况及脱水的严重程度，要及时选用大连三仪集团研发的疫佐泰注射液（氯化钠、转移因子）腹腔注射，每次 200～300mL，每天 1 次；或者使用 5% 葡萄糖生理盐水溶液 300～500mL，加 5% 碳酸氢钠溶液 30～50mL、维生素 C 5～10mL，混合静脉注射或腹腔注射，每天 1 次。注射时，药液温度要与猪体温相近，严格消毒，1 次注完。腹腔注射用倒提法保定仔猪，在耻骨前 3～6cm 腹白线（正中线）的侧方，于皮肤垂直刺入腹腔 2～3cm 注射。

二、猪德尔塔冠状病毒感染

1. 病原

　　猪德尔塔冠状病毒感染（Procine delta corona virus infection）的病原为猪德尔塔冠状病毒（PDCOV），2009—2011 年 PDCOV 在中国香港首次报道；2014 年 4 月 22 日美国也首次报道发现多例猪德尔塔（Delta）冠状病毒（PDCOV）感染病例。据美国猪兽医协会（AASV）2015 年 12 月报告，目前美国至少有 19 个州的农场出现了 PDCOV 阳性病例，共检测 319 例，PDCOV

阳性率为13%。美国国家动物健康实验室网络（NAHLN）认为PDCOV感染猪与引起猪流行性腹泻（PEDV）的病毒类似，发病症状相似，但相对较轻。而且检测到猪流行性腹泻病毒与猪德尔塔冠状病毒双重感染，造成的危害更大。贺东生、陈小芬等（2015）报道，从华南某集约化养猪场（2 000头生产母猪）3～7日龄发生严重腹泻与呕吐乳猪的小肠病料进行试验室检查，经PCR诊断猪流行性腹泻病毒（PEDV）、猪传染性胃肠炎病毒（TGEV）和轮状病毒（RAV）均为阴性。用特异性的PDCOV N基因引物经RT-PCR扩增显示为强阳性，确诊为猪德尔塔冠状病毒，并将其命名为PDCOV ch-A（猪丁型冠状病毒）。目前已证实，我国至少有9个猪场检测到PDCOV感染，病料检出的阳性率为14%。

将RT-PCR扩增获得的N基因进行克隆、测序，结果发现ch-A测序的N基因中间存在一个核苷酸的缺失、几个突变。应用DNAstard软件将测序正确PDCOV N基因序列与GenBank上已发表的国内外毒株比对分析，结果显示获得的PDCOV毒株N基因之间的核苷酸序列同源性为98.3%～100%。氨基酸序列同源性为95.0%～100%；其中TX与中国已公布毒株相比核苷酸同源性为98.3%～99.0%，氨基酸同源性95.0%～96.9%，显示与中国香港毒株HKU15-155同源性最低；与韩国和美国毒株相比核苷酸同源性为98.8%～99.0%，氨基酸同源性为96.2%～96.9%。从N基因系统进化树分析，其结果表明我国新出现的猪丁型冠状病毒（ch-A）与国内外报道的猪丁型冠状病毒亲缘关系较远，它单独在一个新的遗传分支上，与其他PDCOV有显著区别，证明这是在我国新发现的一个猪德尔塔冠状病毒的新毒株。

2. 临床症状与病理变化

PDCOV经消化道感染，发病突然，传播迅速。可引起5～15日龄的哺乳仔猪发生腹泻和呕吐，迅速脱水，衰竭而死亡，发病率和死亡率高达50%～100%；生长猪、成年猪及生产母猪发病轻微，可不治自愈，死亡率较低。

PDCOV主要侵害猪的小肠，特别是空肠与回肠。剖检可见小肠肠管明显扩张，肠内充满黄色液体，肠壁变薄、松弛，小肠黏膜充血、出血，肠系膜呈索状充血等。

3. 诊断

由于引起猪只发生腹泻的病毒与细菌众多，而且常见其共同感染与继发感染，在临床上很难相区分做出正确诊断，需要结合实验室诊断方法才能进行确诊。目前，在临床上可使用免疫电镜技术区分病毒抗原，RT-PCR法直接检测病毒抗原，用ELISA法进行抗体检测等。这些诊断方法特异性高，敏感性强，均可用于对本病的确诊。

4. 防控措施

本病目前尚无可使用的疫苗。美国提倡加强对猪群的饲养管理，建立完善的生物安全体系，饲喂营养丰富的全价饲料，保证猪只膘肥体壮，提高机体的免疫力与抗病力，以防治本病的发生与流行。

具体防控措施可参照第二章"猪流行性腹泻"一节的有关内容，结合养猪场发病状况实施即可。

三、猪传染性胃肠炎

猪传染性胃肠炎（Transmissible gastroenteritis of swine，TGE）是由猪传染性胃肠炎病毒（TGEV）引起猪的一种急性、高度传染性病毒性胃肠道传染病，临床上以发热、呕吐、严重腹泻、脱水和高病死率为特征。1933年美国伊利诺伊州就有本病的记载，直到1945年，美国的Doyle和Hutching首次报道了本病并将病原体确定为TGEV。此后在日本及英国相继发生本病，后来欧洲许多国家，以及中南美洲和加拿大、朝鲜、菲律宾及我国台湾也报道了本病。我国1956年在广东的揭阳、惠州和汕头等地的猪场有TGE发生的报道，其后在全国各地均有本病的发生与流行，而且疫情发生率逐年上升，造成较大的经济损失。目前本病已分布于世界各地，欧洲许多国家的猪群中TGEV感染的阳性率高达100%。

（一）病原体

猪传染性胃肠炎病毒（Transmissible gastroenteritis virus，TGEV）属于冠状病毒科（Coronviridae）冠状病毒亚科（Coronavirinae）α冠状病毒属成员，是一种多形性（圆形，椭圆形或多边形）有囊膜的病毒。病毒囊膜由双层脂质组成，在脂质双层中穿插有3种蛋白：纤突蛋白（S蛋白）、膜蛋白（M蛋白）和小囊膜蛋白（E蛋白）。其中S蛋白构成囊膜上覆盖的花瓣状纤突，纤突长而稀疏，18～24nm，以极小的柄连接于囊膜的表面，末端呈球形，直径约 10nm。病毒粒子内部有一个呈半球样的丝状物，丝状物是病毒 RNA 和核衣壳蛋白（N 蛋白）组成的核衣壳蛋白核芯，呈螺旋式结构，直径为 9~16nm。

TGEV 基因组为不分节段的单股正链 RNA 病毒，其 5′ 端具有帽子结构，3′ 端具有 polyA 尾，基因组与核蛋白结合，不分节段，具有感染性。整个基因组全长为 2.85×10^4nt，分子质量为 6.8×10^3ku。全基因组编码 8 个 ORF，其结构顺序为 5′-1a-1b-s-3a-SM-M-N-7-3′。TGEV 有 4 种结构蛋白（S、M、N、SM）和 3 种非结构蛋白（ORF1、ORF3 和 ORF7 编码）。4 种结构蛋白的纤突蛋白（S）为大的糖蛋白，形成病毒突起；膜蛋白（M）主要包埋在脂质囊膜中；核衣壳蛋白（N）包裹着基因组；SM 蛋白是与膜相关的蛋白，这 4 种结构蛋白及其在病毒粒子中的功能各有其特点。3 种非结构蛋白，ORF1（包括 1a 和 1b）占基因组的 2/3（约 20kb），编码病毒复制酶；ORF3（包括 3a 和 3b），可能是病毒在猪体内的毒力和体外复制的重要的决定因素；ORF7 与病毒的致病性有关，与病毒复制无关。

TGEV 可在猪肾细胞、甲状腺细胞、唾液腺细胞和睾丸细胞及犬和猫的肾细胞中培养，以甲状腺细胞最为敏感，接种后 24h 即可出现典型的细胞病变（CPE）。近年来，用 ST 传代细胞和 PK-15 细胞系分离培养 TGEV，接种病毒感染细胞后 4~5h，就可在细胞中用免疫荧光试验检测到病毒抗原。

TGEV 对乙醚、氯仿、次氯酸钠、过氧乙酸、氢氧化钠、甲醛、碘及季铵盐化合物等敏感，不耐热与光照，粪便中的病毒在阳光下 6h 失去活性，紫外线下照射 30min 即可灭活，在室温以上不稳定，56℃ 30min 能被快速灭活，37℃下丧失毒力。病毒在冷冻贮存下非常稳定，−20℃存放 6~18 个月未见滴度下降，液氨中存放 3 年，病毒活力不减。病毒耐酸，弱毒株在 pH 3 时活力不减，强毒株在 pH 2 时仍相当稳定，但病毒不能在腐败组织中存活。

目前世界各地分离的 TGEV 均属同一个血清型，有 3 种抗原，但因发生变异使 TGEV 各个毒株之间也存在广泛的抗原异质性。在抗原上与犬冠状病毒（CCV）、猫冠状病毒（P1PV）、猫肠道冠状病毒（FECV）之间有抗原相关性。通过血清中和试验和间接免疫荧光试验证实，TGEV 与 CCV、P1PV 与 FP1V 之间存在双相交叉反应。TGEV 与猪呼吸道冠状病毒有交叉保护性，而与猪流行性腹泻病毒（PEDV）、猪血凝性脑脊髓炎病毒（HEV）及传染性非典型肺炎（SARS）冠状病毒无抗原相关性。

（二）流行病学

1. 传染源

病猪和带毒猪是主要的传染源，康复猪长期带毒，可达 8 个月之久。猫、犬、狐狸、鼠类、苍蝇、鸟类可携带病毒，如猫与犬口服病毒后 7 ~ 14d；燕八哥口服病毒后 32h，可从其粪便中检出病毒，这些动物均可传播本病。

2. 传播途径

通过粪便、乳汁、鼻液、呕吐物或呼出的气体排出病毒，污染饲料、饮水、空气及用具等，经消化道与呼吸道侵入猪体内。感染的母猪可通过乳汁排毒感染哺乳仔猪。

3. 易感猪群

本病毒对各年龄和品种的猪都有易感性，但以 10 日龄以内的仔猪最为易感，发病率与死亡率都很高，有时高达 100%。保育仔猪、育肥猪及成年猪的发病症状轻微、死亡率很低，一般能自然康复。

4. 流行特点

本病的流行形势有 2 种：①流行性，常见新疫区呈暴发流行，传播迅速，发病 3d 左右可波及全群，整个传染期为 40d；②地方流行性与周期流行性，常见于老疫区，局限于经常有哺乳仔猪和不断增加保育仔猪的猪场发生。本病的发生具有明显的季节性，一般发生于每年的 11 月至翌年 3 月，多发于春节前后，以冬春寒冷、气温骤变的季节较为严重。目前本病在我国各地普遍存在，特别是 2010—2013 年，本病与猪流行性腹泻病毒和轮状病毒等共同感染，先后在全国各地呈暴发流行，导致大批仔猪死亡，造成重大的经济损失。

（三）发病机制

TGEV 通过消化道和呼吸道感染猪，经口、咽、食管、胃进入消化道，由于病毒具有抗酸、抗胃蛋白酶、胰蛋白酶及水解蛋白酶的特性，直接到达具有高度敏感性的小肠上皮细胞；或者经血液直达小肠上皮细胞，依赖病毒 N 蛋白的作用定居在细胞内，进行复制和繁殖，当大量的细胞受到感染后，细胞终止分化，其功能被迅速破坏或改变，致使小肠黏膜的活性功能受到损伤，空肠和回肠绒毛显著萎缩，上皮细胞大量脱落，小肠内酶的活性明显降低，破坏了小肠上皮细胞的吸收功能，造成肠道水解乳糖滞留在肠腔内，使渗透压明显增高，小肠组织向肠腔内大量分泌液体，甚至从机体组织中吸收液体，故引发严重腹泻和脱水。此外，空肠钠、电解质运输的改变与血管外蛋白质的丢失，也可引起肠道内电解质和水积聚。病猪死亡的最终原因可能是脱水、代谢性酸中毒和高血钾引起的心、肾功能衰竭而致。

（四）临床症状

潜伏期一般为 12~24h，长的可达 4d，发病迅速、传播很快，可在 2~3d 内蔓延至全群。临床症状因猪只的年龄大小而异，具体表现如下：

1. 仔猪

仔猪出生后 2d 即可发病，体温 39.5~40.5℃，呕吐、腹泻，排水样或糊状粪便，常呈乳白色、黄色、绿色或灰色，含有未消化的凝乳块，有的粪中带血，有的恶臭或腥臭味，口渴、脱水、皮肤与结膜苍白，机体消瘦，精神委顿。10 日龄以内的仔猪发病死亡率高达 50%~100%，5 周龄以上仔猪死亡率很低，多数于发病后 2~7d 死亡。

2. 保育猪与育肥猪

表现轻度腹泻，普遍厌食，有呕吐，很少死亡，能自愈。病后体质虚弱，生长发育受阻，少数成为僵猪。

3. 生产母猪

表现一过性体温升高，腹泻轻微，伴有呕吐，厌食，泌乳量急剧减少或停止，个别的发生流产，1 周左右可自行康复。

本病的发生，在临床上常见与猪流行性腹泻、轮状病毒病、大肠杆菌病和球虫病混合感染。

（五）病理变化

剖检可见尸体消瘦，脱水，皮肤苍白；胃部膨胀，胃黏膜充血、出血，胃大弯部黏膜瘀血；小肠充满气体，肠壁变薄呈透明或半透明状，弹性下降，小肠内容物呈泡沫状，色黄，透明；肠系膜淋巴结肿大，充血，淋巴管的乳糜管消失。

病理组织学观察可见肠绒毛萎缩变短，甚至坏死，肠上皮细胞变性，黏膜固有层内可见浆液性渗出和细胞浸润。回肠变化较轻微。

（六）诊断

根据流行病学特点、临床症状和病理变化进行综合判定可以作出初步诊断，进一步确诊，必须进行实验室诊断。

1. 病毒分离与鉴定

取病猪的脏器、粪、肠内容物及空肠与回肠段为病料，经口感染 5 日龄仔猪，或将病料处理后接种猪肾细胞培养，盲传 2 代以上，分离病毒，并接种于仔猪，依据其产生的 TGE 典型的症状、病理变化，以及在细胞培养上产生的细胞病变（细胞膨胀、圆形或长形，外观如气球），并用标准抗 TGEV 的血清做中和试验进行鉴定。也可应用免疫电镜检查病毒抗原予以确诊。

2. 血清学诊断

TGE-ELISA 快速检测试剂盒，可用于大规模临床病例样本的检验，操作简便、准确性高，可快速作出正确诊断。

3. 荧光抗体检测病毒抗原

取腹泻粪便、肠内容物以及空肠、回肠段为病料，涂片或冰冻切片，进行直接或间接荧光染色，然后用缓冲甘油封裱，在荧光显微镜下检查，见上皮细胞及沿着绒毛的胞浆膜上呈现荧光者为阳性。此法快速，可在 2～3h 内报告结果。

4. 分子生物学诊断技术

用核酸杂交探针技术检测粪便样品，感染组织或者感染细胞中的 TGEV 基因序列，可作出正确诊断。还可用 RT-PCR 法、多重 RT-PCR 法、PCR-RFLP 分析等诊断 TGEV，简便、快速、特异。这些方法也可以对猪流行性腹泻病毒、猪传染性胃肠炎病毒和轮状病毒进行鉴别诊断。

5. 鉴别诊断

在诊断本病时，要注意与仔猪黄痢、仔猪白痢、仔猪红痢及猪痢疾、猪流行性腹泻和轮状病毒病等相鉴别。目前养猪场发生腹泻性疾病，多数临床病例表现为多种病毒共感染，并继发细菌性腹泻，呈现病原体多元化，临床症状复杂化，要注意从流行病学、症状特征、病理变化，以及病原学检查、血清学试验、分子生物学检测等方面进行综合判定，方能作出正确诊断。

（七）防控措施

本病的免疫预防：哈尔滨兽医研究所研制的猪传染性胃肠炎弱毒疫苗，妊娠母猪于产前 40d 及 15d 进行肌内和鼻内接种，各接种 1mL，仔猪出生后经吃免疫母猪的初乳而获得免疫保护。也可在仔猪出生后 1～2d 内口服接种疫苗，每头 5mL，4～5d 产生免疫力，免疫保护期为半年。目前已研发出新型的变异毒株腹泻二联活疫苗（猪流行性腹泻与传染性胃肠炎）、妊娠母猪于产前 5 周和 2 周各免疫 1 次，每次每头肌内注射 2 头份，免疫保护期为半年。初生仔猪通过吃初乳可获得良好的被动免疫抗体，能有效地防止流行性腹泻和传染性胃肠炎的发生，并可提高仔猪的成活率。常发生腹泻的猪场，在秋、冬及早春寒冷的季节应对保育仔猪加强免疫 1 次，以防止本病的发生与流行。

其他的防控措施、药物保健预防及发病猪的治疗方案请参照第二章"猪流行性腹泻"有关措施实施。

四、猪血凝性脑脊髓炎

猪血凝性脑脊髓炎（Porcine hemagglutinating encephalomyelitis，PHE）是由血凝性脑脊髓炎病毒引起猪的一种急性、高度传染性病毒病，临床上以呕吐、消瘦、衰弱和中枢神经系统机能障碍为主要特征。本病主要侵害幼猪，病死率很高。本病于 20 世纪 50 年代首先在加拿大发现，1962 年 Greig 首次从病猪脑内分离到病毒，命名为猪血凝性脑脊髓炎病毒（Porcine Hemagglutinating encephalomyelitis virus，PHEV）。目前本病呈全世界性分布，英国、美国、比利时、瑞士、德国、澳大利亚、丹麦、法国、北爱尔兰、日本等国都有报道，我国台湾省母猪的阳性率也很高，内地一些省份也有此病的报道，吉林省对 6 个地区的 212 份猪血清进行 HEV 抗体检测，结果显示 HEV 抗体阳性率高达 44.3%，说明 PHEV 的感染比较普遍。

（一）病原体

PHEV 属于冠状病毒科（Coronaviridae）冠状病毒亚科（Coronavirinae）

β 冠状病毒属亚种成员。病毒颗粒呈球形，直径为 100～150nm，内有一个致密的核心，直径为 70～130nm。外围有囊膜，囊膜上有梨状纤突，长 20～30nm，病毒核酸类型为正链单股 RNA。病毒含有 5 种多肽，分别为核衣壳蛋白（N）、膜蛋白（M）、纤突蛋白（S）、血凝素酯酶蛋白（HE）和小膜蛋白（E）。其中 4 种为糖蛋白：它们是核衣壳蛋白（N），分子质量为 50～60ku；纤突蛋白（S），分子质量为 180～200ku；膜蛋白（M），分子质量为 20～26ku；小分子膜蛋白（E），分子质量为 9.5ku。病毒具有血凝素，可凝集和吸附鸡、火鸡、仓鼠、小鼠、大鼠的红细胞。其红细胞受体不被受体破坏酶破坏，经受体破坏酶处理的红细胞仍可被 PHEV 凝集。但病毒经乙醚处理后会失去血凝性和感染性。PHEV 只有一个血清型，而且与多种动物的冠状病毒有抗原交叉反应。PHEV 与人的冠状病毒（OC43 毒株）、小鼠肝炎冠状病毒及牛冠状病毒（BCV）之间存在有抗原关系。S2 探针核苷酸序列分析，PHEV 与 BCV 有 92.6% 的同源性，与 HCV-OC43 株有 91.9% 同源性。与火鸡肠道冠状病毒有中等交叉反应。血凝性冠状病毒除猪血凝性脑脊髓炎冠状病毒（PHEV）外，还包括人呼吸道冠状病毒 OC43（HCOV-OC43）、牛冠状病毒（BCOV）、小鼠肝炎冠状病毒（MHV）及土耳其源性的冠状病毒（TCOV）等。

PHEV 可在猪肾（PK）原代细胞培养，并能形成合胞体，还可在猪源甲状腺、胎肺、睾丸细胞系、PK-15、IBR-S-2、SK 细胞系、KSEK-6 等培养中增殖。非猪源细胞培养无易感性。

PHEV 对乙醚、氯仿、去氧胆酸钠等脂溶剂敏感，病毒在氯化铯中的浮密度为 $1.21g/cm^2$，在酒石酸锑钾中浮密度为 $1.81g/cm^2$。病毒不耐热，在 56℃下很快死亡，37℃只能存活 24h。在低温和冻干时很稳定，冻干状态下，PHEV 可存活 1 年以上。病毒在 pH4～10 中稳定。病毒对猪 β-干扰素高度敏感。

（二）流行病学

病猪和带毒猪是本病的主要传染源。病毒通常存在于呼吸道和脑干与延脑之中，可随呼吸道分泌物排出体外，污染饲料、饮水和环境，经呼吸道和消化道传播。本病主要侵害 3 周龄以下的仔猪，被感染的仔猪发病率与死亡率可达100%。成年猪一般为隐性感染，但可向外排毒。有一些地区猪血清阳性率很高，但猪群不出现临床症状。多数猪场是引进新的种猪之后发病，侵害一窝或几窝乳猪，以后由于猪群产生了免疫力而停止发病。

PHEV能试验感染小鼠与大鼠，用病毒接种4周龄大鼠，可致脑炎死亡。

（三）临床症状

由于病毒株的毒力和动物的易感性不同，临床上表现为两种病型。

1. 脑脊髓炎型

多见于3周龄以下的猪。首先是不食、嗜睡、呕吐、便秘，少数猪体温升高，聚堆，被毛逆立，皮肤发粗，打喷嚏，磨牙。1～3d后，出现中枢神经系统障碍。对声音和触摸敏感，尖叫，共济失调，呈犬坐姿势，后肢麻痹，或卧地呈划水状。最后衰竭，划动四肢，呼吸困难，眼球震颤，失明，昏迷而死亡。病程约10d，病死率高达100%。存活者可完全恢复。

2. 呕吐衰竭型

常发生于出生后几天的乳猪。开始是呕吐，呕吐物恶臭。不吃奶，便秘，口渴喜饮水，以后咽喉肌麻痹，不能吞咽。病重者1～2周内死亡，大多数可转为慢性，存活数周，最后由于饥饿或及继发症而死亡。不死亡的仔猪消瘦成为僵猪。

以上2种病型可以同时存在于一个猪群，也可以存在于不同的猪群和不同的地区。

（四）病理变化

剖检可见，轻微卡他性鼻炎，尸体消瘦，腹围增大，胃因充气而膨胀。眼结膜呈黄白色，皮下、肌间结缔组织水肿。肝瘀血、实质变性，肾实质变性，心扩张，心腔积血，肺瘀血，小肠和结肠呈卡他性出血性炎症。脑脊液增多，脑脊髓膜及实质内散在有暗红色小点。

组织学变化，脑脊髓炎型病例，非化脓性脑脊髓炎占70%～100%，病例变化主要表现为神经细胞变性、脑膜炎、脑和脊髓小静脉和毛细血管充血，血管周围出现以单核细胞浸润为主的血管套和胶质细胞增生性结节，病变严重的部位是延髓、脑桥间脑脊髓前段的背角。以呕吐、衰弱型为主的病例，可见鼻黏膜下和气管黏膜下淋巴结、浆细胞浸润。15%～85%病例的胃壁神经节变性和血管周围炎。20%的自然感染病例，可见支气管间质性肺炎，出现淋巴细胞、巨噬细胞和中性粒细胞浸润。肺泡上皮肿胀和间质增宽，巨噬细胞和中性粒细胞浸润。

（五）诊断

根据本病的流行病学特点、临床症状及病理变化可作出初步诊断，确诊必须进行实验室诊断。具体方法如下。

1. 病毒分离与鉴定

采取病仔猪的脑、脊髓、扁桃体、肺或呼吸道分泌物，经处理后接种猪肾原代细胞或PK-15细胞，接种12h后可出现融合细胞。48h后，用鸡红细胞进行血凝试验和细胞吸附试验，如为阳性，再进行血凝抑制试验和血清中和试验进一步予以鉴定。对分离的病毒超速离心纯化后，经磷钨酸负染，电镜观察，可见典型的冠状病毒。

2. 血清学诊断

猪感染猪血凝性脑脊髓炎病毒后，第7天开始产生血凝抑制抗体，2～3周达到高峰。因此，可采取发病仔猪的母猪或同窝存活仔猪的血清，进行血凝抑制试验或血清中和试验或红细胞吸附抑制试验，可作出正确诊断。

3. RT-PCR

目前我国已建立了RT-PCR方法检测病毒抗原，此法扩增出323bp的特异性条带，可检测出10个$TCID_{50}$的病毒，但以脑组织的检出率最高。

4. 鉴别诊断

对脑脊髓炎型应注意与其他表现出神经症状的猪病相鉴别；对呕吐衰竭型应与猪传染性胃肠炎相区别。

（六）防控措施

1. 预防

目前本病尚无有效疫苗及特效疗法。虽然本病在一些地区呈地方性流行，但多数流行地区处于呼吸道亚临床感染状态。生产母猪在初产前即感染病毒，通过初乳母源抗体可以有效地保护出生的仔猪，仔猪受到病毒感染时也处于亚临床状态。如果母猪于产前 2~3 周人工感染 HEV，仔猪出生后通过吃初乳获得母源抗体保护，可避免本病在猪场的发生流行。当前主要是采取综合性防控措施，特别是要加强口岸检疫、引进种猪要隔离检疫，防止引入传染源。发生疫情时，要及早确诊，严格隔离病猪，无价值的病猪立即扑杀，无害化处理。注射高免血清，保护好仔猪。严格消毒，防止疫情扩散。

2. 治疗

轻度病例可实施对症治疗，采取抗病毒疗法与支持疗法综合实施。如金根注射液（金银花、板蓝根等）、复方柴胡注射液、复方黄芪多糖注射液等，配合猪用干扰素、排疫肽（复合型高免球蛋白）、头孢类药物联合用药，每天1 次；同时配合注射 10% 磺胺嘧啶钠 10~20mL、盐酸氯丙嗪 1~2mL、40%乌洛托品 10~20mL，混合使用，每天 2 次。配合肌内注射高免血清或病后母猪血清（每天 1 次，连用 2d），治疗效果更佳、临床上一般实施早期治疗可收到良好的效果。

五、猪呼吸道冠状病毒感染

猪呼吸道冠状病毒感染（Porcina respiratory coronavirus infectin，PRCV）是由猪呼吸道冠状病毒引起猪的一种呼吸道传染病，临床上以发热、呼吸急促、肺炎为主要特征。PRCV 最早发现于 1984 年（比利时），随后在欧洲一些国家的猪群中迅速蔓延，并造成了严重的经济损失。目前本病在北美洲、欧洲及亚洲呈现地方流行性发生。

（一）病原体

PRCV 与 TGEV 的全部核苷酸和氨基酸具有 96% 的同源性，表明 PRCV 是由 TGEV 突变而来。PRCV 是一种有囊膜、基因组为不分节段的单股正链 RNA 病毒，其基因组结构、病毒复制和蛋白的表达方式均与其他的冠状病毒基本相似。PRCV 属于冠状病毒科（Coronaviridae）冠状病毒亚科（Coronavirinae）α 冠状病毒属亚种成员。

PRCV 虽然是由 TGEV 突变而产生的毒株，但它具有两个明显的特点：① 在 S 基因 N 端附近，出现了较长（621~681 核苷酸）的缺失，由此生成较小的 S 糖蛋白；②有一个可变区，由于其缺失常失去 ORF。这种遗传性改变导致 PRCV 的组织嗜性发生了改变，基因缺失也许是 PRCV 发生致病性改变的原因所在。TGEV 经涎酶作用后，血凝素反应得到增强。这种血凝反应发生于 S 蛋白的 N 端，而在 PRCV 的 S 蛋白上无此区域，因此，可根据是否产生血凝素反应来区分 PRCV 与 TGEV。

PRCV 与猪传染性胃肠炎病毒（TGEV）、犬冠状病毒（CCV）、猫传染性腹膜炎病毒（F1PV）和猫肠道冠状病毒（FECV）在病毒中和试验（VN）和间接荧光抗体中和试验（IFA）上存在交叉反应，具有抗原亲缘性。采用多克隆抗血清做免疫印迹试验，发现 TGEV 和 PRCV 的 S、M 和 N 结构蛋白存在类似的交叉反应。

（二）流行病学

发病猪及带毒猪为主要传染源。感染 PRCV 的猪，多数表现为亚临床感染，不表现出症状，但血清学检查，PRCV 感染阳性率均较高。猪感染 PRCV 后 2 周内，可从鼻分泌液中检出病毒。病毒能在仔猪群中常年存在，并向外排毒。经空气与接触传播，在养猪密集的地区、病毒可扩散到几千米以外的猪场。PRCV 可感染不同品种、不同年龄的猪，易感性较强的是断奶前后的仔猪。如果 PRCV 在猪群中长期存在，也可感染 20～26 周龄前的猪只，因为这一阶段猪的母源抗体已经消失。本病多呈地方流行性，猪群的饲养密度、猪场之间的距离和季节等因素对 PRCV 的发生与流行可产生直接的影响。

（三）临床症状

PRCV 主要感染猪的呼吸道上皮细胞和肺泡巨噬细胞，仅感染小肠内极少数细胞（从粪便中排出病毒很少）。许多欧洲毒株和美洲毒株 PRCV 感染猪后多产生亚临床症状，经组织学检查可发现轻微的间质性肺炎。部分猪感染 PRCV 后可出现呼吸道症状，表现为呼吸急促和发热，1 周龄以内的仔猪能发生严重的肺炎，病死率达 60%。架子猪试验感染后，可见在短时间内体重下降，生长缓慢。

当猪只感染 PRCV2d 后，接种猪流感病毒或伪狂犬病毒，会使呼吸道症状加重。感染 PRRSV 后的猪如再感染 PRCV，可使病情加重，呼吸道症状严重，发热与减重时间延长。因此，临床上常见 PRCV 与其他呼吸道病毒共感染，并继发感染细菌病时，导致猪呼吸道疾病的发生与程度更为严重，会增大发病率与死亡率。

（四）病理变化

PRCV 对呼吸道细胞具有亲嗜性，它能在猪的肺泡内复制并达到很高的滴度，还能感染鼻孔、气管、支气管、细支气管的上皮细胞以及肺泡和肺泡巨噬细胞。感染后形成病毒血症，病毒向实质性器官和淋巴结扩散，并引发弥漫性、间质性肺炎。当病毒毒力较强时，会导致严重的呼吸道损害。在小肠内，病毒只感染位于肠绒毛和胸腺的上皮层或上皮下层的细胞，病毒不会扩散到邻近的细胞，限制了 PRCV 在肠道内的复制，因此，在感染猪的粪便中很难发现病毒。

（五）诊断

根据流行病学特点及临床症状可作出一般诊断，确诊必须进行实验室诊断。

1. 病毒的分离与鉴定

PRCV 可在猪肾细胞、ST 细胞及传代猫胚细胞上生长。采取病猪鼻液或肺组织制成匀浆，接种上述细胞，可见产生细胞病变（CPE），并形成合胞体。然后用免疫电镜法（IEM）和免疫荧光技术（IFA）对细胞培养中的病毒进行鉴定。

2. 电镜检查

使用免疫电镜法（IEM）和免疫荧光技术（IFA）可直接检查鼻液中的 PRCV 的存在，以作出正确诊断。

3. 鉴别诊断

由于 TGEV 和 PRCV 这两种病毒诱生的中和抗体非常相似，因此，在鉴别这两种抗体时，可采用阻断 ELISA。在阻断 ELISA 中，由于鉴别性单克隆抗体的作用，TGEV 抗原同 TGEV 和 PRCV 抗血清都可发生反应。TGEV 抗血清中存在竞争性抗体，阻断了单克隆抗体的结合，而 PRCV 抗血清则不然，因此，当 ELISA 检查结果为阴性，病毒中和试验为阳性时，可诊断为 PRCV 感染。这种方法可用于群体的血清学检查。

RT-PCR、特异性 cDNA 探针技术、直接免疫过氧化物酶技术和放射免疫沉淀反应等都可用于病毒的检测与鉴定。

（六）防控措施

1. 预防

预防措施主要是养猪场要加强科学的饲养管理，落实好各项生物安全措施，实行"全进全出"隔离饲养制度，控制好养殖环境，具体可参照第二章"猪流行性腹泻"防治技术的有关内容实施。

国外已开发出一种表达 PRCVS 蛋白的人腺病毒 5 重组疫苗，给仔猪经口鼻接种，可产生 PRCV 中和抗体。接种疫苗后仔猪排毒时间缩短，发病率与死亡率下降。母猪首次感染 PRCV 后，只有 30% 母猪的乳汁中产生 IgA 和 IgG 抗体，如再次感染 PRCV 后，比率上升到 84%。感染 PRCV 的母猪，产下的仔猪通过吃初乳获得母源抗体保护，仔猪的发病率与死亡率很低，发生腹泻的也减少。即使仔猪感染 PRCV 发病，母猪也不会发病或出现无乳症。

2. 治疗

虽然本病目前尚无特效治疗药物，但可针对发病的状况采取对症治疗与支持疗法，能获得很好的临床治疗效果。如试用中药制剂：清开灵注射液（黄芩、黄连、石膏、水牛角、地黄、牡丹皮、连翘、知母、甘草、淡竹叶等）、大青叶散（大青叶、石膏、贝母、板蓝根等）、清肺散（板蓝根、葶苈子、浙贝母、桔梗、甘草等）等，配合细胞因子制剂：如干扰素或免疫核糖核酸、转移因子或 MHC-Ⅱ类分子等及头孢类药物联合使用，具有清热解毒、止咳镇痛、补气升阳、抗病毒、抗细菌、抗应激，提高免疫力与抗病力之功能，达到标本兼治目的。

六、牛冠状病毒病

牛冠状病毒病（Bovine coronavirus disease）是由冠状病毒引起牛的一种消化道传染病。可引发犊牛发生肠炎，成年牛发生冬痢及呼吸道感染，以排乳黄色或淡褐色水样粪便为特征。牛冠状病毒于 1971 年首次发现于美国，现本病的感染呈世界性分布。

(一) 病原体

牛冠状病毒（Bovine coronavirus，BCV）属于冠状病毒科（Coronaviridae）冠状病毒亚科（Coronavirinae）β 冠状病毒属亚种成员。BCV 为不分节段的单股正链 RNA 病毒，病毒粒子形态多样，但多数呈球形，直径为 80~160nm。BCV 基因组大小为 27~32kb，病毒颗粒表面有棒状突起和血凝素纤突。病毒编码 5 种主要结构蛋白，即纤突蛋白（S）、核衣壳蛋白（N）、膜蛋白（M）、小膜蛋白（SM）和血凝素酯酶（HE）。其中核衣壳蛋白基因（N）是 BCV 主要结构蛋白，与基因组 RNA 组装成核糖核蛋白复合物。N 蛋白不仅在病毒致病性、转录和翻译及增强细胞免疫等方面起到重要作用，而且具有辅助增强病毒 RNA 复制的能力。N 基因高度保守，可作为诊断 BCV 的候选基因。

BCV 可在牛肾、胸腺原代细胞上生长繁殖，但多数细胞病变不明显。在 BEK-1（胎牛肾细胞）及 HRT-18（人肠癌细胞）传代细胞上生长良好，可产生明显的 CPE。BCV 对营养要求极为复杂，初代分离病毒比较困难。在使用胰酶的情况下，BCV 细胞培养适应株可在牛胚肺细胞、胎牛胸腺细胞、胎牛脑细胞、牛皮肤细胞、绵羊胎肾细胞、Vero 细胞系、人胚肺纤维细胞等细胞上增殖。

BCV 对热敏感，75℃加热 45min 可完全杀灭病毒。甲醛、戊二醛、过氧化氢、过氧乙酸及 75% 乙醇等均可有效灭活病毒。

BCV 只有一个血清型，但与由牛呼吸道分离的冠状病毒有类属抗原，与猪血凝性脑脊髓炎病毒有抗原交叉。本病毒能凝集鼠与小鼠的红细胞，不能凝集鸡的红细胞。

(二) 流行病学

1. 传染源
病牛与带毒牛为主要的传染源。

2. 传播途径
病毒可随粪便排出，污染环境、用具、物品、饲料和饮水等，经消化道传染。也可经呼吸道传播。

3. 易感动物

1 日龄至 90 日龄的肉牛与奶牛易感。

4. 流行特征

据调查发现，BCV 在我国牛群中感染阳性率为 44.3% ~ 80.2%，可见 BCV 在我国牛群中分布较广泛，感染率很高，但致死率比较低。牛不分年龄与性别都有易感性，但以 1 ~ 2 周龄犊牛发病多见，而且寒冷的冬季发病更为严重。临床上常见有牛轮状病毒、牛细小病毒、大肠杆菌及隐孢子虫等参与混合感染，使病情复杂化，导致发病率与死亡率升高。本病经常在一个牛场连年发生，当牛群转移到干净牛场时，疾病仍会继续发生，可能是由亚临床感染带毒母牛传播引起的。

（三）发病机制

BCV 经消化道或呼吸道感染犊牛。病毒首先感染小肠前部，然后向下扩散至整个小肠和大肠。在肠道表面上皮样细胞和小肠远端肠绒毛上皮样细胞中复制。引起被感染细胞死亡、脱落，被未成熟细胞代替。小肠的这些变化可导致肠绒毛生长受阻，相邻的肠绒毛融合。在大肠导致结肠肌萎缩。肠表面积的减少和未成熟细胞的存在，使肠道吸收能力大大降低，阻碍了能使肠腔容量增加的某些分泌能力，同时未成熟的细胞不能分泌正常消化酶，致使肠道消化能力降低。未被消化的乳糖积聚，导致微生物活动增强，渗透作用失衡，致使更多的水分进入肠腔。消化吸收能力下降而引起腹泻的发生，水分和电解质丢失。最后病牛因机体脱水、代谢性酸中毒、衰竭而发生死亡。

（四）临床症状

本病的潜伏期，犊牛为 1 ~ 2d；成年牛为 2 ~ 3d。

1. 肠炎型

肠炎型多发生于 10 日龄以内的犊牛，日龄越小和吃初乳的犊牛，腹泻发生越快，病情越严重。一般感染病毒后 48h 出现排黄色或黄绿色稀粪，并持续 3 ~ 6d；后期粪便中常含有肠黏膜和血液，腹泻严重者则表现为排喷射状水样粪便。体温 38 ~ 40℃。重症病牛常在 7d 内因急性脱水和代谢性酸中毒，致使衰竭而死亡。慢性型多发于 2 ~ 6 周龄犊牛，表现为持续性或间接性腹泻，有腹痛表现。多数病例是由急性型转化而来。

成年牛、肉牛与奶牛冬、夏季节都可发生。常见突然发病，腹泻呈喷射状，粪便为淡褐色，有时粪便中含有黏液和血液。乳牛发病还会出现泌乳量明显下降或停止泌乳。

2. 呼吸道型

BCV 能使各种年龄的犊牛发生呼吸道感染，常见于 2～16 周龄的犊牛。通常为亚临床感染，有的可出现轻度的上呼吸道症状，如鼻炎、打喷嚏和咳嗽等，也能侵害下呼吸道，造成肺部轻度损害，一般不表现明显的临床症状。

（五）病理变化

病死犊牛消瘦、脱水，小肠黏膜有条状或弥漫性出血，肠壁菲薄，半透明，小肠绒毛萎缩，肠内容物呈灰黄色，肠系膜淋巴结水肿。组织学病变为小肠绒毛萎缩和融合，肠上皮样细胞脱落或呈扁平状，大肠黏膜顶端萎缩。

（六）诊断

根据本病的流行病学特点、临床症状及病理变化可作出初步诊断，确诊需做病原学分离与鉴定。可用电镜技术从腹泻粪便中观察病毒粒子，或用免疫荧光抗体从粪便中检出病毒抗原。必要时可将病料接种于 BEK-1 或 HRT-18 细胞上进行病毒分离培养，并用已知牛冠状病毒抗血清做中和试验鉴定分离的病毒。

此外，还可使用 RT-PCR 及 RT-LAMP（核酸分子分离扩增技术）方法对病料病毒抗原进行检测，这些方法具有敏感、特异、快速、简捷等优点。

（七）防控措施

1. 预防措施

平时对牛群要加强科学的饲养管理，保持牛舍的温度适宜，搞好清洁卫生，定期消毒，杀灭吸血昆虫。母牛临产前要饲喂平衡饲料，犊牛出生后及时吃初乳，以获得母源抗体保护。给犊牛口服服泻停（益生菌、免疫球蛋白等），以保持犊牛的良好胃肠道功能。发生疫情时，病牛隔离治疗，牛舍内外全面消毒，控制牛的流动，病牛专人护理，人员不要串舍。

国外使用冠状病毒口服疫苗，可使牛群发病率与死亡率明显下降，但不能完全预防腹泻的发生。

2. 治疗

本病目前尚无特效疗法，临床上主要是在抗病毒、抗继发感染的基础上，加强对症治疗与支持治疗，消炎补液，防止酸中毒与脱水，缓泻止泻，健胃消食，促进康复。

（1）抗病毒　双黄连注射液或黄芪多糖注射液加干扰素或免疫核糖核酸混合肌内注射，每天1次，连用3~4次。

（2）补液　①口服补液盐，每天上、下午各1次；②用5%葡萄糖氯化钠溶液加5%碳酸氢钠溶液，加维生素C 10mL、樟脑磺酸钠1~2g，混合静脉注射，每天1次，连用3次。可防止脱水，调节酸碱平衡，保护心脏。

（3）止泻　口服白头翁口服液（白头翁、黄连、秦皮、黄柏等），每头每次150~250mL，每天上、下午各口服一次，连用3~5次。或者口服次硝酸铋（5~10g）或活性炭（10~20g），每天1~2次。

（4）防止继发感染　肌内注射庆大霉素或链霉素或氟苯尼考，每天1~2次。

（5）对呼吸道型病例，可采用清开灵注射液加盐酸多西环素或板蓝根注射液加头孢噻呋，混合肌内注射，每天1次；同时配合对症用药实施治疗。

七、马冠状病毒病

马冠状病毒病（Equine coronavirus disease，ECO）是由马冠状病毒（Equine coronavirus，ECOV）引起马的一种肠道传染病，临床上以水样腹泻、发热及淋巴组织病变为特征。1975年，美国首次从发病的马驹体内分离到ECOV。1983年，Huang等又从严重腹泻的病马体内分离到ECOV，从此引起了世界各国的关注。

（一）病原体

马冠状病毒（ECOV）属于冠状病毒科（Coronaviridae）冠状病毒亚科（Coronavirinae）β冠状病毒属亚种成员。ECOV呈多形性，有囊膜，外观多为球形或椭圆形，直径为 80～120nm。ECOV 的基因组为单股正链 RNA 病毒，核酸大小为 27～32kb，mRNA 具有感染性。ECOV 的 RNA 有 5′ 端帽子结构，其后是 65～98 个核苷酸的引导序列（leader RNA）和 200～400 个核苷酸的非翻译区（UTR）。leader RNA 也存在于基因组内部，又称为基因间序列或转录相关序列（TAS）。3′ 末端有 200～500 个核苷酸的 UTR 和 polyA 尾。5′ 末端和 3′ 末端的 UTR 对于 RNA 的转录和复制是非常重要的。ECOV 基因组含有 7～10 个功能基因，其中 6 个编码结构蛋白，从 5′ 端到 3′ 端依次为 5′ - 多聚酶基因（PolE）- 血凝素蛋白基因（HE）- 突起糖蛋白基因（S）- 小分子膜蛋白（E）- 基质蛋白基因（M）- 核衣壳蛋白基因（N）-3′。ECOV 是包膜病毒，核心由基因组 RNA、N 蛋白和 M 蛋白的羧基末端组成，病毒包膜由 M 蛋白、S 蛋白、HE 蛋白和 E 蛋白组成。

S 蛋白是一种糖蛋白（180～200ku），主要负责 ECOV 与细胞的粘附、血凝、膜融合及诱导中和抗体，其氨基酸的改变将会严重影响病毒毒力和病毒的宿主嗜性。S 蛋白较大，被切割成 S1 与 S2 两个亚单位，S1 负责病毒 - 宿主细胞的识别与结合，而 S2 与病毒 - 细胞间的融合有关。S 基因变异性较大，因而是区分 ECOV 型特异性的主要基因。

E 蛋白是一种小衣壳蛋白（120～140ku），在成熟病毒体中 E 蛋白低水平表述，但在感染细胞中靠近病毒组装部位，则以高水平表达。ECOV 的 E 蛋白在病毒组装时起关键性作用，E 和 M 蛋白很可能形成病毒最小的组装机制。

M 蛋白是一种糖蛋白（30～35ku），它的信号肽序列并不被切割，并且有 3 个跨膜区域。穿膜部分有一高度保守序列：KWPWYVWL，紧接着是一特殊的不带电的氨基酸序列，其中特别富有 Cys。大部分的 M 蛋白陷于膜内，但羧基末端有 121 个氨基酸的疏水区与核衣壳相互作用，在出芽时整合进核心，这对于维持核心结构是必需的。

N 蛋白是一种结构蛋白（50～60ku），在病毒组装时，与病毒 RNA 的包装信号结合，形成螺旋型的核衣壳，将病毒 RNA 包裹起来，起到保护作用。

HE 蛋白是血凝素酯酶糖蛋白，可与唾液酸结合，在一定程度上决定 ECOV 的嗜性。

Guy JS 对分离的 ECOV-NC99 与其他冠状病毒代表毒株进行基因 N 蛋白氨基酸序列的系统发育进化分析，从系统进化树上看出，ECOV-NC99 与牛冠状病毒（BCOV）、人呼吸道冠状病毒（HCOV-OC43）和小鼠肝炎冠状病毒（MHV）属于同一分支，亲缘关系很近。

（二）流行病学

病马与带毒马为本病的主要传染源，通过被病毒污染的饲料、饮水、用具及环境，经消化道传播。马不分年龄、性别、品种均有易感性。但主要危害幼驹，成年马以隐性感染为主。

（三）临床症状与病理变化

临床上可见发病的新生幼驹发生水样腹泻，体温升高，精神沉郁，脱水，不愿站立。剖检可见淋巴组织呈现病变。

（四）诊断

根据流行病学特点和临床症状可作出初步诊断，确诊需采取病料进行病毒分离与鉴定。用 RT-PCR 技术和免疫电镜技术检测病马腹泻粪便中的病毒抗原，此种方法敏感性高，可快速、正确作出诊断。此外，间接 ELISA 法可用于检测马群感染 ECOV 的状态，检出的阳性感染马应予以淘汰、隔离，以净化马群。

（五）防控措施

目前本病尚无可用的疫苗，也无特效治疗药物。对腹泻严重的幼驹可应用止泻、收敛、强心、补液、提高免疫力等方法进行对症治疗和支持疗法，以控制病情和继发感染，可减少死亡。

坚持自繁自养，引种要严格检疫，平时加强科学的饲养管理，严格消毒，落实好各项兽医防疫制度、定期检疫，淘汰带毒马，以防止疫情扩散。

八、兔冠状病毒病

兔冠状病毒病（Rabbit coronavirus disease，RCO）是由兔冠状病毒（RbCOV）引起兔的一种传染性疾病，临床上以引发兔全身性疾病（胸腔积液和心肌病）和肠道疾病（腹泻）为主要特征。1993 年，Deeb 等进行血清流行病学调查，结果证实 RbCOV 在兔群中广泛存在。我国检测 136 只兔的粪便样品，RbCOV-HKU14 的检出率为 8.1%，Western blot 检测结果显示兔血清中检测到抗 RbCOV-HKU14 抗体的阳性率高达 67%，表明兔有可能是 RbCOV-HKU14 病毒的天然宿主。

（一）病原体

RbCOV 属于冠状病毒科（Coronaviridac）冠状病毒亚科（Coronavirinae）成员。RbCOV 具有冠状病毒科病毒的形态结构与基因组结构特点、理化学及生物学特性等，并引起家兔表现出冠状病毒导致的与其他动物肠炎相似的典型病变和症状。RbCOV 可在人直肠癌细胞（HRT18）系生长，并产生细胞病变，接种病毒 5d 后可见细胞迅速圆缩、融合成巨细胞、脱离 HRT-18 细胞单层。病毒可凝集鼠的红细胞，不能凝集兔的红细胞。目前 RbCOV 仍为冠状病毒亚科尚未分类的成员。我国从广州农贸市场的家兔体内发现并鉴定出兔冠状病毒（RbCOV-HKU14），并成功从 HRT-18G 和 RK13 细胞培养物中分离到病毒，已完成 4 株 RbCOV-HKU14 的全基因组分析，并研究发现其与另外一些 β 冠状病毒属 A 亚群的基因组和分子进化关系。通过 RNA 印迹和交接序列前导区的测定完成了亚基因组 mRNA 分析和转录调控序列位点的绘图。RbCOV-HKU14 病毒序列的测定结果显示，与 β 冠状病毒属 A 群成员的关系最为密切，包括牛冠状病毒（BCOV）、马冠状病毒病（ECOV-NC99）、猪血凝性脑脊髓炎冠状病毒（PHEV）和人冠状病毒 OC43，核苷酸相近程度大于 91.6%，但 RbCOV-HKU14 病毒又是区别于以上病毒而单独构成一个 β 冠状病毒属 A 亚群中的一个分支。通过 Western blot 试验，检测获得的 30 只兔血清样本中有 20 份（67%）血清抗体与重组 RbCOV-HKU14 N 蛋白反应为阳性；所有 RbCOV-HKU14 抗体阳性的兔血清同样与重组人冠状病毒（HCOV-OC43）N 蛋白反应为阳性，发现 RbCOV-HKU14 与人冠状病毒 OC43 N 蛋白之间可能具有交叉抗原性。利用重组 RbCOV-HKU14 N 蛋白阳性反应的血清，与感染 HCOV-OC43 患者血清和 SARS 患者血清进行中和试验检测血清中的中和抗体，结果发现 HCOV-OC43 患者和 SARS 患者血清具有针对 RbCOV-HKU14 的中和抗体，并且效价 $\geq$ 1：8。

（二）流行病学

RbCOV 在自然界中普遍存在，兔本身就是 RbCOV 的天然宿主，为本病的主要传染源。通过被病毒污染的食料、饮水、用具、环境及空气等，经消化道与呼吸道感染。本病传播快，具有高度的流行性。

（三）临床症状与病理变化

据 2004 年 Cerioli 等调查，发现家兔中 RbCOV 阳性感染率为 30% ~ 40%，兔群中广泛存在 RbCOV 的亚临床感染。当家兔感染 RbCOV 后，临床上表现为 2 种不同病理形式的病症：①是全身性疾病，表现为发热、食欲减退、白细胞增多、淋巴细胞减少、贫血、高 γ - 球蛋白和虹膜睫状体炎，常伴随死亡。病理变化主要在心肌和胸膜。剖检可见右心室扩张，心外膜和心内膜出血，胸腔积液，肺水肿，肺泡内含有粉红色的蛋白质的液体，淋巴结肿大。组织学病变为心肌变性，肌细胞退化坏死以及扩张型心肌炎的器官组织病理学变化等。②肠道疾病，人工口腔接种 RbCOV，3d 后家兔出现临床症状。主要表现为水样腹泻，脱水，消瘦，沉郁等。RbCOV 可在小肠复制，引起肠绒毛坏死、脱落，隐窝肥大，上皮细胞坏死，并伴随腹泻。根据病原学检查，发现患肠道疾病的家兔有 80% 的病例均有轮状病毒及细菌性病原体与 RbCOV 共感染或继发感染，引发断奶后的仔兔发生严重肠炎，导致死亡率增高。

（四）诊断

根据流行病学特点、临床症状和病理变化只能作为综合诊断的参考依据，确诊必须进行实验室诊断。如目前临床上确诊病例可用电镜技术及免疫电镜法（IEM）直接检查病料（粪便、血清等）中的病毒抗原，特异性强，检出率高。也可用间接 ELISA 法检测血清中的抗体，进行血清学调查及诊断等。

（五）防控措施

目前本病尚无可用疫苗，也没有特效的治疗药物。临床上可结合兔场实际，采取对症治疗与支持治疗，控制继发感染，提高机体免疫力等措施，控制疫情，减少死亡。防控措施主要是加强对兔群的科学饲养管理，严格隔离饲养；坚持消毒制度，落实各项生物安全措施；定期检疫，淘汰带毒兔，净化种群；引入种兔时要严格检疫，防止带入传染源等。发生疫情时可采取捕杀病兔、隔离饲养、全面消毒、控制兔群流动等措施。

九、鸭冠状病毒感染

鸭冠状病毒感染（Duck coronavirus infection，DCO）是由鸭冠状病毒引起鸭的一种急性腹泻性传染病，俗称烂嘴壳，以急性流行性肠炎为特征。范泉水等报道1998年本病首发于我国云南省昆明市，给当地养鸭业造成重大的损失。

（一）病原体

鸭冠状病毒属于冠状病毒科（Coronaviridae）冠状病毒亚科（Coronavirinae）成员。病毒粒子呈不规则圆形，直径80~120nm，有囊膜，囊膜外有花瓣状突起，病毒基因组为单股正链RNA分子。初次分离病毒，要选择新鲜的肠内容物病料接种才能获得成功，用经冰箱多次冻融及处理不当和时间过长的病料分离病毒均未成功。病毒接种于12~14日龄鸭胚，48h后可见胚体发育受阻，蜷缩成团，尿囊液增多，羊水减少，卵黄囊皱缩。初代分离鸭胚死亡率为50%左右。绒毛尿囊膜含毒量最高，其次是尿囊液和羊水。以分离的病毒接种幼鸭可引起腹泻症状，但接种幼鸡和火鸡不引起任何症状。

病毒对乙醚敏感，56℃ 15min可灭活病毒。常用消毒剂对病毒有杀灭作用。

（二）流行病学

1. 传染源

病鸭及带毒鸭（亚临床感染）为本病的主要传染源。被病鸭或带毒鸭的排泄物污染的饲料、饮水、环境、用具及物品等可成为传播病原体的媒介。

2. 传播途径

主要经消化道传播。

3. 易感动物

鸭最为易感，鸡与火鸡不易感。

4. 流行特点

各种品种与年龄的鸭都可感染，但以 20～30 日龄的雏鸭发病最多，发病率高达 100%，死亡率为 10%～100%。一般发病急，传播迅速，甚至呈暴发性流行。鸭舍温度偏低，气温突变，日粮配合比例不当，粗蛋白和钙含量过高，维生素缺乏，以及各种应激因素的存在，均可促使本病的发病率与死亡率升高。

（三）临床症状

本病的潜伏期一般为 4d。病鸭表现为精神沉郁、食欲不振，不爱活动，缩头弓背，畏寒成堆，眼半闭，翅下垂。接着出现腹泻，排出灰白色或黄绿色稀粪。喙壳由黄变紫，喙上皮脱落破溃。眼有黏液性分泌物。部分病鸭有神经症状，表现两脚后蹬、直伸、头向后弯曲，呈"角弓反张"状。病鸭于发病 1～2d 后开始死亡。急性病例病程一般为 2～3d，慢性病例病程可延至 15～20d，混合感染时可引起严重死亡。

（四）病理变化

剖检可见肠道浆膜充血、出血、水肿，外观呈紫红色。十二指肠黏膜及肠系膜血管扩张、充血，并有出血点。肠道管腔变窄，内充满黏性和血性分泌物，黏膜脱落，呈深红色，并有溃疡。盲肠盲端部黏膜上有斑状或条状白色物附着。直肠黏膜充血、水肿。泄殖腔黏膜有不同程度的充血与水肿。咽喉部黏膜呈卡他性炎症，黏膜易脱落。

病理组织学变化可见十二指肠绒毛脱落，绒毛上皮发生变性、坏死，有的上皮细胞已溶解消失，核也消失。固有层可见多量淋巴细胞、中性粒细胞浸润。

（五）诊断

根据本病的流行病学特点，临床症状及病理变化可作出初步诊断，确诊需要进行实验室诊断。

1. 病毒分离与鉴定

取病鸭粪便，每个样品单独处理，腹泻粪便加入 10 倍生理盐水稀释，3 000r/min 离心 30min，经滤器除菌，接种鸭胚进行病毒分离。并用已知的阳性血清做病毒中和试验及用绒尿液和胚膜进行电镜检查，观察病毒形态，以鉴定分离的病毒。

2. 血清学诊断

用双抗体夹心 ELISA 检测粪便中的病毒抗原，具有较高的特异性与敏感性。

3. 人工接种试验

用鸭胚分离病毒或腹泻粪便滤液人工接种健康雏鸭，观察其发病状况，综合判定，予以确诊。

（六）防控措施

1. 预防

养鸭场平时要加强鸭场的科学管理，保持鸭舍的温度适宜，日粮配合比例要适当，粗蛋白和钙的含量不能过高，维生素充足，消除各种应激因素，可有效减少本病的发生。

免疫接种：分离病毒在鸭胚传代培养 75 代后，经灭活加入佐剂制成灭活疫苗，经口服、肌内注射两种途径接种 20 日龄鸭，免疫后 60d 攻击强毒，口服组有较强的免疫力。可在种鸭产蛋前建立主动免疫，使雏鸭出壳时即具有母源抗体，到 10 日龄再给予高免抗体，对本病有明显的预防效果。

2. 治疗

目前对本病尚无特效治疗方法。发生疫情时，应立即淘汰病鸭或隔离可疑鸭，环境、场地、鸭舍及用具等进行全面消毒，防止饲料与饮水的污染。可试用高免血清注射，能有效降低发病率与死亡率。

十、犬冠状病毒感染

犬冠状病毒感染（Canine coronavirus infection，CCI）是由犬冠状病毒引起犬科动物的一种以胃肠炎为主要症状的高度接触性急性消化道传染病。病的特征为频繁呕吐、腹泻、沉郁、拒食、脱水，临床症状消失后 14～21d 还可以复发。本病是当前危害养犬业和毛皮养殖业较为严重的传染病之一。

（一）病原体

犬冠状病毒（Canine coronavirus, CCOV）属于冠状病毒科（Coronaviridae）冠状病毒亚科（Coronavirinae）α 冠状病毒属亚种成员。病毒为单股正链 RNA 病毒，全长 27～31kb。病毒粒子形态多样，多呈圆形（直径 80～100nm）或椭圆形（直径 180～200nm、宽径 75～80nm），在病毒粒子表面有一层厚厚的囊膜。其上被覆有长约 20nm 呈花瓣样的纤突。病毒粒子含有纤突蛋白（S）、膜蛋白（M）、核衣壳蛋白（N）、小膜蛋白（SM）四种结构蛋白。其中，S 蛋白为病毒的主要保护性抗原。基因组 RNA 具有感染性，多顺反子，其 5′ 端有帽子状结构，3′ 端含有共价结合的 polyA 尾。从 5′ 端至 3′ 端共有 10 个 ORF，分别为 1b、2s、3a、3x、3b、4SM、5M、6N、7a、7b，除 ORF3b 和 7b 外，每个 ORF 上游都有一个极为保守的核苷酸序列（CTAAAC），其为每个 ORF 的转录起始区。另外，S、SM、M 和 N 为 ORF 编码病毒的结构蛋白，参与病毒粒子的构成；其余的 ORF 为非结构蛋白的编码基因。

病毒可在犬源的原代肾细胞、胸腺滑膜细胞、胚胎细胞、传代的 MDCK、A-72 细胞系、猫源的 CRFK 及 FCWF 等细胞上增殖并产生细胞病变（细胞变圆、融合并有拉丝现象，48h 后细胞开始脱落）。

CCOV 对乙醚、氯仿和去氧胆酸钠敏感，对热的抵抗力较弱，病毒在粪便中可存活 6～9d，病毒易被福尔马林、紫外线等灭活，但对酸和胰酶有较强的抵抗力。

CCOV 只有一个血清型，但通过对 CCOV 不同分离毒株 S 和 M 基因序列分析结果表明，可将 CCOV 分为两个基因型；其中与猫传染性腹膜炎病毒（FCOV）同源性较高的毒株为基因Ⅰ型，而与 CCOV Ihsavc-Ⅰ疫苗毒株和 C54 等标准强毒株同源性较高的毒株为基因Ⅱ型，两个基因型毒株 S 与 M 基因核苷酸序列的同源性较低。CCOV 与猪传染性胃肠炎病毒（TGEV）及猫传染性腹膜炎病毒（FIPV）具有交叉的抗原成分。CCOV 基因Ⅱ型毒株占流行毒株的绝大多数。目前国内外 CCOV 流行毒株以基因Ⅱ型为主。

目前尚未发现 CCOV 具有血凝性。血凝试验表明，CCOV 对犬、鸡、猪、豚鼠、小鼠、绵羊及人的红细胞均不能凝集。

（二）流行病学

1. 传染源

病犬和带毒的犬科动物为 CCOV 的传染源。易感犬冠状病毒的大熊猫、小熊猫、虎、狮子、貉和水貂等动物也可成为传染源，粪便及其污染物是重要的传播媒介。

2. 传播途径

CCOV 的传播途径主要是经消化道与呼吸道感染，病犬口涎、鼻液、粪便中含有病毒，污染饲料、饮水、笼具及周围环境，直接或间接地传给易感动物。有研究提示，CCOV 也可能存在垂直传播。

3. 易感动物

犬、貉、水貂、狐、狼、虎、熊猫、狮子等动物对 CCOV 均具有易感性。不同年龄、性别、品种的犬都可感染，但幼犬的发病率和死亡率较高，危害性更大一些。

4. 流行特点

调查发现我国健康犬、狐及貉群中普遍存在着 CCOV 感染，群犬 CCOV 的感染率比散养犬要高，而且感染的宿主范围还在不断地扩大。感染以 CCOV 基因 Ⅱ 型为主，CCOV 基因 Ⅰ 型感染呈局域性分布。犬冠状病毒感染一年四季均可发生，但以寒冷的冬季和早春季节发病多见。常见突然发病，传播迅速，数日内可波及全群。幼犬的发病率可达 100%，病死率约 50%。犬场饲养的犬密度过大、卫生条件差、环境污染、断乳、分窝、调运等饲养管理条件突然改变，以及气温骤变等应激状态都会诱发本病的发生与流行，并增大发病的严重性。临床上常见 CCOV 与犬细小病毒、轮状病毒、沙门氏菌、大肠杆菌等病原体混合感染，导致发病率与死亡率升高。

（三）发病机制

人工口腔接种 CCOV 2d 后，CCOV 到达并侵染十二指肠上段，4d 后侵害到整个小肠。CCOV 主要侵害位于大肠绒毛上 2/3 处的消化吸收细胞，使小肠上皮细胞死亡、脱落，导致小肠绒毛发生萎缩。未受侵害的腺体细胞则大量增殖，以补充脱落的绒毛上皮细胞，结果使小肠上皮细胞发生下移。含有病毒粒子的脱落细胞随肠道下行，引起肠道下段的进一步感染。由于消化酶和吸收功能的丧失，使水分、乳糖等营养成分大量蓄积，造成渗透性水潴留，最终导致腹泻的发生。CCOV还能侵害局部的肠系膜淋巴结，偶尔也可侵害肝脏和脾脏等。此后随着小肠结构的复原、功能的恢复，临床症状消失，排毒减少并终止，血清中产生中和抗体。

（四）临床症状

本病的潜伏期为1～3d。临床上病犬表现为突然发病，发热、嗜睡、厌食、呕吐、精神沉郁，随后腹泻，排恶臭稀便或水样便，一般呈灰白色或黄白色，有的粪便中带有黏液或少量的血液。幼犬发病胃肠炎症状严重，发病率与死亡率很高。成年犬表现一过性腹泻后可能很快恢复正常，一般不出现死亡。但与犬细小病毒、犬瘟热病毒、犬传染性肝炎病毒、轮状病毒、球虫、空肠弯曲杆菌、密螺旋体等病原体混合感染或继发感染细菌，则会使疫病加重，死亡率明显升高。

（五）病理变化

剖检可见胃及肠管扩张，小肠肠壁菲薄，肠内充满水样白色或黄绿色内容物。肠黏膜充血、出血、肠系膜淋巴结肿大。特征性的病理变化为肠黏膜脱落。有的可见胃黏膜脱落、出血，胃内有黏液。哺乳期幼犬胃内常见有凝乳块。胆囊肿大，有的还可见发生肠套叠。病理组织学检查可见小肠绒毛变短、融合，隐窝变深。上皮细胞变性，胞浆出现空泡，黏膜固有层水肿，炎性细胞浸润，上皮细胞变平，杯状细胞的内容物排空。

（六）诊断

根据本病的流行病学特点、临床症状及病理变化可作出初步诊断，确诊及与细小病毒、轮状病毒等鉴别诊断需进行实验室检查。取病犬粪便悬液负染后进行电镜检查CCOV，是最为迅速又简单的方法。利用抗CCOV的高免血清做免疫电镜检查，可使病毒粒子呈特异性凝集，可有效地提高病毒的检出率。病毒分离是一种可靠的常规诊断方法，必须取新鲜的腹泻粪便或小肠内容物，经抗菌和离心等处理后，立即接种 A72 细胞或猫胎肾细胞等进行病毒分离。反复冻融的病料分离 CCOV 比较困难，因为 CCOV 在适应细胞之前，培养很不稳定，也不产生细胞病变。近年来，国内外应用 RT-PCR，检测病犬腹泻粪便中的 CCOV，具有很高的特异性和敏感性。此外，还可应用免疫荧光抗体技术进行 CCOV 抗原定位检查；或应用血清学中和试验进行临床诊断和流行病学调查，这些方法同样特异性强、敏感性高。

（七）防控措施

平时犬场要加强兽医卫生防疫措施，减少各种诱发因素，控制犬的流动，禁止外人参观。坚持定期消毒制度，对犬舍及犬体可选用 1% 聚维酮碘溶液或 0.1% 菌毒速杀溶液进行喷洒消毒，每周 1 次；场地与环境可选用 1% 甲醛或 1：30 的漂白粉溶液进行消毒。

疫苗预防接种是当前预防 CCOV 感染的最有效手段。目前国内有 CCOV 高压灭活蜂胶佐剂疫苗，可诱导犬产生中和抗体，对犬的保护率达到 90%。国外 William 等已研制成功了 CCOV 弱毒疫苗，经皮下或肌内注射接种，可诱导机体产生较高水平的细胞免疫和体液免疫应答，免疫效果良好。

（八）治疗

本病的治疗主要是采取对症治疗与支持疗法。具体方法介绍如下。

1. 抗病毒疗法

犬冠状病毒单克隆抗体，高免血清，每千克体重 2mL，肌内注射，2d 1 次，连用 3 次；还可用双黄连注射液加干扰素，或者加免疫球蛋白混合肌内注射，每天 1 次，连用 4 次。

2. 输液疗法

纠正电解质和酸碱失衡，发病初期可静脉注射 5% 葡萄糖溶液与林格氏液或乳酸钠林格氏液，注射液可加入维生素 C 与 B 族维生素混合使用；持续腹泻后应补注 5% 碳酸氢钠溶液；反复呕吐者应补给氯化铵等，可以配合口服补液盐加杨树花口服液，每天上、下午各口服 1 次。

3. 抗菌疗法

为防止继发感染，加重病情与死亡率，可根据病情及时使用广谱抗生素肌内注射，如喹诺酮类、头孢类等抗生素，同时配合使用地塞米松或氢化可的松等。

4. 对症治疗

（1）止泻 口服次硝酸铋、鞣酸蛋白或灌服复方樟脑酊、服泄停、磷酸霉素等。

（2）止吐 可用胃复安、爱茂尔等药物；严重者用阿托品。

（3）止血 可用止血敏、维生素 K 等药物。

（4）保护心脏功能 可用三磷酸腺苷、肌苷或细胞色素 C，肌内注射或静脉注射。

实施综合治疗，方可收到满意的临床效果。

（九）公共卫生意义

目前，尚未发现人感染本病的报道，也没有见到密切接触感染犬的人产生抗 CCOV 的抗体。

十一、猫传染性腹膜炎

猫传染性腹膜炎（Feline infectious peritonitis，FIP）是由猫冠状病毒（Feline coronavirus，FCOV）引起的一种猫科动物的慢性进行性致死性传染病。本病有两种病型：①渗出型（湿型），以腹膜炎、腹腔内大量腹水集聚为主要特征；②非渗出型（干型），以各种脏器出现肉芽肿病变及出现相关的临床症状为特征。本病最早发生于 20 世纪 60 年代，现遍及世界各地。

（一）病原体

猫冠状病毒（Feline coronavirus，FCOV）属于冠状病毒科（Coronaviridae）冠状病毒亚科（Coronavirinae）α 冠状病毒属亚种成员。

FCOV 是一种有囊膜的单股 RNA 病毒，病毒粒子形态多样，多呈圆形，直径 80～200nm。病毒粒子表面有一层较厚的囊膜，其上覆盖有长约 20nm 呈花瓣样的纤突，间隔有序，呈皇冠状。FCOV 基因组由 29 190 个核苷酸组成，长 27～32kb。病毒基因编码病毒聚合酶及四个结构蛋白（纤突蛋白、囊膜蛋白、膜蛋白、核衣壳蛋白），顺序为 5′–Pol–S–E–M–N–3′，额外基因还包括（3a、3b、3C、7a 和 7b）。病毒基因组含有 10 个 ORF，在各个 ORF 之间有基因重叠区或基因间隔序列（intergenic sequence，IS）。在基因组 RNA 5′端存在 2 个相互重叠的 ORF，分别称为 ORF1a 和 ORF1b，这两个 ORF 约占整个基因组长度的 60%，大约 20kb，负责编码病毒 RNA 依赖性 RNA 聚合酶、蛋白酶以及一些不确定的蛋白。在 ORF1a 与 ORF1b 之间的重叠区长43～76bp，由 1～7bp 的滑动序列（slippery sequence）和 1 个假结组成，这些序列是核糖体移码阅读所必需的。

FCOV 对乙醚等脂溶剂敏感，对外界环境的抵抗力较弱，室温下 1d 病毒失去活性，在外界物体表面可保持感染性达 7 周以上。一般常用消毒剂可将其杀死，但对酚类、低温和酸性环境抵抗力较强。

目前已知 FCOV 有 2 个血清型，即猫传染性腹膜炎病毒（FIPV）和猫肠道冠状病毒（FECV）。2 个血清型在生物学特性方面有所不同，但在形态和抗原性上则是相同的。FIPV 通常引起猫传染性腹膜炎，而 FECV 只引发猫发生能自愈的轻微肠炎。但 2 个血清型都可引起病毒血症。FIPV 可能是 FECV的一个突变毒株，FECV 突变为 FIPV 后，FIPV 能在巨噬细胞内复制，这样FIPV 就可脱离肠道导致传染性腹膜炎的发生。FCOV 与猪的传染性胃肠炎病毒（TGEV）、犬冠状病毒（CCV）、人冠状病毒 229E 株在抗原结构上有不同程度的相似性。

（二）流行病学

1. 传染源
病猫和健康带毒猫是主要的传染源。

2. 传播途径
感染病毒的猫可经唾液、粪便、尿液向外排毒，污染环境和食物，易感动物通过接触污染物而经消化道感染。妊娠母猫可经胎盘垂直感染胎儿。人和吸血昆虫等可机械地传播病原。

3. 易感动物
FCOV 除猫易感之外，虎、狮、豹等大型猫科动物也易感。家猫中感染 FCOV 的阳性率为 25%～60%；大型猫舍与繁殖猫舍的阳性率则高达80%～100%。

4.流行特点

本病分布于世界各地，无季节性，一年四季均可发生，但以气温突变的季节多发。不同品种、性别、年龄的猫都有易感性，但以6月龄至2岁的猫最为易感，5～13岁的猫发病率较低，15岁以上的猫发病率又会升高。纯种猫发病率高于一般家猫。本病具有高度的传染性，常呈地方性流行。首次发病的猫群发病率可达25%，死亡率高达100%。FCOV常与猫白血病、猫免疫缺陷综合征、猫泛白细胞减少症等共同发生，可能与免疫抑制有关。

（三）临床症状

自然感染的潜伏期为4个月或更长时间；人工感染的潜伏期为2～14d。猫肠道冠状病毒（FECV）感染，主要危害断奶后的仔猫，初期多数呈亚临床感染，不表现出临床症状。感染后数天（可能1周），部分幼猫发生轻度的腹泻和呕吐、厌食及结膜炎等。FIPV感染猫发病初期，表现为发热、沉郁、食欲不振、嗜睡，有时腹泻，随后出现典型症状，即渗出型和非渗出型两种临床症状。

1.渗出型（effusive form）

渗出型是由于病毒与猫体内产生的抗体相结合后，造成大量的炎性渗出液积蓄于腹腔与胸腔内，产生胸水和腹水。病猫体温升高至39.7～41.4℃，厌食、消瘦、体重减轻，血检白细胞增多，经过1～6周后，可见病猫腹部膨胀，触诊无痛感，有波动，呼吸困难、贫血及黄疸。病程为2周至3个月，多数病猫因腹水大量增多，呼吸衰竭而死亡。

2.非渗出型（noneffusive form）

非渗出型是由于病毒侵袭器官组织产生肉芽肿所致。病猫除表现食欲不振、体重减轻、体温升高等症状之外，不会出现明显的腹水。主要是病毒侵害中枢神经系统、眼、肝、肾和脾等器官组织致使猫死亡。当中枢神经系统受到损害时，病猫表现出后躯麻痹、远动障碍、行动失调、痉挛、背部感觉过敏；眼部受到损害时，表现角膜水肿，角膜上有沉淀物，虹膜睫状体发炎，眼房液变红，眼前房有纤维蛋白凝块，渗出性视网膜炎和视网膜剥落；肝脏受到损害时，表现出黄疸；肾脏受到损害时，出现肾肿大、肾功能衰竭等。公猫阴囊变大。

以上两种病型的后期，病猫出现广泛的血管内凝血，病毒大量繁殖并穿透细胞壁而扩散，会加速器官的衰竭和死亡。

虎、狮、豹等大型猫科动物感染猫冠状病毒后发病出现的临床症状与猫相似。

（四）病理变化

1. 渗出型病例

腹腔中有大量的腹水，呈无色透明的淡黄色液体。接触空气后发生凝固。腹膜浑浊，覆有纤维蛋白沉着，肝、脾、肾及肠浆膜上也有纤维蛋白附着。肝表面还可见直径 1~3mm 的小坏死灶。胸腔中可见有胸水和心包积液。

2. 非渗出型病例

主要由细胞介导的血管周围坏死，发展为慢性肉芽肿病变。对于主要侵害眼、中枢神经系统、肝、肾等的病例，几乎见不到腹水，剖检可见脑水肿，肾表面凹凸不平，有肉芽肿样变化，肝脏也可见有坏死灶。

3. 病理组织学变化

腹腔渗出液中含有大量的纤维蛋白；脑细胞变性、水肿；肝细胞变性、坏死。

（五）诊断

根据本病的流行病学特点、临床症状及病理变化可作出初步诊断。结合实验室检查可进行确诊。

X线检查可显示胸腔、心包、腹腔积液，肝脏肿大，肠系膜淋巴结肿大；超声波检查可确认腹腔积液，判定肝脏、肾脏及淋巴结是否正常。

由于FIP是一种免疫介导性疾病，抗体－抗原复合物可以在血清和积液中循环，可使用竞争ELISA检测这种循环的复合物（注意有假阳性出现）。采用RT-PCR技术，可检测出FCOV特异性RNA、鉴定血清型等，判定结果时，要注意无症猫的粪便中也存在少量的冠状病毒。用免疫荧光技术或免疫组织化学染色试验检测组织细胞中的FCOV抗原对FIP可进行确定诊断。

鉴别诊断：渗出型FIP，注意与来自肝炎、腹膜炎、心脏衰竭、肿瘤、胸膜炎及妊娠等出现的腹水相鉴别。非渗出型FIP注意与猫海绵状脑炎、弓形虫病、脑脊髓炎、后肢瘫痪等进行鉴别。

（六）防控措施

目前国外使用一种由血清Ⅱ型 DF2 株制备的温度敏感突变毒株疫苗，给16 周龄以上的猫通过鼻内接种进行免疫，疫苗毒能在上呼吸道内增殖，诱导很强的局部黏膜免疫（IgA）和细胞免疫，并不会出现抗体依赖性增强（ADE）现象。使用证实该疫苗安全有效，保护力高。

对猫群要加强科学的饲养管理，搞好环境卫生，定期消毒，不同年龄的猫分开饲养，避免与不同群的猫接触。当发生疫情时，要立即隔离病猫与带毒猫；全面进行消毒；消灭吸血昆虫（如蚊、蝇、虱、蚤等）及鼠类，防止疫病扩散。

（七）治疗

目前，尚无有效的治疗本病的方法。主要是采用对症治疗与支持疗法，临床上可使用一些皮质类固醇和环磷酰胺，以及干扰素等免疫调节药物进行试治。但只能延长病猫的生命，不能治愈。

（八）公共卫生意义

FCOV 只感染猫及猫科动物，不感染人类，对公共卫生安全暂无危害。

十二、水貂冠状病毒性肠炎

水貂冠状病毒性肠炎（Mink coronaviral enteritis，MCE）又称水貂流行性腹泻，是由冠状病毒引起水貂的一种急性肠道传染病，临床上以腹泻、呕吐及脱水为特征。本病分布于世界各地，最早发生于美国、加拿大、俄罗斯、丹麦等国家。我国于 1987 年首次发现本病，当时我国北方沿海地区从加拿大和美国引进 3 万多只种貂，进场后有十几个貂场水貂发生肠炎，经检查，发现腹泻粪便中存在大量的冠状病毒。此后，辽宁、山东、河北等地均有本病的报道。

（一）病原体

水貂冠状病毒（Mink coronavirus，MCV）属于冠状病毒科（Coronaviridae）冠状病毒亚科（Coronavirinae）α 冠状病毒属成员。病毒粒子形态呈多形性，略呈球形或不规则圆形，直径为 80~160nm，核衣壳为螺旋状对称，有囊膜，囊膜表面覆有长约 12nm 的花瓣样纤突，纤突之间有较宽的间隙。电镜下，囊膜纤突规则地排列成皇冠状。MCV 基因组为不分节段的单股正链 RNA 病毒，核酸大小为 27~32kb。其 5′ 端帽子结构，3′ 端为 polyA 尾，mRNA 具有传染性。病毒基因组复制是首先形成与 RNA 互补的全长 RNA，然后再转录形成一组亚基因组 mRNA 成为 3′ 端共有套式系列，各个亚基因组 mRNA 仅以其特有序列编码蛋白质。正是这种独特的复制方式，使得冠状病毒的变异频率较高。当 RNA 和 DNA 之间发生重组时，重组后 RNA 变了，其序列也发生了变化；蛋白也变了，蛋白的氨基酸序列也变了。

病毒对外界环境的抵抗力较强。病毒在粪便中可存活 6~9d，污染物在水中可保持数天的传染性。病毒对热和紫外线很敏感，33℃生长良好，35℃就受到抑制。病毒对普通消毒剂也敏感，0.1% 高锰酸钾、1% 来苏儿、1% 福尔马林和 0.1% 过氧乙酸等溶液都能在很短的时间内将其杀灭。

（二）流行病学

1. 传染源

病水貂与带毒水貂为主要的传染源。发病水貂排出的粪便污染的环境、场地、貂舍、饲料、饮水、食具、人员等可成为传播媒介。

2. 传播途径

主要经消化道传染，水平传播。

3. 易感动物

水貂不分品种与年龄都有易感性，但北美洲水貂及其杂交后代易感性较高，我国原有品种的水貂易感性较低。此外，成年貂和育成貂也比较易感。

4. 流行特点

本病多发生于秋、冬及早春季节，炎热季节很少发生。发病突然，传播迅速。初期发病呈零散发生，3~5d 后发病急剧上升，7~10d 内可波及全场。

发病率很高，可达99%左右，但死亡率较低，约为1%。发病貂场一般在10～20d内达到流行高峰，30d左右逐渐平息。

（三）临床症状

病貂精神沉郁，反应迟钝，动作不灵敏，两眼无神，鼻镜干燥，被毛无光泽，皮肤缺乏弹性。呕吐，不食，口渴，饮水量增加，腹泻，排出灰白色、绿色乃至粉红色稀粪，含有黏液及黏膜等，有的带有血液，后期粪便呈煤焦油状。病貂消瘦，一般体温不高。

（四）病理变化

病貂尸体消瘦，口腔黏膜及眼结膜苍白。剖检可见胃肠空虚，胃肠道黏膜充血、出血、脱落，内有少量的灰白色或暗红色黏稠物。肠内有血液，肠系膜淋巴结肿大，切面呈暗红色。肝肿大，呈黄褐色，质脆，切面呈紫褐色与灰黄色相间。脾呈深红色，有轻度肿胀。肾稍肿大，呈土黄色，质脆。

（五）诊断

根据本病的流行病学特点、临床症状及病理变化可作出初步诊断，最终确诊应进行病原学与血清学检验。可采取腹泻粪便用电镜法和免疫电镜法进行检查，观察病毒粒子形态，予以确诊。还可用免疫荧光技术和ELISA等血清学试验对本病进行诊断，予以确诊。

临床上注意与犬细小病毒及轮状病毒等引发的肠炎相鉴别。

（六）防控措施

加强科学的饲养管理，落实各项生物安全措施，提高貂的抗病力。搞好场内卫生，坚持定期消毒，用火焰喷灯对笼舍进行消毒，用20%漂白粉或5%氢氧化钠溶液对环境、笼舍、地面、墙壁进行消毒，用0.1%过氧乙酸对食具及水槽等消毒。定期灭鼠、杀虫，场内禁止饲养犬、猫、猪、禽等动物。管理好饲料与饮水，控制人员流动。发生疫情时，要立即隔离病貂，封锁场区，控制动物及人员的流动，严格消毒，无害化处理死貂及污染物等。

可试用组织灭活疫苗用于预防接种。

（七）治疗

目前尚无特效疗法。临床上可按照抗病毒、抗菌消炎、提高免疫力、补液、强心、防止继发感染的原则进行对症治疗与支持治疗。

1. 抗病毒，提高免疫力

可用双黄连注射液或黄芪多糖注射液加干扰素肌内注射，每天 1 次，连用 3 次。

2. 补液

可腹腔注射 5% 葡萄糖氯化钠溶液 10～15mL，加 5% 碳酸氢钠溶液 10mL，每天 1 次，连用 3d；同时饮用葡萄糖甘氨酸溶液（葡萄糖 45g、氯化钠 9g、甘氨酸 0.5g、柠檬酸钾 0.2g、无水磷酸钾 4.3g，溶解于 2 000mL 纯净水中，溶解混匀），放入水槽中，让貂自饮，以缓解脱水。

3. 止泻

可口服白头翁口服液（白头翁、黄连、秦皮、黄柏等），或服泄停，每天上、下午各 1 次。还可口服链霉素，每天 2 次。

4. 防止继发感染

可肌内注射阿莫西林或氟苯尼考等，每天 1～2 次。

临床上要早发现、早用药、综合治疗，方可收到良好的效果。

十三、火鸡冠状病毒性肠炎

火鸡冠状病毒性肠炎（Turkey coronavirus enteritis，TCD）又称火鸡冠状病毒病、传染性肠炎、蓝冠病，是由火鸡冠状病毒（TuCOV）引起火鸡的一种急性、高度传染性肠道传染病。临床上以腹泻、精神沉郁、不食、不断鸣叫及体重减轻为特征。发病率与死亡率较高。

（一）病原体

火鸡冠状病毒（Turkey blue comb disease virus，TuCOV）属于冠状病毒科（Coronaviridae）冠状病毒亚科（Coronavirinae）γ 冠状病毒属成员。病毒形态为多形性，具有囊膜，囊膜表面覆有花瓣样纤突，为单股正链 RNA 病毒。TuCOV 与 γ 冠状病毒属的 IBV 具有相似的基因组结构，γ-A 亚群为

5′–UTR–POL–S–3A–3B–E–M–5A–5B–N–3′ UTR，TRS 为 CUUAACAA，都缺少 MSP7。最新研究表明，TuCOV 可能完全是 Gamma 冠状病毒（IBV）重组产生的。TuCOV 的明苏达株和魁北克株能凝集家兔和豚鼠红细胞，但不凝集牛、马、绵羊、小鼠、鹅、猴、鸡的红细胞。利用血凝抑制试验进行交叉反应研究显示，火鸡冠状病毒与哺乳动物冠状病毒无抗原相关性。TuCOV 与高免血清抗体发生特异性反应，但不与血清或其他四种不同冠状病毒的抗体发生特异性反应。目前仅发现火鸡冠状病毒只有一个血清型。TuCOV 能在 15 日龄以上的火鸡胚和 16 日龄以上的鸡胚中培养，被感染的火鸡胚经常发病死亡，并可从卵黄囊、肠道及法氏囊中分离出病毒。该病毒具有高度传染性，但抵抗力较弱。在 4℃下经氯仿处理 10min 即可被灭活，在 65℃ 30min 能被灭活，在 −20℃ 条件下保存可存活 5 年以上，对一般消毒剂敏感。

（二）流行病学

发病火鸡和带毒火鸡是本病的主要传染源。病毒可随粪便排出，污染饮水、食料、用具及环境，通过直接接触经消化道传播，人和飞禽可机械传播病原体。各种日龄的火鸡均可感染，火鸡感染后发病率可达 100%，幼龄火鸡发病死亡率为 50%~100%，青年火鸡和成年火鸡发病死亡率为 25%~50%。一般发病急，死亡快。本病的发生与流行没有明显的季节性。

（三）临床症状

本病潜伏期为 2~5d。发病火鸡表现为火鸡鸡冠和皮肤呈现暗蓝色，故称蓝冠病，水样腹泻，粪便呈淡绿色或淡褐色，带有泡沫，精神沉郁，食欲不振，体温偏低，恶寒发抖，羽毛蓬乱，体重减轻，发育迟缓或停止生长。成年火鸡生产性能下降，蛋皮淡白。雏火鸡不停地尖叫，声音虚弱无力，蜷缩在一起，不愿活动。

（四）病理变化

剖检病死火鸡可见肠道呈卡他性炎症，肠管呈黄褐色，肠黏膜与肠绒毛变短，微绒毛脱落，上皮细胞脱落及空肠、回肠、盲肠出血，肠内充满气体和水分，肠黏膜有小的出血性斑点。肝脏颜色变深。胰腺外观呈亚样，并有许多白色病灶。脾脏缩小。病理组织学变化为肠绒毛缩短，杯状细胞消失。

（五）诊断

根据流行病学特点、临床症状及病理变化可作出初步诊断，确诊需进行实验室诊断。

1.病毒分离与鉴定

采取腹泻粪便，或死亡后的小肠、盲肠和法氏囊等病料，经处理后接种16日龄以上的鸡胚或15日龄以上的火鸡胚，观察病变，以直接荧光技术或免疫电镜技术等检查培养物中的病毒抗原，予以确诊。

2.RT-PCR及间接ELISA

这些技术可用于本病的诊断与检疫，具有敏感、快速、检出率高及简便的特点。

3.鉴别诊断

注意与火鸡其他病毒、细菌和原虫性疾病相鉴别，可采取特异性诊断方法予以排除。临床上常用免疫电镜技术，间接 ELLSA、中和试验和血凝抑制试验等进行鉴别诊断。

（六）防控措施

目前本病尚无可用疫苗及特效的治疗药物。平常的防控措施主要是采取隔离饲养，加强科学的饲养管理，坚持消毒制度，定期检疫与疫病监测，淘汰带毒火鸡，净化种群。发生疫情时，应扑杀病重火鸡，对鸡舍和环境、水、用具、人员等进行彻底消毒。对病轻火鸡可进行对症治疗与支持治疗，实施抗病毒、抗细菌、提高机体免疫力、防止脱水及调节酸中毒等措施，以控制疫情和降低死亡率。

火鸡冠状病毒感染可产生肠道黏膜 IgA 抗体，能抵抗该病毒的再次感染，康复后的火鸡具有坚强的免疫力，很少发生再次感染。提示，用康复火鸡的血清治疗本病及用火鸡冠状病毒性肠炎疫苗预防火鸡冠状病毒病是可行的。

十四、小鼠冠状病毒病

小鼠冠状病毒病（Mouse hepatitis virus disease，MHO）又称小鼠肝炎，是

由小鼠肝炎冠状病毒（MHV）所引起的一种特有的传染病。本病分布于全世界的小鼠之中，多数呈隐性感染，临床上以小鼠发生肝炎、脑炎及消瘦为特征。Becker 等（1965）首先发现小鼠肝炎冠状病毒（MHV），我国于 1979 年在裸鼠中发现小鼠肝炎，并分离到病毒。

（一）病原体

小鼠肝炎冠状病毒（Mouse hepatitis virus，MHV）属于冠状病毒科（Coronaviridae）冠状病毒亚科（Coronavirinae）β 冠状病毒属亚种成员。病毒为多形性，略呈球形，其直径为 80~220nm，有囊膜，表面覆有长 12~24nm 的纤突，纤突末端呈球形，规则地在囊膜表面排成皇冠状，故称之为冠状病毒。病毒的基因组为不分节段的单股正链 RNA，基因组长约为 31kb。具有 mRNA 的功能和感染性，导入真核细胞后能引起感染。MHV 含有 5′端帽子结构和 3′端 polyA 尾；5′端有约 70nt 长度的 leader 序列，接着有约 140nt 的 UTR；leader 序列在亚基因组 sgmRNA 中都含有。在 5′端 UTR 后有约 21kb 的复制酶基因，可分为 ORF1a 和 ORF1b，它们分别翻译产生两个大的多聚蛋白，即 pp1a 和 pp1ab。经蛋白酶水解产生 nsp1~16 非结构蛋白。在复制酶基因后，紧接着是 ORF2a，编码辅助蛋白 ns2。之后是 ORF2b 基因，编码 HE 蛋白，该辅助蛋白并不在所有的 MHV 毒株中表达，其功能未知。接下来是 ORF3、4、5a、5b、6、7，分别编码 spike、ns4、ns5a、E、M 和 N 蛋白。在 ORF7 内有 +1 移码框，编码 1 蛋白。在 N 基因后是 3′ UTR 和 polyA。目前根据 MHV 嗜组织特性，可分为呼吸株（Respiratory MHV strain）和嗜肠株（Enteropic MHV strain）两个型。呼吸株包括 MHV-1、MHV-2、MHV-3、MHV-A59 等；嗜肠株包括 MHV-y、MHV-R1 等。MHV 含有补体结合抗原和中和抗原，无血凝素。用补体结合试验，发现 MHV 的各毒株都有共同抗原，与 RCV（大鼠冠状病毒）和 SDAV（大鼠唾液腺炎病毒）在血清学上关系密切。在交叉中和试验中，MHV 与 RCV 在血清学上关系疏远。MHV 与人冠状病毒 OC38、OC43 关系密切，MHV-3 与 HCV-229E 有关。用中和试验可以区分 MHV 各毒株特异性囊膜抗原。

MHC 可在小鼠胚细胞、新生小鼠肾细胞、小鼠肝细胞、DBT 细胞、NCTC1469 细胞上培养，在小鼠巨噬细胞培养中能形成合胞体。

MHV对乙醚和氯仿敏感，对去氧胆酸钠有一定的抵抗力。对热敏感，56℃、30min可被灭活，37℃经几天、4℃经几个月也可失去活性，但在-70℃或低压冻干条件下能长时间存活。在pH 3.0~7.0条件下较为稳定，对3%过氧乙酸及1%新洁尔灭及碘伏等不敏感。多数毒株不能凝集各种哺乳动物和禽类的红细胞，但DVIM毒株有血凝活性，可能与病毒粒子中HE蛋白有关。

（二）流行病学

发病鼠与带毒鼠的内脏器官、粪便、尿液及鼻咽渗出液中含有大量病毒，成为本病的主要传染源。通过被病毒污染的饲料、饮水、垫料和器具及环境等，经口和鼻内感染，这是本病自然感染的主要途径。传播方式有经空气和接触传播，也可经垂直传播，蚊子能机械性带毒传播等。

本病呈全世界性分布，鼠群中病毒感染率为20%~100%。棉鼠、大鼠、仓鼠等不分品系、性别及年龄都有易感性，但主要危害乳鼠及断奶小鼠，成年鼠多呈隐性感染；成年远交系小鼠感染后不发生死亡，无母源抗体的乳鼠感染后发病率与死亡率很高。一般呈地方流行性，病的发生与流行无明显的季节性。

（三）临床症状

主要感染1~4周龄的小鼠，临床症状表现为精神沉郁、被毛粗乱、营养不良、消瘦、发生脑炎，可见痉挛、震颤、后肢弛缓性麻痹、共济失调，偶见转圈运动等。有的腹泻，排出黄色黏稠粪便，脱水，尿色变深。小鼠于发病后4~6d开始死亡，死亡率很高。发病率为100%，病死率为98%。

成年鼠多呈隐性感染，不表现出症状。一般8周龄以上的鼠感染病毒后，50%的可抵抗急性发病。部分感染鼠可见体重减轻、消瘦、繁殖力下降、黄疸，死亡率很低。

MHV主要是引起嗜神经毒性和肝炎。病毒感染中枢神经系统可表现为急性感染与慢性感染。急性感染能引发脑炎，并可传入脊髓；慢性感染可引发脱髓鞘疾病。MHV毒株不同，其组织器官嗜性和毒力有一定的差异。如MHV-A59毒株具有双嗜性，既可感染神经系统，又可引发肝炎；而JHM、SD毒株则只能引发严重的神经系统疾病和致死性脑炎，而对肝脏没有致病性。

（四）病理变化

剖检可见小鼠消瘦，有腹水，呈出血性腹腔渗出液。肝呈淡黄色，表面有白色的斑点和坏死性病灶。肾苍白，尿呈深黄色。胃和回肠内充满水样有黏液状的淡黄色液体，有时含有气体。

病理组织学变化可见肝内有灶性坏死、肝细胞核变形，在坏死灶中心肝细胞消失，只留下崩溃的网状组织和充满脂肪的吞噬细胞。多形核细胞早期出现，随后死亡，并且和坏死碎片一起被吞噬。还可见到多核巨噬细胞、坏死性细胞发生钙化。大脑和神经干有广泛的病变，整个大脑细胞出现大面积坏死，坏死性病变在嗅球和海马区占优势；在脑干部，脱髓鞘是主要变化。感染的骨髓中可见染色体畸变。

（五）诊断

根据本病的流行病学特点、临床症状和病理变化可作出初步诊断，确诊必须进行实验室诊断。

1. 病毒的分离与鉴定

生前采取粪便、尿液及鼻咽渗出液，死后采取脏器。处理后，接种小鼠肝细胞或胎鼠细胞或 DBT 细胞进行培养，可见产生细胞病变、及融合细胞形成和蚀斑。再用电镜技术和免疫荧光法检查细胞培养物中的病毒抗原。

2. RT-PCR

此技术可用于直接检测 MHV，其敏感性高、特异性强，是目前常用的诊断方法。

3. ELISA

此技术可用于检测感染后期的特异性抗体。

此外补体结合试验和血清中和试验也可用于本病的诊断。

（六）防控措施

目前本病尚无可用的疫苗及特效的治疗药物。预防主要是引进种鼠时要严格检疫，动物房要隔离饲养，严格消毒制度、定期对实验动物进行检疫监测，淘汰带毒动物，加强科学的饲养管理。

十五、大鼠冠状病毒感染

大鼠冠状病毒感染（Rat coronavirus infection，RCVI）是由冠状病毒（RCV）引起大鼠的一种急性传染病，以侵害大鼠呼吸道和肺部为主要临床症状。

（一）病原体

大鼠冠状病毒属于冠状病毒科（Coronaviridae）冠状病毒亚科（Coronavirinae）β 冠状病毒属亚种成员。病毒粒子呈不规则形状，直径为 $60 \sim 220nm$，有囊膜，表面覆有许多长 20nm 的花瓣状纤突。病毒基因组为单股正链 RNA 病毒，大小为 $27 \sim 32kb$，具有 mRNA 的功能和感染性。病毒对乙醚和氯仿敏感，对去氧胆酸钠有中等程度的抵抗力，于 $-76℃$ 或低压冻干后能长时间存活。

（二）流行病学

大鼠为 RCV 的自然宿主，发病大鼠与带毒大鼠为主要传染源。经被病毒污染的食料、饮水、用具、环境及空气等，通过接触、气溶胶或污染物而感染。大鼠不分年龄、性别与品种都有易感性，但乳鼠发生较多。一般发病急、传播迅速，病程可持续 7d 左右，常见在一个鼠群内呈地方流行性发生。成年大鼠一般有抵抗力，发病轻微。

（三）临床症状与病理变化

RCV 主要侵害新生大鼠，引发呼吸道疾病和肺炎。断奶大鼠与成年大鼠以隐性感染为主，一般无症状，其呼吸道疾病常呈一过性。

病理变化可见颈淋巴结肿大，鼻气管炎，支气管淋巴组织样增生，灶性间质性肺炎等。

（四）诊断

根据本病的流行病学特点、临床症状及病理变化只能作出初步诊断，确诊需要进行实验室诊断。如采取病料进行病毒分离与鉴定；ELISA 和 IFA 技术可作为特异性诊断，敏感性好，特异性强；RT-PCR 方法也可用于诊断，并注意与仙台病毒或小鼠肺炎病毒感染引起的损害相区别。

（五）防控措施

目前本病尚无有效疫苗，也无特效治疗药物。预防措施主要是严格隔离饲养实验动物，加强科学的管理，坚持生物安全制度和消毒制度，定期检测与监控，淘汰带毒鼠，净化鼠群。

发病时可结合病情实施对症治疗与支持疗法，防止继发感染，增强免疫力与抗病力，控制疫情，减少死亡。

第三章　冠状病毒引起的人类疾病

一、严重急性呼吸综合征

严重急性呼吸综合征（Severe acute respiratory syndrome，SARS）是一种由严重急性呼吸综合征冠状病毒（SARS-COV）引起的人急性呼吸道传染病。临床上表现为发热、乏力、头痛、肌肉关节酸痛和淋巴细胞减少等全身症状，干咳、胸闷、呼吸困难等呼吸道症状以及 X 线显示肺部有阴影等。由于本病临床症状与典型肺炎有明显的不同，故又称其为传染性非典型肺炎（Infectious atypical pneumonias，IPA）。人对本病具有高度的易感性，一旦在人群中流行，常以发病急、传播快、死亡率高为特点。2002 年 11 月中国广东首次发现本病，随后扩散到全国 24 个省、自治区、直辖市以及中国香港、台湾地区，至 2003 年 6 月疫情先后波及 32 个国家和地区，导致 8 422 人发病，916 人死亡，给人类健康和公共卫生安全带来严重的灾难。但自 2004 年 1 月广东省局部小范围发生 1 次流行后，到目前为止严重急性呼吸综合征疫情再未出现。我国 2004 年修改的传染病防治法将本病定为乙类传染病，按甲类传染病处理。

（一）病原体

严重急性呼吸综合征冠状病毒（SARS-COV）属于冠状病毒科（Coronaviridae）冠状病毒亚科（Coronavirinae）β 冠状病毒属成员。病毒粒子呈球状或椭圆形，具有多形性特点，直径为 100～120nm，内有二十面体对称的核衣壳，外包一层囊膜，囊膜表面有纤突。纤突长 20～40nm，末端呈球状或棒状，纤突之间有较宽的间隙，规则排列，形如皇冠状。病毒囊膜为双层脂膜，外膜蛋白包括糖蛋白 S、M 和小衣壳 E 蛋白。基因组 RNA、N 蛋白和 M 蛋白羧基末端组成核衣壳。病毒基因组为有囊膜的单股正链 RNA 病毒，基因组全长 29~32kp，含有 14 个潜在的 ORF，5′ 端含有 2 个大的 ORF（ORF1a 和 ORF1b），占据整个基因 5′ 端 2/3，编码 2 个大的多聚蛋白。其他 12 个 ORF 位于 ORF1b 下游，转录出一系列 5′ 端起始位点不同但 3′ 末端终止位点相同的亚基因组 mRNA。这些亚基因组 mRNA 负责编码 4 种病毒结构蛋白（N、S、M、E）和 8 种功能不详的辅助蛋白。从 5′ 端到 3′ 端主要蛋白基因排列顺序依次为复制酶（REP）、纤突蛋白 S、囊膜蛋白 E、膜蛋白 M 和核衣壳蛋白 N。

SARS-COV 没有血凝素酯酶（HE）。病毒侵入敏感细胞后，首先以基因组 5′ 端 ORF1a 和 ORF1b 为模版合成复制 - 转录酶复合体，该复合体以正链 RNA 基因组为模版合成全长负链 RNA，随后再以负链 RNA 为模板以套式转录的方法产生亚基因组 mRNA（subgenomic mRNA），每一个亚基因组 mRNA 翻译为一个蛋白。

S 蛋白为最大的病毒结构蛋白，含有多个糖基化位点，通过非共价键结合形成多聚体，嵌插于病毒囊膜形成纤突。S 蛋白包括 3 个功能域，从 N 端至 C 端分别为胞外域、跨膜域和胞内域，其中胞外域进一步分为 S1 和 S2 亚域。S1 亚域位于 N 域，形成病毒纤突的管状结构部分，包含有与受体结合的特异性序列。S1 具有一定的变异性，不同毒株可能会出现氨基酸缺失或替代，变异可导致病毒的抗原性和毒力的改变。S2 相对保守，构成纤突的柄。病毒侵染时，其表面纤突蛋白与宿主细胞受体—血管紧张素转化酶 2（ACE2）结合进入敏感细胞，是介导病毒进入宿主细胞的关键分子。

N 蛋白是病毒的另一个重要结构蛋白，与病毒 RNA 结合存在，对病毒粒子的准确组装有着重要意义。

M 蛋白是一种跨膜蛋白，也是构成囊膜的主要成分，与病毒的出芽和囊膜形成有关，与 S 蛋白结合参与病毒的组装过程，并与 N 蛋白一起包装 RNA。

E 蛋白是 SARS 冠状病毒的最小囊膜相关蛋白，在病毒的形态发生和组装过程中起着关键性作用。

此外，SARS 冠状病毒还有一种结构蛋白 3a。

SARS-COV 具有优良的抗原特征，可以刺激机体产生高水平的免疫反应，但它与其他人和动物冠状病毒无明显的抗原交叉性。临床免疫学研究表明，SARS-COV 以刺激机体产生体液免疫反应为主，人感染病毒早期可检测到 IgM 抗体，发病 30d 后 IgM 水平下降。IgG 抗体出现比 IgM 抗体要晚，但可在机体内持续 210d 以上。人体自然感染病毒后可以产生高水平的中和抗体，并能交叉中和不同的流行毒株。病人康复后对 SARS-COV 具有坚强而持久的免疫力。经对 SARS-COV 各种结构蛋白进行的免疫原性研究表明，只有 S 蛋白能诱导实验动物产生中和抗体，并能抵抗病毒攻击，充分显示 S 蛋白是 SARS-COV 的主要保护性抗原。当前各地分离的人源与不同动物源的 SARS-COV 或 SARS-COV 样病毒毒株之间均具有交叉免疫反应性。

SARS-COV 可以在胎猴肾细胞、Vero 细胞、LLC-MK2 细胞、人直肠癌细胞 HRT-18、人巨噬细胞、人 II 型肺细胞、293 细胞、猪细胞系 POEK 等细胞中繁殖并产生肉眼可见的细胞病变效应（CPE）。其中 Vero-E$_6$ 细胞系对 SARS-COV 最敏感，其次为猪细胞系 POEK、PS 和人细胞系 Huh-7 等。一般接种病毒 3d 后出现 CPE，表现为细胞聚集、圆缩、胞质内出现颗粒，最后细胞破裂。

病毒对外界环境抵抗力较强，存在于粪便、痰液和尿液中的病毒可存活 2~4h；室温下，在动物表面可存活 3~4h。感染细胞培养液上清中的病毒的活性在 4℃ 条件下可保持 3 周左右，0℃ 则可能长时间存活。病毒对常用消毒剂敏感，乙醚、氯仿、75% 乙醇、甲醛、过氧乙酸、戊二醛及紫外线等均能有效杀灭 SARS-COV。SARS-COV 对热敏感，56℃ 90min 或 37℃ 数小时即可使病毒丧失感染性，75℃ 加热 30 min 可完全杀灭病毒。SARS-COV 对 pH5~9 的环境有抵抗力，但在 pH 大于 12 与 pH 小于 3 的条件下可将病毒完全杀灭。

（二）流行病学

1. 传染源

人间流行本病的主要传染源是患病者，人类感染病毒后发病的前 4d，上呼吸道病毒载量较低，病后 10d 鼻咽分泌物中病毒载量达到高峰，第 10~21 天持续下降。一般病人在发病初期传染性相对较弱，发病后 10d 左右传染性最强，其传染性至少可持续到病后 21d，目前暂无证据证实潜伏期和恢复期病人有传染性。另外，有一些感染者无症状或仅有轻微症状，但能检测出特异性抗体，这也是本病的传染源。患病者的鼻咽分泌物、痰液、呼吸道飞沫、粪、尿等排泄物中含有大量的病毒，被其污染的环境、器具和物品等也可传播病毒。

我国曾从广西、湖北和香港等地的蝙蝠（携带 40 多种致病性病毒）栖息地采集的多个品种的果蝠（Rousettus）和菊头蝠（Rhinolophus）中检出了 SARS 样病毒，获得的全基因序列与 SARS-COV 基因组的同源性达 88%~92%，而且不同蝙蝠群落均有不同程度的 SARS 抗体阳性率。由此认为，蝙蝠可能是 SARS-COV 的自然宿主。已对果子狸、貉、浣熊、山猪、黄猄、兔、山鸡、猫、鸟、蛇、獾等多种动物，采用 PCR 或血清学试验（ELISA、IFA 等）检测获得阳性结果。目前已经从血清学、病原学和分子生物学等方面证明果子狸等野生动物，可能是 SARS-COV 的主要载体之一，扮演了中间宿主的角色，在向人间传播 SARS-COV 的过程中起着重要作用。现在研究发现 SARS-COV 不是任何一种已知冠状病毒的突变体，也不是已知冠状病毒的重组体。在 SARS-COV 的溯源过程中，科学家们从多种蝙蝠类动物体内分离到多种冠状病毒，其基因组结构特征与 SARS-COV 十分相似，故将该类冠状病毒称为 SARS 样冠状病毒（SARS-like-COV）。

综上所述，可见 SARS-COV 自然宿主、带病毒的中间宿主以及 SARS-COV 感染患者都是本病的传染源。

2. 传播途径

经飞沫、气溶胶和污染的器具传播是本病传播的主要途径，传染性的飞沫、气溶胶和污染物吸附到呼吸道黏膜即可引起感染。接触传播是本病的另一个重要的传播途径。病人的痰液、尿液、粪便排泄物中含有大量的病毒，会对环境造成污染，通过手接触污染物，再经口腔、鼻、眼结膜感染而实现传播。有报道称，从患者粪便中分离到病毒，提示本病毒有经消化道传播的可能。与带病毒的动物及污染物密切接触也可实现传播。乘坐公共交通工具是引起病毒播散的重要传播方式之一。

目前尚无证据表明苍蝇、蚊子、蟑螂等媒介昆虫能传播 SARS-COV。

3. 易感动物

试验证实：果子狸、雪貂、短尾猴、恒河猴、非洲绿猴、家猫等动物对SARS-COV易感，果子狸的易感性最强。人工接种大鼠、豚鼠、黑线仓鼠和白化仓鼠等实验动物均不易感，但于感染2周后大鼠和豚鼠的肺和咽部等组织样本中能检测到SARS-COV特异性核酸，提示SARS-COV能够在这两种动物体内复制。人工接种鸡、火鸡、鹅、鸭及鹌鹑等家禽均不感染。

一般人群对SARS-COV都有易感性，但儿童感染率较低。高发人群为与患病者密切接触的家属、医生、护士、护理者、研究病毒的科技工作者，以及经营野生动物的从业人员等。

4. 流行特点

本病的传播主要发生于高强毒暴露（如飞机上、汽车内、农贸市场、电影院、酒店与患病者密切接触），或者高度传播危险的场所（如SARS病例的病房和家庭等），因此本病的流行具有明显的聚集性、群体发病和医源性传播的特征。说明本病具有高度的传染性。人口密度高、流动性大、环境污染严重、卫生条件差、不良的卫生习惯等，都可促使疫病的发生与流行。疫病的流行没有明显的季节性，一年四季均可发生。不同年龄、性别和职业人群对SARS-COV的易感性略有差异，发病以青壮年和老年为主，儿童的易感性相对较低。本病的发生与分布包括两方面：①原发地发生与分布，主要是指自然宿主在当地引发疫病的流行，疫病可随病人的流动传播到世界各地；②非原发地发生与分布，即疫情因原发地病人流动而把疫情扩散到了其他地方。因此，可以认为SARS的发生与分布是世界性的。

（三）临床症状

虽然本病是由动物传播，但在疫病流行期间尚未发现自然感染的患病动物。人工接种试验表明，SARS-COV可感染某些动物，但其致病力较弱，发病不严重，症状轻微或不表现临床症状。人工感染2只短尾猴，攻毒3d后猴表现出昏睡和一过性皮疹，只有一只猴出现呼吸困难。用RT-PCR方法可从鼻、咽拭子中检测和分离到病毒。剖检可见猴有严重的多灶性肺病变，从肺组织中可检测到病毒。组织学观察，两只猴均有不同程度的间质性肺炎，眼观病变严重感染的猴具有弥散性肺泡损伤，以肺泡和支气管上皮细胞坏死以及肺泡腔混有红细胞、肺泡巨噬细胞、中性粒细胞的纤维蛋白渗出液为显著特征。在支气管和肺泡腔偶尔可见多核细胞。这些病变与严重急性呼吸综合征病人活组织检查及尸体剖检相似。

人工感染 6 只雪貂（Mustela Furo），2～6d 后其中 3 只出现临床症状，表现昏睡；其中一只于感染后 4d 死亡。雪貂在感染 2d 后咽部开始排毒，并持续 14d。人工感染的家猫不表现出临床症状，但可以排毒。

人工感染 3d 后，所有接种病毒的果子狸均表现发热，体温升高，发热症状持续 7d 左右。此外，嗜睡、食欲减退、缺乏攻击性和外周血白细胞减少也是典型的临床症状。个别果子狸表现结膜炎、腹泻。随体温恢复正常，所有果子狸临床症状也逐渐消失，直至完全康复。攻毒果子狸通过消化道和呼吸道排毒，排毒期为 18d 左右。对有临床症状的果子狸进行病理组织学检查，主要表现为间质性肺炎，肺泡有浆液渗出，肺泡壁细胞肿大，胶原纤维和弹力纤维增生，肺泡隔间质增宽等。

人感染 SARS-COV 的潜伏期为 2～10d，平均为 4～6d。临床上表现为发热，38℃ 以上，个别的可高达 40℃ 以上，持续 3～7d。患者可出现畏寒、头晕、头痛、关节痛、胸痛等症状，并出现干咳、偶尔有血丝痰。少数患者表现为恶心、呕吐和腹泻症状，腹泻多为水样泻。发病 3～7d 后患者出现低血氧性肺炎、紫绀、气促和呼吸困难，胸部有阴影等。实验室检查表明，淋巴细胞、白细胞和血小板的数量减少，转氨酶和肌酸激酶水平稍升高。病人呼吸衰竭是引起死亡的主要原因。

（四）诊断

临床上进行综合诊断，只能作为参考，确诊必须进行实验室诊断。具体方法有以下几种。

1. SARS-COV的分离与鉴定

采取病人的血液、粪便和呼吸道分泌物等样本，经处理后接种非洲猴肾传代细胞（Vero-E$_6$）进行培养，观察细胞病变，并用电镜观察病毒形态，用间接免疫荧光分析法检测病毒抗原进行确诊。

2. 血清学诊断

WHO 推荐 ELISA 及免疫荧光试验（IFA）作为血清中 SARS-COV 抗体

的检测方法。感染 SARS-COV 10～14d 后可从病人血液中检测到特异性抗体（血中的 IgM 和 IgG）。检测方法具有良好的特异性和灵敏度。

3. 分子生物学诊断

（1）套式 RT-PCR　用于检测（如粪便、血液、口腔漱水、呼吸道分泌物和组织切片等）样本中的 SARS-COV 基因物质，具有高度特异性和敏感性。

（2）实时荧光定量 RT-PCR　用于对样品中的 SARS-COV 核酸进行定量分析，检测方法具有快速准确、特异高、敏感性好的特点。

此外，基因芯片技术及病毒中和试验等也可用于 SARS-COV 的诊断。

（五）防控措施

1. 预防

（1）严格控制野生动物　SARS 是一种新型的人类呼吸道传染病，病原来源于野生动物，具有人畜共患病的性质。由于病毒自然宿主和自然感染动物不发病，易感病毒的动物种类又较为广泛。因此，严格从源头控制 SARS-COV 自然宿主及带毒野生动物向人类传播 SARS-COV，是防止疫病发生的关键所在。

（2）控制好传染源　SARS-COV 具有极强的传染性，控制好传染源非常重要。对病人及可疑病人要早发现、早报告、早诊断，就地隔离治疗，不设陪护，不准探视，这是控制好 SARS 传播的重要环节。

（3）切断传播途径　首先要对医院的环境和医护人员，以及患者的家庭做好高危人群的防护和卫生消毒工作，防止扩大传播；疫情流行期间在出入境、飞机场、车站及公共场所要建立检疫站，做好患者的筛选和留检，并进行卫生消毒，防止疫病传播。疫区内要注意室内通风换气，搞好环境卫生，病人居住地或到过的场所及乘坐过的交通工具等，都应进行医学检测，并实施清洗消毒。切断传播途径，是控制 SARS 蔓延的有效手段。

（4）严防医院内感染与实验室扩散病毒　医院的医护人员及工作人员要戴口罩、帽子、手套、穿防护衣开展工作，注意消毒，做好自己的防护工作，严防医院内发生感染。研究人员要严格遵守实验室规则，加强生物安全防护措施，严防从实验室扩散病毒。

（5）遵守国家颁发的《中华人民共和国野生动物保护法》　不能以野生动

物为人类的美食，而大肆捕杀野生动物。

SARS 目前尚无供临床上使用的特异性预防疫苗。我国 2004 年 5 月研制成国产的 SARS 全病毒灭活疫苗，已完成 1 期人体临床试验，取得阶段性重大进展。其他重组活病毒疫苗、基因疫苗、亚单位疫苗及合成肽疫苗等新型疫苗正在紧张地研发之中。

2. 治疗

病人的隔离治疗应参照国家卫生部颁布的《传染性非典型肺炎推荐治疗方案》实施。

目前治疗本病无特效药物，治疗原则主要是以对症治疗和针对并发症治疗为主。可采取对症治疗（如使用解热镇痛、祛痰止咳、补液及纠正水、电解质平衡的药物，加强营养支持和器官功能保护，注意通气与给氧等）；抗病毒治疗（可选用干扰素、甘草皂苷、黄芩苷、毛地黄酮、利血平、糖皮质激素与抗菌药物联合使用）等；免疫治疗（如选用胸腺肽、高免球蛋白、干扰素等）；抗菌治疗（有针对性地选用大环内酯类、氟喹诺酮类或头孢菌素类药物，以控制继发感染与并发症）；中药疗法（按卫、气、营、血和三焦辩证论治）等，进行综合治疗。

（六）公共卫生意义

SARS-COV 是由野生动物跨越种间障碍传播给人类的，其传染性很强，传播迅速，死亡率较高，其流行不仅严重危害公共卫生安全，而且易造成社会恐慌，直接影响社会稳定和经济发展。加上病原体容易培养和制备、对外界环境有较强的抵抗力等特点，容易被恐怖组织用作生物战剂。因此，本病一出现就受到各国政府和国际组织的高度重视。我们必须充分认识到 SARS 对公共卫生安全及人民健康的巨大威胁，要增强对野生动物的保护意识，加强对本病的科学研究与监测，建立重大疫情预警、预报及应急机制，坚持"预防为主，综合防控"的方针，以防止 SARS 的发生与流行。

二、人呼吸道和肠道冠状病毒病

人呼吸道和肠道冠状病毒病是由人呼吸道冠状病毒 [Human coronavirus（229E、OC$_{43}$、NL$_{63}$）] 和人肠道冠状病毒 [Human enteron coronavirus（HECOV-4408）]98980

引起人的一种病毒性传染病，以引起人的上呼吸道感染和肠道系统疾病为特征。

（一）病原体

人呼吸道冠状病毒属于冠状病毒科（Coronaviridae）冠状病毒亚科（Coronavirinae）α 冠状病毒属成员。人肠道冠状病毒（HECOV-4408）属于 β 冠状病毒属成员。

冠状病毒颗粒为多形性，以球形或椭圆形居多，直径为 80~160nm，外面有双层脂质的囊膜，囊膜上有间隙较宽的 20nm 大小的纤突，约 200 个排列，使病毒颗粒外形呈日冕状，似皇冠。人呼吸道冠状病毒纤突为圆端花瓣状，排列成一圈；人肠道冠状病毒的纤突为鼓槌状，有的末端呈 T 形，且多出现一长一短的双层排列。人呼吸道冠状病毒具有多肽带 5~7 条，人肠道冠状病毒有多肽带 38~48 条，而刷状缘泡为 20 条。

病毒基因组为不分段的单股正链 RNA 分子，分子量为 $6 \times 10^6 \sim 8 \times 10^6$，基因组大小为 27~30kb。病毒含有 4 种主要的结构蛋白，即 M、S、N 和 HE 蛋白。M 蛋白是一种囊膜糖蛋白（Membrane，M），其结构分 3 个区，N 区暴露于囊膜外，可诱发中和抗体和 α–干扰素，中间是跨膜区，C 末端区与核衣壳结合，使核衣壳与囊膜连在一起，决定了病毒出芽成熟。S 是纤突糖蛋白（Spike，S），形成病毒粒子囊膜纤突。S 蛋白是个三聚体，由大小相同的 3 个多肽组成，每个三聚体有 4 个结构区：S1、S2、跨膜区和胞质区。S1 在 N 末端组成囊膜纤突的球状部分，它能与敏感细胞的受体结合，诱导病毒的囊膜与细胞膜融合进而引起细胞膜间的融合。S1 区是个易变区，它的变异与病毒的抗原性和致病性相关。S2 区较保守，结构呈线圈状，组成囊膜纤突的柄，S2 蛋白的疏水区是诱导细胞膜之间融合的最活跃部分。S 蛋白能诱导中和抗体。N 蛋白是核衣壳蛋白（Nucleocapsid，N），是一种碱性磷蛋白，其中央区与 RNA 结合，形成卷曲的核衣壳螺旋。N 蛋白与病毒的复制相关，还可通过 M 蛋白 C 端相互作用，引起病毒出芽。HE 蛋白为血凝素酯酶蛋白（Hemagglutinin esterase，HE），构成病毒囊膜的短纤突，能吸附红细胞引起血凝。

病毒的理化特性及培养性状与其他冠状病毒大致相同，可参照本书有关章节的内容予以了解。Schmidt 等应用双向免疫电泳检测人呼吸道冠状病毒 229E 株和 OC43 株，它们都具有 3 种电泳速度的抗原，都带负电荷，没有发现带正电荷抗原，这两种冠状病毒的 3 种抗原都没有交叉反应。应用这 3 种抗原制作单价特异性免疫血清，都具有补体结合活性。Sureau 等从患坏死性肠炎新生儿粪便中分离出的冠状病毒巴黎株，在抗原上与 OC43 株密切相关；应用免疫电镜及免疫印迹试验发现人呼吸道冠状病毒 OC43 株与人肠道冠状病毒有明显交叉反应。

血清流行病学调查已证明，人呼吸道冠状病毒与人呼吸道疾病有关，可引起上呼吸道感染，发生感冒；人肠道冠状病毒可引发人肠道感染，发生肠炎、腹泻等。

人呼吸道和肠道冠状病毒初次分离，多采用人胚器官培养，33℃生长良好。冠状病毒 229E 株可引起细胞变圆，自行脱落；冠状病毒 OC43 株及 OC38 株可引起感染细胞融合。人肠道冠状病毒可在人肠或人胚肺细胞或传代人直肠腺癌 HRT18 细胞培养中生长（但一般不易连续传代），培养基中加入少量胰酶（5mg/L）可促进病毒复制。

人呼吸道和肠道冠状病毒的沉降系数为 330～495s，浮力密度在 C_5Cl_2 中为 1.23～1.24g/mL，在蔗糖为 1.16～1.23g/mL。对脂溶剂（乙醚及氯仿）敏感，在 pH3 的酸性条件下，病毒可被完全灭活。56℃ 10min 可灭活病毒，在低温冷冻下可保存几年，病毒不会丧失感染性。OC43 株对热（37℃）及酸（pH 3.65）的耐力比 229E 株要强，但对紫外线的耐力相似，都在 $3\times10^{-3}J/m^2$ 左右被灭活。甲醛、H_2O_2、吐温、乙醇（70%）等都可灭活病毒。

（二）流行病学

人呼吸道冠状病毒病广泛分布于世界各地，英国、法国、意大利、芬兰、丹麦、俄罗斯、澳大利亚、日本、印度等国均有报道，我国也存在本病感染。据有关调查显示，人群中的病毒阳性感染率为 10%～30%，冬春寒冷季节上呼吸道疾病流行时，冠状病毒的感染率还会上升，感染多发生于 4～10 岁儿童。呼吸道冠状病毒呈周期性流行，间隔 2～3 年会出现一次较大的流行。每次流行时病毒型别不相同，一般是 229E 株和 OC43 株病毒交换流行，在散发感染时，229E 株和 OC43 株同时存在。人的性别、年龄、职业、人种、社会经济情况等对冠状病毒的感染率无明显影响，一般情况下幼儿园与兵营较易发生流行。

人肠道冠状病毒可感染各种人类，但婴儿较为易感，通过直接接触传播，经消化道感染。

（三）临床症状

人呼吸道冠状病毒病的潜伏期一般为 2～5d，平均为 3d。典型感染呈现感冒症状，以流鼻涕、咳嗽、头痛和不适为其特点。儿童患病常伴有咽部充血。OC43 株感染引起的临床症状比 229E 株要重，可出现发热、战栗、声嘶、胸痛、呕吐、颈淋巴结炎等症状。病程大约 1 周。无后遗症，一般不波及下呼吸道，偶尔可见儿童哮喘发作，成年人慢性支气管炎病情加重。

人肠道冠状病毒病主要引起人发生胃肠炎、腹泻；婴儿可发生坏死性小肠结肠炎，从其粪便中用电镜检查可见到冠状病毒样颗粒。

在患哮喘幼儿、细支气管炎婴儿、肝炎病人、恶性淋巴结瘤病人、地方性肾炎病人、多发性硬化症病人等样本中用电镜检查均可检出冠状病毒样颗粒。由此可见，这些病人均有冠状病毒感染。

人感染呼吸道和肠道冠状病毒后，均有半数感染者出现临床症状，较多感染者为隐性感染，但可从粪便中向外排出病毒，并常见与鼻病毒等混合感染。

（四）病理变化

人呼吸道冠状病毒通常局限于鼻黏膜、气管的纤毛上皮及肺泡细胞中，局部免疫反应产生的 S-IgA 足以克服急性感染，全身体液免疫可阻止病毒侵犯其他器官。人工感染冠状病毒后仅有半数出现补体结合抗体，但都可检出中和抗体。中和抗体对同型病毒攻击，有一定保护作用，但对 229E 株和 OC43 株病毒无明显交叉保护现象。

不同毒株的人肠道冠状病毒可选择性地侵犯人的小肠、大肠或结肠，破坏感染肠黏膜的吸收功能，引起绒毛萎缩，发生肠炎与严重腹泻，主要依靠局部免疫反应克服肠道感染。

人的冠状病毒感染都是以呼吸道或肠道作为原发复制场所，引起临床症状的病理变化主要是上皮细胞发生急性感染，因此局部免疫反应引起的分泌型抗体可以限制这些感染。许多冠状病毒导致隐性亚临床感染而在宿主群中散布。

（五）诊断

根据流行病学特点与临床症状只能作出初步诊断，确诊必须进行实验室诊断。

1. 病毒分离与培养

一般用鼻分泌物及咽漱液混合样本分离病毒阳性率较高，小儿采用鼻、咽拭子混合样本，用人胚器官培养或细胞培养后分离病毒，再用电镜检查病毒抗原。

2. 血清学诊断

测定患者急性期和恢复期血清中的抗体滴度，以恢复期血清抗体滴度比急性期增长 4 倍以上为诊断指标。方法有中和试验、补体结合试验和血凝抑制试验等。由于病毒抗原的免疫原性较弱，约有 50% 的患者感染后可能检测不出抗体。做疫病流行病学调查时，中和试验优于补体结合试验，因为补体结合抗体滴度感染后下降很快，而中和抗体和血凝抑制抗体可长期存在。

3. 间接ELISA

采用双倍细胞接种 229E 株，上清液为抗原，包被苯乙烯板，血清从 1∶50 起作连续二倍稀释，反应完毕后在 405nm 波长测定各孔 OD 值，以 S2/S1 ≥ 2 判定为抗体阳性。本方法敏感、特异、简便、迅速。

4. 免疫荧光法

本法是目前常用的病毒快速诊断方法。细胞培养感染冠状病毒 6～8h 内就可在细胞质出现免疫荧光，在核周围最强，并随着培养时间的延长，荧光细胞增多，呈局灶状，可以计数进行病毒定量，比电镜检测细胞病毒及蚀斑试验敏感。

5. 荧光RT-PCR

可用实时荧光定量 RT-PCR 对冠状病毒进行定量检测。

6. 鉴别诊断

人呼吸道与肠道冠状病毒感染与一般病毒性上呼吸道感染、肠道病毒感染很相似，应注意鉴别诊断。

人呼吸道冠状病毒感染引起的感冒应注意与流感病毒、鼻病毒、副流感病毒、腺病毒、呼吸道合胞病毒感染等引发的病症相鉴别。主要是依靠病原学检查和血清学试验予以鉴别。

（六）防控措施

目前本病尚无特效疫苗和防治药物，主要预防措施是增强体质，提高自身的免疫力；秋、冬、春寒冷季节注意保温，保持空气流动，不要过劳；注意营养均衡、补充维生素等。

轻度患者可自愈，对中等和重度患者可采取对症治疗与支持疗法，如使用干扰素、维生素 C、中药银翘散、清开灵口服液、复方丹参注射液等，以加强抑制病毒、提高免疫力与抗感染的作用，可有效地缩短病程，减轻病状，防止继发感染，促进尽快康复。

三、全球新型人冠状病毒感染

全球新型人冠状病毒感染（HCOV-EMC/2012）于 2012 年 9 月首次在沙特阿拉伯发生，其病原为一种新型冠状病毒，与 SARS 病毒同属于冠状病毒，这种病毒能穿透肺部通道，侵入人体的免疫系统，使感染者出现严重的呼吸系统综合征，并伴发急性肾衰竭。截至 2014 年 2 月 16 日，新型冠状病毒已在全球感染病例达到 182 例，其中沙特阿拉伯占 145 例；全球新型冠状病毒引发死亡的病例为 79 例，沙特阿拉伯占 60 例。发病来源于沙特阿拉伯、卡塔尔、约旦、英国及巴基斯坦等国家。

（一）病原体

2012 年 9 月在沙特阿拉伯发现的新型人类冠状病毒，现在被命名为中东呼吸综合征冠状病毒（MERS-COV），随后英国科学家也发现与从沙特阿拉伯 2012 年 9 月发病死亡病例分离到的病原相同的病毒，并命名为 HCOV-EMC（GenBank：JX869059）。HCOV-EMC/2012 新型冠状病毒属于冠状病毒科（Coronaviridae）冠状病毒亚科（Coronavirinae）β 冠状病毒属成员。病毒基因组全长为 30～119bp，含有 10 个以上的 ORF，其中 9 个是由一套嵌套式基因组包括 7 个亚基因组 mRNA 表达的。能编码多种酶蛋白、S 蛋白、E 蛋白、M 蛋白和 N 蛋白，但不能编码血凝素酯酶。基因组结构从 5′ 端到 3′ 端依次为：5′-UTR-ORF1ab-S-ORF3（包含 ORF3a、3b、3c、3d）-E-M-N-3′-UTR，与 HCOV-NL63 编码结构更为接近，但是 NL63 的 ORF3 是一个完整的读码结构。

从系统发育上看，HCOV-EMC/2012 与 Tylonycteris 蝙蝠冠状病毒 HKU4（BtCOV-HKU4）和 HKU5（BtCOV-HKU5）的亲缘关系比较接近，基因组相似性都在 75%～77%。属于 β 冠状病毒属亚群，而与 SARS 基因组相似性为 54.9%。因此，英国卫生保护局的研究人员分析认为，这种新型冠状病毒可能来源于动物宿主，已经"进化"，跨越种间屏障，能够感染人类。这种新病毒的"最近亲属"可能是一种蝙蝠冠状病毒。

（二）流行病学

目前认为传染源为蝙蝠，但传播途径尚不明确，推测可能主要通过呼吸道飞沫传播。大多数与确诊患者有过密切接触的家庭成员和医务工作者均未出现异常，只有少数密切接触者出现了呼吸系统症状。WHO 表示，尽管个案显示出病毒人际传播的特征，但基于目前的证据，持续的人际传播风险仍然非常低。

新型冠状病毒能感染人类、猪及多种蝙蝠，但具体的受体尚未确定。这种受体的存在使该病毒在传播过程中具有较低的物种屏障，因此很难阻止病毒在动物和人之间反复传播。该病毒能够感染蝙蝠令人感到意外，因为冠状病毒能感染原始宿主是很不寻常的。目前全球已从筛查加纳 4 758 只蝙蝠和 4 个欧洲国家 272 只蝙蝠的粪便中检出了 β 冠状病毒属病毒，结果为：裂颜蝙蝠中新型冠状病毒 HCOV-EMC/2012 检出率为 24.9%，伏翼蝙蝠检出率为 14.7%。

（三）冠状病毒跨种属传播机制

冠状病毒基因组特点具有多样性：①冠状病毒为 RNA 病毒，其 RNA 依赖的 RNA 聚合酶（RNA-dependent RNA polymerase，RDRP）具有较低的忠实性，在基因组复制过程中极易发生点突变，在每轮复制循环过程中基因组突变率在 1/10 000 ~ 1/1 000，这也是其基因组呈现遗传多样性的主要原因。②冠状病毒在基因组复制过程中存在一个复制中间体，即先以正链为模板合成一条全长负链，然后再以负链为模板合成正链。在此过程中可能会发生模板的转换作用，即模板的复制选择机制，这就使冠状病毒在复制过程中发生重组的机会大大提高，从而导致新型的冠状病毒不断出现。③冠状病毒是已知 RNA 病毒中基因组最大的病毒，其本身为基因组加工和修饰过程增加了不稳定性。

冠状病毒广泛的宿主性也为其跨种属传播提供了条件。冠状病毒可感染人类、多种动物及鸟类物种。自 2005 年以来，从蝙蝠体内分离到多种冠状病毒，流行病学调查证实，蝙蝠是冠状病毒的自然宿主。蝙蝠种类繁多，其喜群居、食物谱广泛、能长途迁徙等特性使其地理分布极为广泛。这也使其成为多种动物性传染病病毒的自然宿主和储存库。研究发现，许多感染人类的病毒如冠状病毒、弹状病毒、副黏病毒、黄病毒及丝状病毒等都与蝙蝠有关。最近 Huynh J 等用分子钟分析法（Molecular clock anaiysis）对从北美三色蝙蝠（Perimyotis subfiavus）中新分离的 a 类冠状病毒序列与 HCOV-NL63 进行比较发现，两者在 563 ~ 822 年前具有共同祖先，并进一步发现 HCOV-NL63 可在该蝙蝠的肺泡细胞系中有效复制。这就提示，某些冠状病毒可在蝙蝠或其他哺乳动物中（包括人类）进行循环和遗传物质的交换，从而实现跨种属传播。尽管目前有关病毒从动物直接传染给人类的报道很少，但动物是这些病毒的自然宿主，通过跨越种间屏障传给中间宿主，然后在适应中间宿主的过程中传染给人类是存在的。

（四）临床症状

人类新型冠状病毒潜伏期，一般在 3d 以上（人类其他的冠状病毒潜伏期为 3 ~ 10d）。新型冠状病毒 HCOV-EMC/2012 感染人类后，感染者主要症状表现为重症急性呼吸道感染并发肾功能衰竭。一般呈现为突然发病，持续高温，体温升高到 39 ~ 40℃、畏寒、头痛、全身肌肉关节酸痛、乏力、食欲减退等。如发生肺炎，病症进展迅速，很快发展为呼吸衰竭、多器官功能衰退，特别是肾功能衰竭，甚至危及生命。

人类新型冠状病毒易感者多为婴幼儿、老年人及免疫力低下的人群。

（五）诊断

根据本病的流行病学特点、临床症状及病理变化可作出初步诊断，确诊需进行实验室诊断。

1. 病原学检查

发病的早期，可采取咽拭子、鼻拭子、鼻咽或气管抽取物，痰或血液和粪便等样本，通过病毒分离培养及病毒核酸 RT-PCR（特别是实时荧光定量 RT-PCR）进行检测病毒抗原。

2. 血常规检查

白细胞总数一般不高，中性粒细胞比例升高，淋巴细胞比例明显降低。

3. 血液生化检查

肌酸激酶、天门冬氨酸氨基转移酶、丙氨酸氨基转移酶、乳酸脱氢酶等可能轻度升高，部分患者肌酐进行性升高。

4. 影像学检查

发生肺炎者表现为病毒性肺炎影像学改变，混合感染 ARDS 者可表现弥漫片状阴影，进展迅速。

5. 鉴别诊断

注意与其他呼吸道病毒感染，如流感病毒、副流感病毒、呼吸道合胞病毒、副黏病毒属、人类疱疹病毒 1～3 型等感染相鉴别；同时也需与由其他原因导致的急性肾功能衰竭及由自身免疫性疾病引发的肾脏器官损害相鉴别。

6. 防控措施

（1）预防 根据国家卫生部制定的《新型冠状病毒疫情防控应急预案（第一版）》、（卫发明电〔2012〕22 号）和《新型冠状病毒感染疫情防控方案（试行）》（卫办疾控发〔2012〕125 号）；中国疾病预防控制中心制定下发的《疑似新型冠状病毒感染病例实验室排除标准》（中疾控应急发〔2012〕392 号）等规定的应急预案和防控方案实施，做好预警与监测工作，以防控疫病的发生与流行。

（2）治疗 目前尚无可用疫苗及有效的抗病毒药物，原则上按照我国 SARS 病例的治疗原则与方案实施。一般采取对症治疗与支持疗法，降低体

温，减轻肺水肿，注意营养支持，保护肾脏功能，及时机械通气，继发细菌
感染时给予抗菌药物等。

第四章 环曲病毒亚科引起的动物疫病

一、猪环曲病毒感染

猪环曲病毒感染（Porcina torovirus infection，PTO）是由猪环曲病毒（PTOV）引起猪的一种肠道传染病，临床上以严重腹泻和脱水为主要特征。1998年，荷兰Kroneman等首次报道从仔猪腹泻粪便中发现环曲病毒，即猪环曲病毒。此后，在加拿大、英国、意大利、比利时、匈牙利、西班牙以及南非和亚洲一些国家也都有PTOV报道。我国的猪群中也存在本病毒。国内学者王继科等通过电镜技术在腹泻猪粪便中观察到了环曲病毒的病毒颗粒。目前PTOV广泛分布于世界各地，在猪群中病毒感染率较高。因此，普遍认为PTOV可能是一种猪腹泻病的病原，应引起重视。

（一）病原体

猪环曲病毒（Porcina torovirus，PTOV）又称凸隆病毒，属于套式病毒目（Nidovirales），冠状病毒科（Coronaviridae），环曲病毒亚科（Torovirinae），环曲病毒属（XT）的成员。

PTOV具有多形性，呈球形、椭圆形或肾形等，病毒粒子大小为120nm×55nm，病毒颗粒表面有两层纤突，长的纤突呈鼓槌形或花瓣形，18～20nm，短的纤突约6nm。

PTOV为不分节段的单股正链RNA病毒，具有囊膜。病毒基因组大小为28kb，基因组包含了2个大的重叠ORF和4个小的ORF。3′端为polyA尾，5′端的前三分之二是两个大的重叠的ORF（ORF1a和ORF1b），编码的多聚蛋白裂解为病毒复制所需的复制酶和转录酶，ORF1b下游是4个小的ORF，按照从 3′ 到 5′ 的顺序，为 5kb、0.7kb、1.2kb 和 0.5kb 大小的顺反分子，分别编码结构蛋白：纤突蛋白（Spike，S）、嵌膜蛋白（Membrane，M）、核衣壳蛋白（Nuclcocapsid，N）和血凝素酯酶（Hemagglutinin-esterase，HE）。

根据 HE 基因，可将 PTOV 分成 2 个世系，分别以 PTOV-P4 和 PTOV-marke10 为代表。Smits 等认为 PTOV 两个世系，是由 HE 基因重组产生的。以 1999 年在意大利发现的 PTOV-P4 作为亲本株，与不清楚来源的环曲病毒 HE 基因发生型间重组，类 PTOV-Marke10 的 PTOV 株（包括 PTOV-Marke10、PTOV-P78、PTOV-P9 和 PTOV-P10）被认为是通过 PTOV-P4 发生基因重组产生的，但两个世系的 HE 蛋白的抗原差异性等尚不清楚。HE 蛋白是环曲病毒重要的衣壳糖蛋白，HE 基因的重组可能是病毒为了逃避宿主的体液免疫反应。此外，PTOV 和牛环曲病毒（BTOV）的 HE 基因和 N 基因也分别通过型间重组产生新的 BTOV 株。利用 RT-PCR 从猪粪便样本中扩增得到的 3′ 非翻译区序列，与 ETV 和 BTOV 的 3′ 非翻译区相似性分别为 88.2% 和 87.1%；扩增得到的核衣壳蛋白基因序列，与 ETV 和 BTOV 的序列相似性分别为 68.7% 和 68.3%，而 ETV 和 RTOV 的序列相似性有 81.2%。PTOV 在抗原性和遗传基因组上与马环曲病毒（ETV）和 BTOV 密切相关，但又有明显差异，被认为是环曲病毒属的一个新成员。

（二）流行病学

发病猪与带毒猪是本病的主要传染源。1998 年，Kvoneman 等利用 RT-PCR 监测猪粪便，发现 88.8% 的猪只粪便中可检测到 PTOV，仔猪断奶后 4~14d 开始从粪便中排毒并持续 1~9d。Pignatelli 等利用建立 PTOV 的荧光定量检测法，对西班牙东北部猪场采集猪直肠拭子进行检测，PTOV 阳性检出率为 39.6%。同年 Pignatelli 等在 180 份健康猪粪便样本中检测到 75 份存在 PTOV，感染率为 41.7%。Hosmil10 等在韩国 2004—2005 年和 2007 年收集的 86 份猪腹泻样本中，检出 31 份存在 PTOV，阳性检出率为 36%。周璐等（2013）对四川省腹泻仔猪进行 PTOV 分子流行病学调查，结果显示四川省仔猪感染 PTOV 阳性率达到 37.96%。Park 等在猪腹泻病原的调查中，发现 PTOV 和大肠杆菌、沙门氏菌等多种病原混合感染。血清学调查发现，猪群中存在 PTOV 持续性感染，仔猪断奶后 4~14d 开始从猪的粪便中排毒，能持续 1 ~ 9d。成年猪长期感染并向外排毒，但不出现任何症状。病毒通过污染饲料、饮水、用具及环境，经消化道和呼吸道发生水平传播。

一般本病呈地方流行性。通过遗传进化分析，一个地区及一个猪群中可同时存在几株 PTOV 的流行，同一头猪也可能同时感染两株 PTOV。

（三）临床症状

成年猪和母猪对 PTOV 感染率较高，并能呈现持续性感染，长期带毒向外排毒，但临床上发病较少。仔猪断奶前后感染 PTOV，有部分猪可出现临床症状，主要表现为水样腹泻，精神沉郁，不食，脱水，不愿站立，并常见有大肠杆菌和沙门氏菌混合感染，使病情加重，造成死亡率升高。

（四）诊断

根据流行病学特点及临床症状可作为参考诊断，确诊必须进行实验室诊断。当前使用 RT-PCR 和电镜技术，可直接检测猪粪便中的病毒抗原，此法敏感性高，快速实用，还可用于大规模的样本检测。间接 ELISA 及血清中和试验可用于检测猪血清中的 PTOV 抗体水平，作为流行病学调查及检疫监测之用，以淘汰阳性带毒猪，净化种猪群。此方法灵敏度高，可用于大量样品的检测。

（五）防控措施

防控措施与治疗方案请参照第二章"猪流行性腹泻"一节中的防治措施并结合猪场发病实际，科学合理选用。

二、马环曲病毒感染

马环曲病毒感染（Equine torovirus infection，ETO）是由伯尔尼（Berne）病毒引起马的一种病毒性肠道传染病。主要临床特征是病马发生严重腹泻，伯尔尼病毒又称马环曲病毒，是 1972 年 steck 在瑞士首都伯尔尼对马群进行常规检查时，从 1 匹马的肛门拭子材料中发现的一种病毒。因病毒是在伯尔尼首先发现的，故称为伯尔尼病毒（Berne virus）。

（一）病原体

马环曲病毒（Equine torovirus，ETOV）属于套式病毒目（Nidovirales），冠状病毒科（Coronaviridae），环曲病毒亚科（Torovirinae），环曲病毒属（XT）的成员。病毒呈多形性，如双凹碟状、肾形、球形或棒状，大小为120~140nm，有囊膜，囊膜纤突长约20nm。核衣壳长约104nm，宽约23nm，呈杆状、星月状或开环状包于囊膜内，呈螺旋对称。病毒含有单链线状RNA，基因组长为28kb，具有感染性。病毒能凝集人、兔和豚鼠的红细胞，而对大鼠、鹅及马的红细胞未发现有凝集作用。

病毒的沉降系数为400s，蔗糖浮密度为$1.16g/cm^3$。病毒对热敏感，在31~43℃均可使其灭活。置于−20℃以下保存可保持其感染性，但4℃保存92~185d其感染性即丧失。于冻干或22℃干燥条件下其活性丢失不明显。在pH 2.5~10.3稳定。病毒对紫外线和蛋白酶敏感，对胰酶不敏感，而且经胰酶处理后，病毒的感染性反而提高。

病毒初次分离时应用马传代肾细胞，并可在该细胞上进行中和试验。随后病毒又适应于驴胚皮肤细胞。电镜观察细胞培养物的超薄切片，可见到病毒从胞浆膜上出芽。如在细胞培养物中加入放线菌素D，则可干扰马环曲病毒的复制，这与冠状病毒恰好相反。

（二）流行病学

发病动物及带毒动物为本病的主要传染源。伯尔尼病毒除感染马之外，还在绵羊、山羊、猪、兔子及部分野生小鼠体内检测出抗体，而犬、猫和狐狸则未检出抗体。带毒动物从粪便中向外排毒，可污染饲料、饮水、工具及环境等，通过直接接触经消化道引发马肠道感染，而发生严重腹泻。

本病自1972年在瑞士发现以来，其后在美国、英国、法国、德国、奥地利、荷兰等国家以及北美洲的某些动物中均发现存在该类病毒感染。

（三）症状特征及病理变化

在临床上主要表现为严重腹泻、脱水、虚弱等。病理剖检变化为消化道有假膜性肠炎，肝脏有粒状肉芽肿和坏死病灶等。

（四）诊断

根据流行病学和临床特征，结合电镜观察，可作出初步诊断。确诊本病须应用 RT-PCR、间接 ELISA、中和试验及血凝抑制试验等方法进行特异性诊断，以予确诊。

（五）防控措施

目前还没有可用于预防本病的疫苗。应采取检疫、隔离、消毒、加强生物安全与饲养管理等综合防控措施实施预防。

对发病马可进行对症治疗，采取抗病毒、抗细菌、提高免疫力及支持疗法实施综合治疗方可收到良好的效果。

三、牛环曲病毒感染

牛环曲病毒感染（Bovine torovirus infection，BTO）是由布里达病毒（Breda virus）引起牛的一种病毒性腹泻疾病，主要危害 2～20 日龄的犊牛，发病高峰为 3～5 日龄。布里达病毒于 1979 年由 Woode 等在美国艾奥瓦州的布里达（Breda）地区从腹泻病牛的粪便中分离发现的。布里达病毒又称为环曲病毒，目前已发现有两个血清型，分别为布里达病毒 1 和布里达病毒 2。

（一）病原体

牛环曲病毒（Bovine torovirus，BTOV）属于套式病毒目（Nidovirales），冠状病毒科（Coronaviridae），环曲病毒亚科（Torovirinae），环曲病毒属（XT）的成员。病毒粒子有囊膜，囊膜外有纤突，纤突较短，为 7.6～9.5nm。卵圆型病毒粒子的大小为 89nm×75nm，肾型病毒粒子为 120nm×32nm，沉降系数为 350s，蔗糖浮密度为 $1.17g/cm^3$。病毒具有血凝性，能凝集小鼠和大鼠红细胞，但对人 O 型及牛、仓鼠、豚鼠、鸡、火鸡及鹅红细胞不能凝集。布里达病毒还能吸附大鼠红细胞，布里达病毒 1（BRV-1）吸附红细胞后不能洗脱，而布里达病毒 2（BRV-1）吸附红细胞后可以洗脱。最新研究发现 BTOV 和 PTOV 的 HE 基因和 N 基因可分别通过型间重组产生新的 BTOV 毒株。环曲病毒的型间重组意味着可能会发生跨物种传染，以及 HTOV 和 BTOV 的抗原交叉反应（HTOV 和 BTOV 的序列相似性有 81.2%），说明环曲病毒存在人畜共患的可能性。

（二）流行病学

发病牛和带毒牛为本病的主要传染来源。病毒可通过粪便及牛鼻腔分泌物向外排毒，污染饲料、饮水、工具及环境等，经消化道和呼吸道发生水平传播。1982 年在美国艾奥瓦州的 Breda 市新生腹泻病牛中发现 BTOV，其感染牛只死亡率为 15%。目前发现试验感染者或者自然感染 BTOV 的犊牛和常规饲养的牛，都会表现出腹泻症状，证实 BTOV 是牛腹泻的病原。

（三）症状特征及病理变化

牛只感染 BTOV 后，可引起牛只严重水样腹泻，食欲废绝，脱水虚弱，站立困难或不能站立。主要危害新生犊牛，水样腹泻可持续 4~5d，此后从粪便中排毒 3~4d。在发病过程中发现 BTOV 与其他肠道病毒，如牛轮状病毒和星状病毒有共同协同作用，导致病情恶化、加重，增大其死亡率，造成严重的经济损失。

荧光染色技术检查发现 BTOV 在空肠和十二指肠黏膜及结肠祥中复制，感染中段回肠、结肠、盲肠的绒毛和腺窝上皮细胞，引起犊牛腺窝的绒毛萎缩和坏死。其病理变化类似于牛轮状病毒和冠状病毒感染。

（四）诊断

根据流行病学、症状特征及病理变化，结合电镜观察，对本病可作出初步诊断。确认须用 PCR、ELISA 及中和试验等方法进行特异性诊断，以予确诊。

（五）防控措施

对牛群加强管理，建立各项生物安全措施，定期检疫，隔离饲养，严格消毒，不要到疫区引入种牛，综合防控，方可达到预防本病的理想效果。

对病牛要早发现、早诊断、早治疗。临床上可采用中药疗法、细胞因子疗法、对症治疗与支持疗法相结合的综合方法进行治疗，方可收到良好的效果。具体方法可参照本书中猪流行性腹泻治疗方法，结合牛场实际和病情予以实施。

第五章　中国鸡传染性支气管炎（IB）系列研究报告（1990—1998）

一、国家攀登计划B类项目课题总结报告

受国家攀登计划 B 类项目的资助，从我国不同地区广泛分离并鉴定 IBV 流行株，分别从病毒的形态、结构、理化特性、血凝活性、细胞培养特性、结构多肽、血清型、病毒抗原的分布与组织嗜性、免疫原 S1 基因的变异、核蛋白 N 基因的变异、病毒进化关系、不同病毒株之间的重组、基因组点突变、缺失和插入 等在 IBV 变异中的实验证据、不同病型 IBV 的 S1 全基因和 N 基因序列比较以及病毒疫苗等方面系统探讨了中国 IBV 遗传变异的特性及其分子基础。

（一）病毒的分离

分别从我国华中（HZ）、华东（HD）、华南（HN）、华北（HB）、东北（DB）及西北（XB)等地具有典型鸡传染性支气管炎临床症状、大体病变和流行病学特点的患病鸡群中采集气管、肾脏和腺胃病料，采用鸡胚、SPF 鸡、鸡胚气管环组织及鸡胚肾细胞等实验宿主系统分离获得了数十株疑似 IBV 的流行株。

（二）形态结构

差速离心 / 密度梯度离心纯化鸡胚尿囊液中的病毒培养材料，磷钨酸及醋酸铀负染后，电子显微镜观察，可见典型的冠状病毒粒子，病毒粒子表现为圆形、椭圆形、鸭梨状及长颈瓶形等多形性。粒子具有囊膜和冠状突起，直径为 85～200nm，纤突为 12～24nm。

（三）理化特性

以 12 种理化因素：① 56 ℃，30min；② lmol/L MgCl$_2$，50 ℃，30min；③ pH 3.0，室温 120min；④ pH 11.0，室温 120min；⑤ 0.2% 去氧胆酸钠，室温 10min；⑥ 2.5% 胰蛋白酶，37 ℃ 60min；⑦ 0.01% 高锰酸钾，室温 10min；⑧ 1% 石炭酸，室温 60min；⑨ 20% 乙醚，室温 30min；⑩ 25% 氯仿，室温 30min；⑪ 1% 福尔马林，室温 10min；⑫ 70% 酒精，室温 10min 等处理病毒，通过处理前后的病毒在鸡胚气管环组织培养上的毒价变化反映病毒对各种理化因素的敏感性。结果所获分离株均表现出 IBV 特征性理化特性，病毒除对 lmol/L 的 MgCl$_2$ 和 pH 3.0 的酸性环境有抵抗性外，对其他 10 种理化因素均呈不同程度的敏感性。

（四）血凝活性

分离仓鼠、马、绵羊、鹅、鸡、猪、小鼠、兔、牛 9 种动物及人的 O 型红细胞，分别以乙醚、卵磷脂酶 C 及胰蛋白酶处理病毒，分析病毒血凝活性。所有 IBV 均无直接血凝活性，胰蛋白酶处理的病毒不凝集马、绵羊、猪、人、牛的红细胞；卵磷脂酶 C 处理的病毒不凝集马、绵羊、猪、人、牛的红细胞；乙醚处理的病毒不凝集马、猪、兔的红细胞。所有 IBV 流行株间的血凝活性无动物种属差异性。

（五）细胞培养特性

按常规方法制备 19 日龄的 SPF 鸡胚肾细胞（CEKC），待细胞单层形成后，接种流行株鸡胚尿囊液毒，盲传 5 代，观察细胞病变。从感染的细胞培养物中分离并纯化病毒，电子显微镜观察，可见典型的冠状病毒粒子。IBV 感染 CEKC 后 12h 开始出现细胞病变，其 CPE（细胞病变）的形成动态可分为明显的三个阶段。

第一阶段为病毒感染后第 12~36h，其主要病变为细胞短缩，具有较强的折光性，此结果较以往报道的病毒接种后 6h 出现 CPE 时间稍后；第二阶段在病毒感染后 48~60h，主要病变为细胞融合，出现较多着色较深的巨大融合细胞，较过去报道的 18~24h 出现融合细胞病变推迟约 30h；第三阶段为病毒感染后72h、96~120h，其主要病变表现为细胞变圆、坏死并有大量细胞脱落。IBV感染CEKC的CPE形成时间与变化动态，从一个侧面说明了我国IBV流行株鸡胚肾细胞培养特性的部分变异。

（六）病毒抗原的分布

采用肾型IBV流行株人工感染易感SPF鸡，利用免疫荧光试验及免疫酶组织化学染色对病、死鸡的11种不同脏器进行病毒抗原定位，确定病毒在鸡体的分布。发现发病早期病毒主要在呼吸系统的肺和气管组织中复制，随着病程的发展，肾脏中的病毒滴度明显升高，进而导致病鸡尿毒症。11种脏器中IBV的分布为：肾、气管、肺＞泄殖腔上皮＞睾丸＞肝＞胸腺＞法氏囊＞输卵管上皮＞脾＞心脏。

（七）组织嗜性

IBV不同毒株对其两个主要靶器官气管和肾脏的组织嗜性和损伤程度存在着很大的差异，这种差异是决定病毒致病性改变的重要原因之一。

我们对国内6个地区的IBV流行株的组织嗜性研究表明，国内IBV流行株对气管和肾脏两个主要靶器官的嗜性可分为气管高嗜性、肾脏高嗜性和同时兼有气管和肾脏高嗜性三大类型，其中HD株感染的SPF鸡气管损伤最严重，持续时间最长，在第5天仍可观察到上皮细胞层充血和白细胞浸润，表现为急性炎症，至感染后第9天仍可观察到较严重的黏膜上皮损伤。同时固有层内淋巴细胞的增生反应也最为严重。气管主要表现为不同程度的黏膜上皮损伤和黏膜固有层的淋巴细胞侵润，气管黏膜上皮细胞损伤表面为空泡变性和少数细胞的凝固性坏死，个别细胞甚至从基底膜脱落。HN、DB和XB株则表现为肾脏高嗜性，肾脏的病变主要表现为不同程度的肾小管上皮细胞损伤和间质内淋巴单核细胞的增生，以髓质部最为严重。其中肾小管上皮细胞的损伤表现为颗粒变性、透明滴样变和坏死崩解等，许多坏死的肾小管上皮细胞从基底膜脱落于管腔内，因而肾小管内管型形成较为普遍。分离株感染鸡表现出的肾小管上皮细胞损伤贯穿20d的试验全过程，其中感染后6~9d仍可见间质的高度水肿，少量白细胞浸润，而感染后9~13d肾小管上皮细胞的再生仍然极为活跃。新生的肾小管上皮呈扁平状，胞浆丰富，为单个核或多个核的低分化状态，见于肾小管的扩张膨大部，有丝分裂相多见于肾小管上皮层。感染鸡始终伴有肾脏间质的弥散性淋巴细胞浸润，一直表现为亚急性炎症。与此相比，HD株感染鸡的肾间质淋巴细胞的浸润增生时间则较为短暂，感染后9～13d弥散性淋巴细胞浸润基本消失，代之以局灶性生发中心样淋巴细胞集结并伴有少量成纤维细胞增生，表现为慢性炎症。与以上两种类型不同，HZ和DB毒株的组织嗜性则已发生变异，同时可引起具有以上所描述的气管和肾脏的病理变化（表5-1至5-4）。

表5-1　分离株感染鸡气管黏膜上皮损伤

分离株	感染后不同天数气管黏膜上皮损伤				
	5d	9d	13d	16d	20d
HD	+++	++	0	0	0
HN	+	0	0	0	0
HZ	++	0	0	0	0
HB	+	+	0	0	0
DB	+	0	0	0	0
XB	+	0	0	0	0

表5-2　分离株感染鸡气管黏膜固有层淋巴细胞浸润

分离株	气管黏膜固有层淋巴细胞浸润				
	5d	9d	13d	16d	20d
HD	++++	++++	++++	++++	++++
HN	++++	++++	++++	+++	+
HZ	+	+	+	+	0
HB	0	++++	++++	++++	++
DB	++	+	+	+	0
XB	+	0	0	0	0

表5-3　分离株感染鸡肾小管上皮细胞损伤

分离株	感染后不同天数气管黏膜上皮损伤				
	5d	9d	13d	16d	20d
HD	+	+++	++	0	0
HN	++	++	++++	++++	++
HZ	++	++	++++	++++	+++
HB	++++	++++	++++	++++	++++
DB	+	++++	++	++	+
XB	++	++++	++++	+++	++

表5-4　分离株感染鸡肾脏间质淋巴细浸润

分离株	感染后不同天数气管黏膜上皮损伤				
	5d	9d	13d	16d	20d
HD	+	++++	++	0	0
HN	+	+	++++	++++	+++
HZ	+	+	++++	++++	+++
HB	+	++++	++++	++++	+++
DB	+	++++	++++	+++	++
XB	+	++++	++++	++++	++++

　　与此同时，我们对分离的国内腺胃、肠道、生殖系统等高嗜性IBV流行株的组织嗜性也进行了初步研究。其突出的大体病变为腺胃高度肿胀、水肿、壁增厚，乳头水肿或乳头凹陷，周围充血或出血，腺胃黏膜糜烂或溃疡；肌胃相对萎缩，部分肌胃水肿，黏膜层与肌层分离。胆囊肿大，淤积大量胆汁。肾脏尿酸盐沉着。肠道卡他性炎症并具有严重的斑状出血。输卵管及卵巢萎缩等。组织病理学变化主要表现为腺胃黏膜上皮细胞脱落、坏死、黏膜固有层水肿、大量炎性细胞浸润，腺体结构破坏或消失等变化。

（八）结构多肽

纯化病毒样品的 SDS-PAGE 结合 Western Blot 试验显示，国内 IBV 流行株均含有纤突蛋白 S、膜蛋白 M 和核衣壳 N 蛋白三种主要结构多肽，其中 N 与 M 蛋白相对稳定，而 S 蛋白易在操作中丢失。Western blot 交叉反应结果表明，HD 和 XB 株与 M41 和 H52 两标准株间存在较大的 S 蛋白交叉反应；HN 和 HB 株与肾型澳大利亚 T 株存在较大的 S 蛋白交叉反应；不同的是 HZ 与 DB 流行株同时和 M41、H52 及肾型澳大利亚 T 株具有较大的 S 蛋白交叉反应。IBV S 蛋白进化相对活跃，变异主要发生在 S1 上，其中某些氨基酸的改变将影响抗原决定簇的构象，导致新的突变株的产生。迄今的研究表明，S1 3 个推断的抗原决定簇与大多数毒株的 S1 基因高变区相吻合。此结果初步显示，我国不同地区流行的 IBV 毒株在主要免疫原 S 蛋白上存在着一定程度的变异。

（九）血清型

IBV 抗原变异极为活跃，病毒中和试验（VN）可以区别 IBV 的抗原差异和血清型。病毒中和试验不断改进，使血清分型结果更加准确可靠和简便易行，并用于一些有意义的流行病学研究，如监测某一地区内特定血清型的扩散情况。

我们采用鸡胚气管环组织培养交叉中和试验，对来源于国内不同地区 IBV 流行毒株的血清型进行鉴定，据结果可将国内 IBV 流行株划分为 3 个血清组群。第一组群表现与呼吸道型 M41 和 H52 较为相近的血清型，主要分布在华东和西北地区，与肾型澳大利亚 T 株具有相近血清型的流行毒株主要分布在我国的华南和华北地区；同时在华中和东北地区还发现了血清型变异较大流行毒株，同时与 M41、H52 和澳大利亚 T 株具有交叉抗原成分（表 5-5）。

与此病毒结构多肽分析的结果相似，VN 试验从另一个侧面反应出国内除具有与现今使用的强、弱毒疫苗株血清型相近的野毒株流行之外，国内 IBV 分离株血清型已有较大程度的变异，这也是使用常规疫苗免疫失败的一个重要原因。

表5-5 IBV流行株血清型鉴定

病毒	血清									ID$_{50}$
	M41	T	H52	DB	HB	HE	HD	HN	XB	
M41	8 192	64	8 192	32	8 192	256	4 096	64	32	$10^{-8.5}$
T	32	8 192	32	4 096	4 096	4 096	2 048	32	256	$10^{-7.2}$
H52	8 192	64	8 192	2 048	4 096	1 024	2 048	2 048	32	$10^{-7.2}$
DB	32	4 096	2 048	8 192	1 024	512	1 024	32	32	$10^{-5.5}$
HB	8 192	1 024	8 192	1 024	8 192	8 192	8 192	512	256	$10^{-8.5}$
HZ	256	4 096	1 024	512	4 096	4 096	4 096	512	64	$10^{-7.0}$
HD	8 192	2 048	4 096	1 024	4 096	4 096	8 192	256	512	$10^{-6.4}$
HN	32	32	2 048	32	128	32	1 024	8 192	64	$10^{-6.4}$
XB	32	2 048	32	32	32	2 048	64	32	8 192	$10^{-5.3}$

（十）免疫原 S1 基因的变异

IBV 变异极为频繁，不同毒株的生物学特性，致病性和组织嗜性复杂多变。根据 IBV 免疫原性的差异可将其分为众多的血清型。近年来的研究表明，纤突蛋白（S）中的 S1 是决定 IBV 血清型的主要保护性抗原，同时也是病毒组成中变异程度最大的结构蛋白，为探讨我国不同地区 IBV 流行株变异的分子基础，我们在克隆和鉴定国内 IBV S1 基因的基础上，对此基因的分子变异进行了系列分析。

1.S1基因的克隆与鉴定

采用 RT-PCR，以 IBV S1 全基因特异性引物分别从我国华东、华北、华中、华南、西北及东北等地的 IBV 流行株基因组中扩增出预期的 1.7kb 左右的 DNA 片段。PCR 产物的酶切分析及其克隆质粒与英国 IBV S1 全基因核酸探针的分子杂交证实，所获流行株 PCR 产物 均为 IBV S1 基因。至此，我们已成功克隆并鉴定了来源于国内不同地区 IBV 流行株免疫原 S1 基因。

2.免疫原S1基因的限制性内切酶片段长度多态性（Restriction enzyme fragment length polymorphism，RFLP）差异性分析

限制性核酸内切酶 Hae 酶切分析不同流行毒株的 S1 基因，比较结果表明依据 RFLP 的带型，可将我国 IBV 流行株划分成 6 个类型，存在 4 个变异

型。与 VN 试验结果一致，在我国除有与 M41、H52 和澳大利亚 T 株 S1 基因型相近的流行毒株之外，S1 存在极大变异。

3. S1基因的变异与病毒血清型及组织嗜性的相关性

在前述有关病毒组织嗜性、血清型和 S1 基因 RFLP 分析的基础上，我们首次将 IBV 血清型、S1 基因变异与病毒组织嗜性的内在关系概括为：S1 基因上存在两个 Hae 识别位点，RFLP 带型为 0.9kb、0.5kb、0.3kb 的毒株具有强烈的呼吸系统组织损伤，其血清型与 M41 和 H52 相近；S1 基因上存在 3 个 Hae 识别位点，RFLP 带型为 0.65kb、0.55 kb、0.3 kb 和 0.2kb 的毒株具有较强烈的肾脏组织损伤，其血清型与肾型澳大利亚 T 株相近；而 S1 基因上存在三个 Hae 识别位点，RFLP 带型却表现为 0.55 kb、0.5 kb、0.35 kb 和 0.3kb 的毒株兼有较严重的呼吸系统和肾脏组织嗜性，同时与 M41 和肾型澳大利亚 T 株具有抗原交叉成分，此结果表明 IBV 组织嗜性与其血清型和 S1 基因的变异直接相关（表5–6）。

表5–6　病毒血清型、S1基因变异与组织嗜性的相关性

毒　株	血清型	S1基因RFLP带型（kb）	组织嗜性
M41、H52、QD、XB、HD	Mass	0.9、0.5、0.3	呼吸系统损伤
T、ZZ、GZ、HB、TJ、YC、HN	T	0.65、0.55、0.3、0.2	肾脏组织损伤
HZ、DB	Mass/T	0.55、0.5、0.35、0.3	兼有呼吸系统和肾脏组织损伤

IBV 基因组点突变、缺失、插入和同源重组是造成病毒血清型和基因型改变的重要原因。S1 蛋白是 IBV 的主要中和性结构蛋白，其基因的变异可直接改变 IBV S1 蛋白上的中和性抗原表位，从而引起病毒血清的变异，而 S1 这种病毒外膜纤突蛋白的表位变化必然导致其与组织细胞表面"病毒受体"的选择性结合，从而引起不同 IBV 毒株的组织嗜性差异。

4. S1基因5′端高变区点变对IBV免疫原性的影响

来源于国内华东地区的分离株 QD，其 VN 试验及 S1 基因 RFLP 分析结果同标准毒株 M41 极为相近。采用双脱氧链终止法测定其 5′端高变区的核苷酸序列，并以之与 Gene Bank 中的 M41 相应序列作比较，分析其同源性。在此基础上分别以此两毒株研制灭活疫苗，交叉免疫攻毒。结果表明，从 S1

基因 5′ 端高变区的起始密码子 ATG 至第 350 位两毒株仅在起始密码子后第 131 位存在一个碱基的点突变，由 M41 的 C 突变为 QD 株的 G，即 S1 蛋白上的第 41 个氨基酸由 M41 的 Ala 突变为 QD 株的 Gly，二者核苷酸同源率为 99.7%，氨基酸同源率为 99.1%。两毒株灭活疫苗免疫后的交叉攻毒试验表明，M41 毒株疫苗对 QD 株的保护率为 75%，而 QD 株疫苗对 M41 株的保护率只有 65%（表 5-7）。

表5-7　QD与M41毒株疫苗的交叉免疫保护作用

组别	鸡数（只）	疫苗	攻毒毒株	死亡与发病鸡数（只）	保护率（%）
对照组	20	QD	QD	1	95
对照组	20	M41	M41	2	90
试验组	20	QD	M41	7	65
试验组	20	M41	QD	5	75

如前所述，IBV S1 基因点突变在病毒的变异中起到十分重要的作用。我国 IBV 分离株 QD 与参考株 M41 S1 基因 5′ 端高变区核苷酸同源率为 99.7%，氨基酸同源率可达 99.1%，而其疫苗的交叉免疫保护率却分别只有 65% 和 75%，比同一毒株疫苗对自身免疫保护率 95% 和 90% 均要低得多，进一步证明 S1 基因点突变对病毒免疫原性的影响。

采用 RT-PCR 进行的 S1 基因序列分析，难免产生系统和随机误差，尽管两毒株 S1 基因高变区核苷酸同源率可达 99.7%，但其疫苗交叉免疫保护作用的巨大差距表明两毒株 S1 基因高变区的个别碱基的改变并非试验本身的误差造成，而且这种个别碱基的改变所引起的病毒免疫原 S1 蛋白中和性抗原表位的改变严重影响着病毒的免疫原性，这与以往的报道是一致的。

（十一）核蛋白 N 基因的变异

1. N基因的克隆与鉴定

利用特殊设立并合成的一对寡核苷酸引物，RT-PCR 扩增并获得了来自于国内不同地区的 IBV 流行毒株的 N 基因，酶切鉴定和序列分析之后，在 PUC119 载体上实现了目的基因的定向分子克隆。

2. N基因变异的分子分析

在 IBV 的 S、M、N 三个主要结构基因中，N 基因是相对保守的一个。我们的研究发现，国内 IBV 流行株除在其免疫原 S1 基因上存在较大的变异之外，核蛋白 N 基因也存在一些有意义的变异，这为进一步探讨 IBV 的遗传变异开辟了另一条研究途径。

（1）M41 参考株与国内 IBV 流行株 N 基因的差异　M41 参考株及其与之相近血清型的其他毒株疫苗广泛地应用于 IBV 免疫，造成国内流行株与现用疫苗株诊断的混乱，因此，建立分子生物学方法或血清学方法，区别免疫鸡群中暴发 IB 的病原是疫苗株污染还是流行株感染十分重要。我们依据 IBV M41 毒株的 N 基因发表序列，分析发现，其 N 基因 3′ 末端与国内 IBV 野毒株相比缺失近 200bp，由此选择 N 基因的特定位置特殊设计并合成一对寡核苷酸引物，N 基因 RT-PCR 的结果发现，多数国内 IBV 流行株的 N 基因 PCR 产物的片段大小均为 1.5kb，而 M41 的 N 基因片段大小只有 1.3kb。将 M41 株与国内分离株混合纯化 RNA，RT-PCR 扩增，可同时获得 1.5kb 和 1.3kb 的两个大小不等的 N 基因片段，PCR 产物的序列分析证明了所获 N 基因的正确性。由此发现像 S1 基因一样，大片段的缺失在 IBV N 基因上依然存在，同时我们可以利用本试验所建立的方法，获得临床样品中疫苗株污染和野毒感染区别诊断的手段。

（2）国内 IBV 流行毒株 N 基因的 RFLP 比较分析　将已获得的 IBV 流行毒株 N 基因用 6 个不同的限制性核酸内切酶分析，可将国内不同地区的 IBV 流行株划分成 7 个不同的基因组群。不同组群 IBV N 基因的核苷酸序列 RFLP 带型之间均存在明显的差异，此结果与对其免疫原 S1 基因的比较结果基本吻合。

（十二）不同病毒株的重组，基因组点突变、缺失和插入等在 IBV 变异中的试验证据

不同冠状病毒株间的重组，基因组的点突变、缺失和插入在病毒变异过程中起到极为重要的作用，为探讨这种情形在 IBV 变异中的试验证据，我们将两个不同病型的 IBV 参考毒株（呼吸道型 M41 和肾型澳大利亚 T 株）以相同的 ID_{50} 混合共同感染 SPF 鸡胚，盲传数代后，从感染鸡胚尿囊液中回收病

毒。RT-PCR 扩增回收病毒的免疫原 S1 基因及核蛋白 N 基因。对所获病毒 N 基因的 5′ 和 3′ 端共 1.2kb DNA 片段及 S1 基因约 1.7kb 全基因进行序列分析，表明所获两个基因均为 IBV 的 N 和 S1 基因。将所获回收病毒的 N 基因和 S1 基因序列同 M41 和 T 株两个参考株的 N 及 S1 基因序列进行同源性分析表明，两种不同病型 IBV 毒株混合感染鸡胚第 5 代获得重组。序列比较的结果表明，在试验中，重组病毒获得了完整的 T 株核蛋白 N 基因，其 5′ 和 3′ 端序列与 T 株同源率分别均为 100%，而其 3′ 端与 M41 的同源率仅为 88.48%，5′ 端与 M41 的同源率为 87.04%，这与 M41 和 T 两个参考毒株 N 基因的序列比较结果是一致的。与 N 基因的分析结果不同，重组病毒免疫原 S1 基因的变异极大。其 S1 全基因与 M41 的同源率为 79.48%，与 T 株也只有 79.27%。试验结果在获得了不同病毒株之间的重组在 IBV 的变异中具有重要作用的可能性试验证据的同时，从另一个侧面也证实了在 IBV 的结构基因中 S1 基因的变异程度和频率均高于核蛋白 N 基因。

在对重组病毒 S1 基因与 M41 和 T 株同源性比较的同时，仍发现除频繁的点突变之外，重组病毒 S1 基因与 M41 和 T 株 S1 基因在 5′ 端高变区中存在不同大小片段的缺失和插入现象。突出表现在自起始密码子 ATG 第 75 ~ 80 位 AAT TCT（TAC）和第 351 ~ 363 位 TAT（AGT）GAT（GGT）CAT GGG 的小片段缺失以及第 211 ~ 243 位 CTT TTT GAT TAT AAT AAC GGA AAT AGT GAC GTT 的大片段插入现象。

对获得的重组病毒，其免疫原 S1 基因的变异是否可改变病毒的免疫原性，影响病毒的血清型及组织嗜性，从而导致不同的致病性，我们正在通过分析重组病毒的血清型、组织嗜性及其与 M41 及 T 株疫苗之间的交叉免疫保护试验取得进一步的试验依据。

（十三）呼吸道、肾脏及腺胃三种病型 IBV S1 全基因及 N 基因序列比较

免疫原 S1 基因的变异可改变病毒的免疫原性，影响病毒的血清型及组织嗜性，从而导致不同的致病性，这也正是临床上不断出现多种新的病型鸡传染性支气管炎的重要原因之一。为探讨呼吸道型、肾型和"腺胃或肠道型" IBV 免疫原 S1 及核蛋白 N 基因之间的差异，我们对来自于国内不同地区

的 IBV 流行株的 S1 及 N 基因序列进行了比较，证明不同病型 IBV S1 及 N 基因之间存在较大的差异。这种差异是如何影响病毒的致病性的，正在进一步研究中。

　　RT-PCR 扩增来源于国内不同地区，具有不同临床致病性的 IBV 流行毒株 S1 及 N 基因。根据 IBV S1 和 N 基因的发表序列设计引物，利用 Dye Terminator Cycle Sequencing Kit with AmpliTaq DNA Polymerase，FS（PERKIN ELMER）和 BigDye™ Terainaor Cycle Sequencing Ready Reaction Kit（PERKIN ELMER）等试剂，在 ABI PRISM™ 377 DNA Sequencer 上测序，并将其与 IBV 参考毒株的 S1 和 N 基因序列进行比较。

1. S1全基因序列比较（表5-8）

表5-8　不同IBV及其与参考株S1基因序列比较

比较毒株	S1基因序列同源率（%）
Beaud——H120	97.54
Beaud——T	81.39
Beaud——M41	97.97
Beaud——SY（国内肾型分离株）	77.31
Beaud——HD（国内呼吸道型分离株）	83.35
M_{41}——H120	97.23
M_{41}——T	81.26
M_{41}——SY	77.43
M_{41}——HD	82.36
T——H120	80.89
T——SY	77.29
T——HD	81.13
H120——SY	77.86
H120——HD	83.48
SY——HD	77.76

2. 三种不同病型IBV流行株N基因部分序列比较（表5-9）

表5-9 不同IBV及其与参考株N基因部分序列比较

比较毒株	N基因序列同源率（%）
T（肾型毒株）——989 IBV（腺胃型毒株）	90.40
T——HD（呼吸道型毒株）	99.51
989 IBV——HD	92.39

（十四）我国IBV流行株的进化关系

比较不同地区不同毒株的亲缘进化关系，对分析 IBV 的遗传变异规律，建立适应中国 IBV 流行实际情况的毒株库，以研制高效特异的疫苗防治本病是极为有意义的。我们依据病毒生物学特性、组织嗜性，血清型，以及 S1 和 N 基因的 RFLP 分析和序列比较的结果，绘制我国 IBV 流行株进化关系树，表明华东（HD）和西北（XB）地区的流行株与国内现用的呼吸道疫苗株 M41 和 H52 亲缘关系较近，显示呼吸道高嗜性的特点，华南（HN）和华北（HB）地区的 IBV 流行株与现用肾型疫苗株澳大利亚 T 株亲缘关系较近，具有肾脏高嗜性，而来源于东北（DB）和华中（HZ）地区的流行株进化关系较近，但与现用疫苗株亲缘关系较远。这类变异毒株无论是对国内 IBV 的变异研究，还是对 IB 的有效防治均具有较高的价值，它们是否与近期报道的腺胃型 IBV 有着某些或近或远的遗传关系，有关研究工作正在进行中。

（十五）病毒疫苗

1. 常规疫苗

从国内分离的不同 IBV 流行株中挑选一株肾型 C9001 毒株，一株呼吸道型 DLZ9111 毒株研制二价油佐剂灭活疫苗。免疫学试验表明，其最小免疫剂量为 1:100 稀释的二价苗 0.5mL。最小剂量一次免疫的抗体水平对 DLZ9111 的保护率为 66.67%，对 C9001 的保护率为 83.33%。二价油苗免疫后 5d，鸡体内可检测到病毒抗体，抗体水平高峰期集中在免疫后 10~15d，免疫力产生期为 7~10d，免疫保护作用大于 1 个月。从人工感染和自然发病鸡群的抗体消长规律及攻毒试验结果分析，感染鸡从攻毒后第 7~9 天开始发病死亡，此时其体内抗体水平的 PHA 价为 $2^{-6} \sim 2^{-4}$，至攻毒后 20d，病鸡全部康复，此时其 PHA 价为 $2^{-7} \sim 2^{-5}$，由此可见鸡群从发病至康复其血清抗体 PHA 价仅相差 2 ~ 3 个滴度，采用 PHA 试验检测二价油佐剂灭活疫苗的免疫抗体水平，其免疫临界限为 $2^{-7} \sim 2^{-4}$。

2. 基因疫苗

IBV 血清型多，不同毒株之间的抗原交叉成分各不相同，不同血清型毒株疫苗之间无或仅有部分交叉保护作用，常见疫苗免疫失败。为探讨 IBV 免疫原基因及其基因疫苗研制的可能性，我们选用肾型澳大利亚 T 株 S1 基因构建了真核表达质粒，并对其免疫原性及其在抗 IBV 感染中的作用做了初步探讨。

（1）表达 IBV T 株 S1 蛋白的真核表达质粒的构建与鉴定　在含有 CMV 早期启动子，牛生长激素（BGH）polyA 信号序列的真核表达载体 pcDNA3 的多克隆位点插入 IBV T 株 S1 基因。经酶切分析及 Southern 杂交鉴定之后，用于其免疫原性及抗感染免疫分析。

（2）免疫鸡血清 IgG 抗体变化及抗感染免疫　表达 IBV S1 基因的真核表达质粒免疫 SPF 鸡后，抗体逐渐升高，至第 35 天达到高峰，然后持续若干天，pcSl 质粒免疫组血清 IgG 抗体升高幅度不及相同毒株抗原的油佐剂灭活疫苗。受强毒攻击后，血清 IgG 抗体明显下降，表现出其对病毒的中和作用，随后又逐渐升高，但质粒免疫组血清 IgG 抗体升高的幅度不及油佐剂灭活疫苗免疫组。

pcSl 质粒免疫鸡攻毒后发病及死亡晚于对照组，且有 50% 的鸡可耐过 IBV 强毒攻击，血清 IgG 抗体在攻毒前后呈规律性变化，说明 S1 基因在鸡体内已获表达，并使鸡获得了一定的免疫力，但保护作用不及油佐剂灭活疫苗。分析其原因，我们认为主要有两点：一是 S1 蛋白上并不含全部病毒中和性抗原表位；二是肌内注射质粒吸收不佳，致使表达量不高。

二、我国鸡传染性支气管炎病毒地方性流行株的生物学特性研究

本研究在过去几年对 IBV 生物学特性、IB 诊断、IB 免疫机制、IB 的预防与控制等方面的工作基础上，研究了从国内不同地区分离 IBV 流行株的生物学特性，以期为从分子水平上进一步揭示国内 IBV 遗传变异的规律奠定基础。

（一）材料和方法

1. 病料采集与病毒分离

分别从华中（郑州）、华东（扬州、青岛、上海）、华北（天津）、东北（大连、长春、哈尔滨、大庆）、华南（广州）及西北（银川、兰州）等地的有典型 IB 临床症状并兼有呼吸道及肾炎病变，发病率为 70%～100%，死亡率为 1%～17% 的发病鸡群中采集肾脏及气管病料，接种 SPF 鸡胚绒毛尿囊腔并分离病毒，其中，华中 9 株，华东 7 株，华北 3 株，东北 7 株，华南 1 株，西北 3 株。

2. 病毒病原性

从以上 30 株分离株中挑选出华中（HZ）、华东（HD）、华北（HB）、东北（DB）、华南（HN）、及西北（XB）各 1 株接种 11 日龄 SPF 鸡胚及 1 月龄 SPF 鸡，观察分离株对 SPF 鸡胚及 SPF 鸡的致病性。

3. 病毒浮密度及形态结构

差速离心及密度梯度离心纯化病毒，计算病毒在蔗糖中的浮密度；磷钨酸负染电镜观察。

4. 病毒理化特性

以 12 种理化因素（① 56℃，30min；② 1mol/L，$MgCl_2$，50℃，30min；③ pH3.0 及 pH11.0，室温，120min；④ 0.2% 去氧胆酸钠，室温，10min；⑤ 2.5% 胰蛋白酶，37℃，60min；⑥ 0.01% 高锰酸钾，室温，10min；⑦ 1% 石炭酸，室温，60min；⑧ 20% 乙醚，室温，30min；⑨ 25% 氯仿，室温，30min；⑩ 1% 福尔马林，室温，10min；⑪ 70% 酒精，室温，10min 等）处理病毒，通过分析处理前后的病毒在气管环组织培养上的毒价变化，反映病毒对各种理化因素的敏感性。

5. 病毒血凝谱

采集仓鼠、马、绵羊、鹅、鸡、猪、小鼠、兔、牛 9 种动物及人的 O 型红细胞，分别以乙醚、卵磷脂酶 C 及胰蛋白酶处理病毒，分析病毒的血凝活性。

6. 病毒血清型

分别制备鼠抗 IBV 标准毒株 M41、H52、T 株，以及 HD、HB、HZ、HN、DB、XB 分离株的高免血清，气管环组织培养交叉中和试验鉴定分离株血清型。

7. 病毒抗原特异性检测

以鸡抗 IBV 阳性血清（美国）为第一抗体，HRP 标记的羊抗鸡 IgG（美国）为第二抗体，Dot-ELISA 检测各分离株的 IBV 抗原特异性。

8. 病毒结构多肽分析

以纯化的各毒株为材料，SDS-PAGE 结合 Western blot 分析病毒的结构多肽。

（二）结果和分析

1. 病毒病原性

6 个分离株均可引起鸡胚死亡，出现侏儒胚和卷缩胚，胚体出血、水肿；肝、肾等脏器出血、坏死并伴有肾脏尿酸盐沉着；以 HB、DB、HN、HD、HZ 及 XB 分离株人工感染 SPF 鸡，试验鸡于攻毒后 48h 出现流泪和气管啰音，攻毒后 5d 开始死亡，剖检可见气管内有黏液，肺充血，肾严重肿大并有尿酸盐沉着。

2. 病毒浮密度及形态结构

差速离心及密度梯度离心之后，6 个分离株在蔗糖溶液中的浮密度均约为 1.12g/mL；磷钨酸负染电镜下可见典型的冠状病毒粒子，表现为圆形、椭圆形、鸭梨状及长颈瓶形等多形性，粒子大小为 85～200nm。

3. 病毒理化特性

12 种理化因素处理病毒的结果表明 HD、HB、HZ、HN、DB 及 XB 6 个分离株均表现出 IBV 特征性理化特性，病毒除对 1mol/L $MgCl_2$ 及 pH 3.0 有抵抗性外，6 个分离株对其他 10 种理化因素均呈现不同程度的敏感性。

4. 病毒血凝谱

6 个分离株均无直接血凝活性，胰蛋白酶处理的病毒不凝集马、绵羊、猪、人、牛红细胞；卵磷脂酶 C 处理病毒不凝集马、绵羊、猪、人、牛红细胞；乙醚处理的病毒不凝集马、猪、兔红细胞。6 个 IBV 流行株间的血凝活性无动物种属差异性。

5. 病毒血清型鉴定

气管环组织培养交叉中和试验表明，6 个 IBV 流行株之间只有部分共同中和性抗原表位，同时不同株间的交叉中和程度存在明显差异（详细结果将另文报道）。

6. 病毒抗原特异性检测

Dot-ELISA 试验结果表明，6 个分离株抗原均可与美国 IBV 阳性诊断血清出现阳性反应。

7. 病毒结构多肽

纯化病毒样品的 SDS-PAGE、Western blot 试验显示，6 个流行株均含有 S、M、N3 种主要结构多肽，其中 N 蛋白与 M 蛋白相对稳定，而 S 蛋白易在操作中丢失。Western blot 交叉反应试验结果初步反映出国内 IBV 流行株间的抗原存在较大的变异。

国内不同地区 IBV 流行毒株的分离、鉴定及其生物学特性的分析为研究国内 IBV 流行毒株间的变异及其与国际标准毒株间的差异奠定了基础。

三、肾型鸡传染性支气管炎病毒C9001分离株的生物学特性研究

肾型鸡传染性支气管炎病毒（IBV）常引起鸡的尿毒症，造成生殖器官的损坏，除引起较高的发病率与死亡率外，也是鸡产蛋下降的主要原因之一。

IBV 血清型极其复杂，加上多种能引起鸡呼吸道症状及肾炎病变的病原混合感染，常给本病的确诊带来困难。

本研究通过对 C9001 分离株的生物学特性进行详细分析，旨在为 IBV 的分离鉴定及本病的防治提供参考。

（一）材料和方法

1. 病毒粒子的形态结构

无菌采集病死鸡肾脏病料，处理后接种 10 日龄 SPF 鸡胚，盲传数代分离病毒，观察鸡胚病变；采用差速离心及密度梯度离心纯化病毒后，醋酸铀负染，电子显微镜观察并测定病毒粒子大小。

2. 病毒的致病性

用 C9001 的 SPF 鸡胚第 5 代尿囊液毒气管内接种 1 月龄 SFP 鸡，0.5mL/羽，观察鸡的临床症状并做病理剖检。

3. 病毒的细胞培养特性

用 C9001 毒株 SPF 鸡胚尿囊液毒接种 SPF 鸡胚肾细胞单层，盲传数代，

观察细胞病变。

4. 病毒的血凝活性

以 C9001 毒株的 SPF 鸡胚尿囊液毒及细胞培养物直接与鸡、绵羊、兔及人 O 型红细胞作用，同时以胰蛋白酶处理病毒，测定 C9001 毒株的血凝活性。

5. 病毒在蔗糖溶液中的浮密度

纯化的 C9001 毒株在 10% ~ 60% 的蔗糖密度梯度中 26 000r/min 离心 3h，测定其浮密度。

6. 病毒理化特性

将病毒做如下处理：① 56℃作用 30min；② 1mol/L MgCl$_2$，50℃作用 30min；③ pH 3.0 中室温作用 2h；④ pH 11.0 中室温作用 2h；⑤ 0.2% 去氧胆酸钠室温作用 10min；⑥ 2.5% 胰蛋白酶中 37℃作用 1h；⑦ 0.01% 高锰酸钾溶液中室温作用 10min；⑧ 1% 石炭酸中室温作用 1h；⑨ 20% 乙醚中室温作用 30min；⑩ 25% 氯仿中室温作用 30min；⑪ 1% 福尔马林中室温作用 10min；⑫ 70% 酒精中室温作用 10min。

分别以组织培养测定处理前后病毒的毒价，分析病毒对理化因素的敏感性。

7. 病毒血清型

分别采用 SPF 鸡制备抗 C9001 分离株及 5 个 IBV 标准株 T、N115、M14、H52、IBV62 株的高免血清，并在组织培养中做交叉中和试验，分析分离株 C9001 的血清型。

8. 病毒免疫原性

以 C9001 病毒灭活抗原制备油佐剂灭活苗，免疫 1 月龄无母源抗体的 AA 鸡，20d 后用 C9001 强毒攻击，观察免疫保护作用。

（二）结果

1. 病毒粒子的形态结构

纯化病毒样品经醋酸铀负染后电子显微镜下可观察到典型的冠状病毒粒子，直径大小约 85nm，有囊膜，粒子表面有疏松排列的冠状突起，长约 20nm，病毒粒子显示长颈瓶或圆圈形的内部结构。

2. 病毒的致病性

用 C9001 毒株人工感染 SPF 鸡。感染后 72h，鸡出现气喘、流泪并有气管啰音；8d 后开始死亡。剖检可见气管内有黏液，肺充血，肾肿大并有严重的尿酸盐沉着。

3. 病毒的细胞培养特性

C9001 鸡胚适应毒接种 SPF 鸡胚肾细胞单层，盲传 3 代后开始出现明显的融合细胞病变。

4. 病毒的血凝活性

C9001 毒株不能直接凝集鸡、绵羊、兔及人 O 型红细胞；1% 胰蛋白酶处理 4h 后可凝集鸡红细胞，但这种凝集作用不能被抗血清特异性阻断。

5. 病毒在蔗糖溶液中的浮密度

C9001 毒株在蔗糖溶液中的浮密度约为 1.12g/mL。

6. 病毒理化特性

病毒对 12 种理化因素的敏感性见表 5-10。

表5-10　C9001毒株对12种理化因素的敏感性

理化因素	病毒敏感性
56℃作用30min	++
1mol/L MgCl$_2$，50℃作用30min	0
pH 3.0中室温作用2h	0
pH 11.0中室温作用2h	+
0.2%去氧胆酸钠室温作用10min	++
2.5%胰蛋白酶中37℃作用1h	+
0.01%高锰酸钾溶液中室温作用10min	++
1%中石炭酸中室温作用1h	+
20%乙醚中室温作用30min	++
25%氯仿中室温作用30min	++
1%福尔马林中室温作用10min	++
70%酒精中室温作用10min	++

注："0"表示抵抗性，病毒经处理后毒价下降不超过02lg10。
　　"+"表示敏感性，病毒经处理后毒价下降在02lg10至04lg10之间。
　　"++"表示高度敏感性，病毒经处理后毒价下降在04lg10以上。

7. 病毒血清型

6 个 IBV 毒株之间的交叉中和试验表明，分离株 C9001 属肾型 IBV N115

血清型。

8. 病毒免疫原性

以 C9001 病毒灭活抗原制备油佐剂灭活苗免疫无母源抗体的 AA 鸡，20d 后做强毒攻击，免疫保护率可达 90%。

（三）小结和讨论

1. 对 C9001 分离株 8 个方面的生物学特性的系统研究表明，所获 C9001 分离株为肾型 IBV。

2. C9001 分离株与 M41、H52 等呼吸道型 IBV 血清型差异很大，抗原性发生变异。

3. 以 C9001 灭活抗原制备疫苗免疫鸡可有效抵抗强毒感染。本研究可望为 IBV 的防治提供借鉴，即从现地分离野毒株研制疫苗，有针对性地防治本病可收到理想效果。

四、鸡传染性支气管炎病毒感染鸡胚肾细胞的CPE动态

本研究以 IBV 分离株感染 SPF 鸡胚肾细胞，旨在探讨中国 IBV 流行毒株细胞培养特性及其鸡胚肾细胞 CPE 变化动态的差异。

（一）材料和方法

1. 病毒

用 SPF 鸡胚分离并鉴定 IBV HD 流行毒株，电子显微镜观察细胞培养前的病毒粒子形态。

2. 细胞培养

按常规方法制备 19 日龄的 SPF 鸡胚肾细胞，待细胞单层形成后，接种 HD 株鸡胚尿囊液毒，盲传 5 代，观察细胞病变。从感染的细胞培养物中分离并纯化病毒，电子显微镜观察并病毒。

3. CPE 动态

分别于接种后不同时间观察细胞病变，分析 IBV 感染鸡胚肾细胞（CEKC）的 CPE 形成时间和变化动态。

（二）结果和分析

1. 从病毒形态结构、理化特性、结构多肽、血清型、免疫原 S1 及 N 基因的克隆鉴定和序列分析等方面可确定 HD 为 IBV 毒株，细胞培养前纯化的病毒材料可见典型的冠状病毒粒子。

2. 用 HD 株鸡胚尿液毒感染 CEKC，盲传 5 代后，从细胞培养物中回收并纯化病毒，电子显微镜观察，可见典型的冠状病毒粒子。

HD 株感染 CEKC 后 12h 开始出现细胞病变，其 CPE 的形成动态可分为明显的 3 个阶段：

第一阶段为病毒感染后 12 ~ 36h，其主要病变为细胞短缩，具有较强的折光性，此结果较以往报道的接种后 6h 出现 CPE 时间稍后。

第二阶段在病毒感染后 48 ~ 60h，主要病变为细胞融合，出现较多着色较深的巨大融合细胞，较过去报道的 18 ~ 24h 出现融合细胞病变推迟约 30h。

CPE 变化的第三阶段在病毒感染后 72h、96 ~ 120h，其主要病变表现为细胞变圆、坏死并有大量细胞脱落。

HD 株感染 CEKC 的 CPE 形成时间与变化动态，从一个侧面说明了我国 IBV 流行株组织培养特性的部分变异。

五、鸡传染性支气管炎病毒血凝谱

目前，对鸡传染性支气管炎病毒（Avian infectious bronchitis virus，IBV）的理化特性及免疫学特性的研究非常细致和深入，但有关 IBV 血凝活性及其凝血机制尚存在不同观点。未经处理的 IBV 不凝集鸡的红细胞，但鸡胚尿囊中的 IBV 经胰蛋白酶、乙醚及卵磷脂酶 C 处理后可凝集鸡及其他动物的红细胞。一般认为，这种凝集反应是非常异性的，不被特异性抗血清所中和，但 Gelb 等 1986 年报道，采用卵磷脂酶 C 处理 IBV，其血凝活性可被特异性抗血清所中和。

（一）材料和方法

1. 病毒

标准毒株为 H52、M41、T、N115、IBV62 株；分离株为 HZ、HD、HN、

HB、DB 及 XB 株。

2. 红细胞制备

鸡、牛、兔、猪、马、绵羊、鹅、小鼠、仓鼠 9 种动物及人的 O 型红细胞，配制成 1% 悬液备用。

3. 病毒处理

按终浓度 1% 加入胰蛋白酶和卵磷脂酶 C，10% 加入乙醚，分别将病毒于 37℃ 处理 4h 和 2h。

4. 血凝谱绘制

用上述 11 个 IBV 毒株鸡胚尿囊液毒直接与 9 种动物和人的红细胞试验；用经胰蛋白酶、卵磷脂酶 C 和乙醚处理后的 IBV 毒株鸡胚尿囊液毒与 9 种动物和人的红细胞试验，绘制 IBV 血凝谱（图 5-1）。

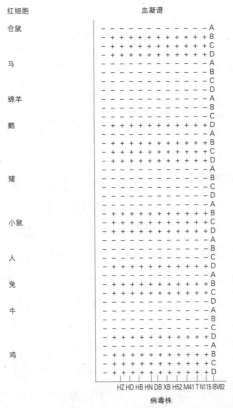

图5-1　IBV血凝谱（+表示凝集，-表示不凝集）
A. 直接血凝谱　B.胰蛋白酶处理IBV血凝谱
C. 卵磷脂酶C处理IBV血凝谱　D. 乙醚处理IBV血凝谱

（二）结果和分析

本试验所得结果，IBV 无直接血凝活性与以往的报道一致，IBV 经胰蛋白酶、卵磷脂酶 C 和乙醚处理后，除不凝集马和猪的红细胞外，对其他 7 种动物和人的红细胞均有不同程度的凝集作用。

所试 11 个 IBV 株，对 10 种红细胞的凝集作用除凝集反应的强弱程度有差异之外，无红细胞的动物种属差异性。采用胰蛋白酶、卵磷脂酶 C 和乙醚处理病毒所获的血凝活性有所差异，这是否与胰蛋白酶及卵磷脂酶 C 的水解底物不同，而乙醚只溶解病毒囊膜成分中脂类物质有关，还有待进一步探讨。

六、我国鸡传染性支气管炎病毒流行株对其两个主要靶器官气管和肾脏的嗜性比较

IBV 不同毒株对其两个主要靶器官（气管和肾脏）的侵害倾向和损伤程度存在着很大的差异，这种差异是决定病毒致病性改变的重要原因之一。澳大利亚 T 株（N1/62）在造成一定呼吸道损伤的同时，以严重的肾脏损伤为主。美国分离的 Gray 和 Holt 等毒株在组织嗜性特点上与澳大利亚 T 株较为接近，但对肾脏的损伤程度较轻，因而都被称作"肾型"毒株；Mass 型代表株 M41 同样也可导致肾脏的病理损伤，但其程度较"肾型"毒株要温和得多，而对呼吸道的损伤则比"肾型"毒株更为严重。

目前对绝大多数国内 IBV 分离株的致病性和组织嗜性特点的判断主要依赖于对现地临床病例的观察，由于 IBV 感染后呼吸系统疾病和肾脏病变的形成涉及其他病原的混合感染以及应激或营养代谢等因素，其准确性和可靠性存在很大的问题，因此在严格实验条件下的分离株感染回归试验显得非常重要。

我们对来源于国内不同地区的 IBV 流行株感染 SPF 鸡的组织病理学观察表明，我国 IBV 流行株的组织嗜性可分为三大类：①可导致严重的、持续时间较长的呼吸道损伤，并伴有较轻的、且持续时间较短的肾脏损伤，与 M41 株致病特点相近；②对肾脏的损伤严重，病变持续时间较长，而对呼吸道损伤相对较轻，因而更倾向于"肾型"；③我国存在的组织嗜性变异的 IBV 流行株，它们同时可引起严重且持续时间较长的呼吸道和肾脏的组织损伤。这

一结果与我们进一步对 IBV 的血清型和基因型的变异分析基本吻合。

（一）材料和方法

1. 病毒

本试验所用 6 个 IBV（HZ、HD、HN、HB、DB、XB）流行毒株均经过病毒的形态结构、理化特性、结构多肽、血清型和免疫原基因的克隆等方面的鉴定。

采用免疫酶组化染色和免疫荧光技术对 IBV 在心、肝、脾、肺、胰、胸腺、法氏囊、小肠、盲肠、直肠、输卵管、睾丸、气管和肾脏等脏器中的分布规律的研究基础上，比较了病毒对两个主要靶器官的嗜性差异。

2. 6个分离株对气管和肾脏的嗜性比较

14 周龄 SPF 鸡 60 羽，按每组 10 羽分为 6 组，分别经鼻内感染 6 个 IBV 流行株，感染剂量均为 10^5EID_{50} 鸡胚扩增尿囊液毒。

各试验组鸡分别饲养于不同的空气隔离器内，并分别于攻毒后 5、9、13、16 和 20d 每组扑杀 2 羽试验鸡，系统剖检并采集气管和肾脏固定于 10% 的中性福尔马林中，常规石蜡切片，HE 染色进行组织病理学观察。

（二）结果和讨论

6 个 IBV 分离株对气管和肾脏两个主要靶器官的嗜性可分为气管高嗜性、肾脏高嗜性和同时兼有气管和肾脏高嗜性三大类。其中，HD 株感染的 SPF 鸡气管损伤最严重，持续时间最长，在第 5 天仍可见有充血和异嗜性白细胞浸润于上皮细胞层内，表现为急性炎症，至感染后第 9 天仍可观察到较严重的黏膜上皮损伤。同时固有层内淋巴细胞的增生反应也最为严重（表 5-11，表 5-12）。气管主要表现为不同程度的黏膜上皮损伤和黏膜固有层的淋巴细胞浸润，气管黏膜上皮细胞损伤表现为空泡变性和少数细胞的凝固性坏死，个别细胞甚至从基底脱落。

HN、HB 和 XB 株则表现为肾脏高嗜性，肾脏的病变主要表现为不同程度的肾小管上皮细胞损伤和间质内淋巴单核细胞的增生，以髓质部分最为严重。其中肾小管上皮细胞的损伤表现为颗粒变性，透明滴样变和坏死崩解不等，许多坏死的肾小管上皮细胞从基底脱落于管腔内，因而肾小管内管型形成较为普遍。

分离株（HN、HB、XB）感染鸡表现出的肾小管上皮细胞损伤贯穿20d试验全过程，其中感染后6～9d仍可见间质的高度水肿，少量异嗜性白细胞浸润，而感染后9～13d肾小管上皮呈扁平状，胞浆丰富，为单个核或多个核的低分化状态，多见于扩张膨大，有丝分裂相多见于肾小管上皮层。感染鸡始终伴有肾脏间质的弥散性淋巴细胞浸润，一直表现为亚急性炎症（表5-13，表5-14）。

与此相比，HD株感染的鸡肾间质淋巴细胞的浸润增生时间较为短暂，感染后9～13d弥散性淋巴细胞浸润基本消失，代之以局灶性生发中心样淋巴细胞集结并伴有少量成纤维细胞增生，表现为慢性炎症。与此两种类型不同，HZ和DB毒株的组织嗜性则已发生变异，同时可引起具有以上所描述的气管和肾脏的病理变化（表5-11至表5-14）。

表5-11　分离株感染鸡气管黏膜上皮损伤

分离株	感染后不同天数气管黏膜上皮损伤				
	5d	9d	13d	16d	20d
HD	+ + +	+ +	–	–	–
HN	+	–	–	–	–
HZ	+ +	–	–	–	–
HB	+	+	–	–	–
DB	+	–	–	–	–
XB	+	–	–	–	–

表5-12　分离株感染鸡气管黏膜固有层淋巴细胞浸润

分离株	感染后不同天数气管黏膜固有层淋巴细胞浸润				
	5d	9d	13d	16d	20d
HD	+ + + +	+ + + +	+ + + +	+ + + +	+ + + +
HN	+ + + +	+ + + +	+ + + +	+ + +	+
HZ	+	+	+	+	–
HB	–	+ + + +	+ + + +	+ + + +	+ +
DB	+ +	+	+	+	–
XB	+	–	–	–	–

表5-13　分离株感染肾小管上皮细胞损伤

分离株	感染后不同天数肾小管上皮细胞损伤				
	5d	9d	13d	16d	20d
HD	+	+ + +	+ +	－	－
HN	+ +	+ +	+ + + +	+ + + +	+ +
HZ	+ +	+ +	+ + + +	+ + + +	+ + +
HB	+ + + +	+ + + +	+ + + +	+ + + +	+ + + +
DB	+	+ + +	+ +	+ +	+
XB	+ +	+ + + +	+ + + +	+ + +	+ +

表5-14　分离株感染鸡肾间质淋巴细胞浸润

分离株	感染后不同天数肾间质淋巴细胞浸润				
	5d	9d	13d	16d	20d
HD	+	+ + + +	+ +	－	－
HN	+	+	+ + + +	+ + + +	+ + +
HZ	－	－	+ + + +	+ + + +	+ + +
HB	－	+ + + +	+ + + +	+ + + +	+ + + +
DB	+	+ + + +	+ + + +	+ + +	+ +
XB	+	+ + + +	+ + + +	+ + + +	+ + + +

七、肾型鸡传染性支气管炎不同脏器中病毒抗原的分布规律

　　肾型鸡传染性支气管炎是由 IBV 引起鸡的一种急性传染病。1962 年 Winterfield 和 Hitchner 首次报道了一种与 IBV 有关的肾病（Nephrosis）。对肾型 IBV 在不同脏器中的抗原定位及病毒分布的研究，最初 Win-terfield 和 Cumming 从人工感染的病鸡肾脏中分离到病毒，Jones 应用荧光抗体定位法在病鸡肾小管上皮细胞中检测到病毒，他推断病毒可能主要在肾细胞中复制。但有关肾型 IBV 在病鸡不同脏器中的抗原定位及病毒分布规律的探讨等还未见有详细报道。

（一）材料与方法

1. 病毒

肾型 IBV C9001 毒株，作者分离并鉴定的一株与 IBV N115 标准毒株血清型相同 IBV 分离株。

2. 抗体

荧光素及辣根过氧化物酶标记的羊抗鸡及羊抗鼠 IgG 抗体，购自上海实生细胞生物技术公司；鼠抗 C9001 毒株及鸡抗 C9001 毒株高免血清，作者自制。

3. 病毒接种

20 只 15 日龄 AA 鸡，肌内注射 $10^4 ELD_{50}$ 的 C9001 毒株 SPF 鸡胚尿囊液毒，每羽 0.5mL。5d 后试验鸡开始发病死亡，剖检可见严重的肾脏尿酸盐沉着。分别采集攻毒后第 5、10 天的活鸡和第 15、17 天病死鸡的肾、肺、气管等 11 种脏器，每组各采 4 只。

4. 免疫酶组化染色病毒抗原定位

（1）组织触片　用 11 种不同脏器病料触片，−20℃丙酮固定 2h，充分洗涤后烘干。

（2）消除组织内源酶　用 3.0%H_2O_2 将固定好的标本于室温下浸泡 30min，置 PBS 中再浸泡 30min。

（3）消除背景染色　用与标记抗体同种动物的血清将标本于 37℃作用 30min 后充分洗涤，烘干。

（4）第一抗体作用　以 1∶2 至 1∶1 024 倍比稀释的鼠抗 C9001 毒株高免血清加于标本上，37℃作用 60min，充分洗涤后烘干。

（5）酶标第二抗体作用　于标本上加酶标羊抗鼠 IgG 抗体，37℃作用 60min，充分洗涤后烘干。

（6）显色　加 DAB- H_2O_2 底物，37℃避光显色 20min 后于蒸馏水中 2min，终止反应，烘干。同时设立 SPF 鸡相应脏器的对照试验。

5. 免疫荧光染色病毒抗原定位

（1）同 4（1），触片、固定。

（2）将 SPF 鸡抗 IBV 高免血清做 1∶2 至 1∶128 倍比稀释，分别加于标本上，37℃作用60min，充分洗涤后烘干。

（3）加荧光素标记的羊抗鸡IgG抗体，37℃作用60min后充分洗涤后烘干。

（4）缓冲甘油封片，荧光显微镜观察。同时设立SPF鸡相应脏器的对照试验。

（二）结果

1. 免疫酶组化染色病毒抗原定位及病毒分布结果见表5-15。

表5-15　免疫酶组化染色病毒抗原定位及病毒分布

天数	试验组	抗血清										
		肾	肺	气管	泄殖腔上皮	睾丸	肝	胸腺	法氏囊	输卵管	心	脾
5d	1	1:16	1:8	1:16	1:4	1:2						
	2	1:16	1:16	1:8	1:16	1:4	1:2					
	3	1:8	1:8	1:16	1:8	1:8	1:4	1:2				
	4	1:8	1:16	1:16	1:8	1:4	1:2	1:4				
10d	1	1:64	1:64	1:128	1:32	1:16	1:8	1:2	1:4	1:2		
	2	1:128	1:32	1:64	1:32	1:32	1:16	1:8	1:2	1:4		1:2
	3	1:128	1:64	1:64	1:64	1:32	1:16	1:8	1:8	1:4		1:2
	4	1:128	1:32	1:32	1:32	1:32	1:16	1:8	1:8	1:4		1:2
15d	1	1:256	1:256	1:512	1:128	1:64	1:64	1:32	1:32	1:16	1:2	1:4
	2	1:512	1:512	1:256	1:128	1:64	1:64	1:32	1:32	1:8		1:2
	3	1:512	1:256	1:256	1:128	1:64	1:64	1:32	1:16	1:8	1:4	
	4	1:512	1:512	1:256	1:256	1:128	1:128	1:64	1:32	1:16	1:8	1:16
17d	1	1:1024	1:512	1:1024	1:512	1:256	1:64	1:32	1:8	1:16	1:4	1:8
	2	1:1024	1:512	1:512	1:256	1:256	1:128	1:128	1:64	1:32		1:16
	3	1:1024	1:1024	1:512	1:512	1:256	1:64	1:32	1:16	1:64	1:2	1:16
	4	1:512	1:1024	1:1024	1:512	1:256	1:128	1:64	1:64	1:64	1:8	1:4

2. 免疫荧光染色病毒抗原定位及病毒分布结果见表5-16。

表5-16　免疫荧光染色病毒抗原定位及病毒分布

天数	试验组	抗血清										
		肾	肺	气管	泄殖腔上皮	睾丸	肝	胸腺	法氏囊	输卵管	心	脾
5d	1	1:4	1:4	1:8								
	2	1:2	1:4	1:8								
	3	1:4	1:4	1:4								
	4	1:2	1:2	1:8								
10d	1	1:16	1:16	1:8	1:2							
	2	1:8	1:8	1:4								
	3	1:16	1:16		1:2							
	4	1:16	1:4	1:4	1:4							
15d	1	1:32	1:16	1:8	1:8	1:4	1:2	1:2				
	2	1:32	1:32	1:16	1:16	1:8	1:4	1:4	1:4	1:4		1:2
	3	1:64	1:32	1:32	1:16	1:16	1:8	1:8			1:2	1:2
	4	1:32	1:16	1:16	1:8	1:8	1:8	1:4	1:4			1:2
17d	1	1:64	1:64	1:32	1:16	1:8	1:8	1:4	1:4			1:2
	2	1:64	1:64	1:32	1:32	1:16	1:16	1:8	1:8	1:8		1:4
	3	1:32	1:32	1:32	1:16	1:16	1:16	1:8	1:8			1:2
	4	1:64	1:32	1:32	1:16	1:8	1:16	1:8	1:4			1:4

（三）小结与讨论

1. 免疫酶组化染色病毒抗原定位中各脏器含毒病料不相同，标本染色后显示不同程度的棕红色。随着含毒量不同底物显色深浅亦有差异；免疫荧光染色病毒抗原定位中荧光显微镜下可见病料细胞中明显的胞浆荧光，细胞核呈暗黑色。

2. 同常规 ELISA 相比，免疫酶组化染色可直接采用病料触片，快速、直观地检测出病料中的病毒而免于病毒分离、提纯的繁复程序。本试验首次采用免疫酶组化染色检测病料中 IBV 抗原，结果其敏感性较免疫荧光试验强 4～6 倍。

3. 从表 5-15、表 5-16 的试验结果可以看出，发病早期肾型 IBV 主要在呼吸系统的肺和气管组织中复制。随着病程的发展，肾脏中病毒含量明显升高，最后导致尿石症。

4. 肾型鸡传染性支气管炎 11 种不同脏器中 IBV 分布为：肾、气管、肺 > 泄殖腔上皮 > 睾丸 > 肝 > 胸腺 > 法氏囊 > 输卵管 > 脾 > 心。

八、鸡传染性支气管炎病毒（IBV）与鸡新城疫病毒（NDV）在 SPF鸡胚上的相互干扰作用

鸡传染性支气管炎（IB）和鸡新城疫（ND）是鸡的两种主要病毒性传染病，目前国内多采用 H52 和 H120 弱毒疫苗防治 IB；采用鸡新城疫 I 系和 IV 疫苗防治 ND，也曾有过联合使用这两种病毒的二联苗防制 IB 与 ND 的研究报道。一些科研单位曾对这两种病毒之间的相互关系作过不同程度的研究，所得结果也存在着一定的差异。Kaggi 等（1964 年）报道这两种弱毒疫苗间可产生相互干扰，而 Bugelsdoff 等（1972 年）则认为这两种弱毒疫苗间不存在相互干扰，并建议应用联合苗预防 ND 与 IB。Verma 等（1990 年）报道，采用 NDA–IBV 联苗不产生相互干扰作用，而分开先后免疫则可产生相互干扰。为进一步阐明 IBV 与 NDA 之间的相互作用，本试验采用 9 日龄 SPF 鸡胚，分别按先后和同时接种 IBV、NDV 及其灭活病毒，以探求这两种病毒在鸡胚上的相互作用，旨在为养禽生产提供一些可供参考的试验依据。

（一）材料和方法

1.病毒株
肾型 C9001 毒株与呼吸道型 DLZ9111 毒株均为作者分离并鉴定的两株 IBV；NDV（F48 强毒、LaSota 弱毒），江苏农学院牧医系病原微生物室保存。

2. 9日龄SPF鸡胚
江苏农学院实验动物室提供。

3. 病毒处理
① C9001、DLZ9111、LaSota 及 F48 四毒株鸡胚尿囊液毒分别用 1% 福尔

马林于 37℃ 灭活 72h；② C9001、DLZ9111、LaSota 三毒株鸡胚尿囊液毒及其灭活病毒分别作 1 : 100 稀释，加"双抗"于 37℃ 作用 2h；F48 强毒及其灭活病毒作 1 : 10 000 稀释，加"双抗"于 37℃ 作用 2h，待接种鸡胚用。

4. 病毒接种

具体方法为：①分别用处理好的 C9001、DLZ9111、LaSota 三毒株鸡胚尿囊液毒接种 9 日龄 SPF 鸡胚绒毛尿囊腔，0.2mL/ 枚，37℃ 孵育；②采用 C9001、DLZ9111 两毒株鸡胚尿囊液毒接种 SPF 鸡胚，37℃ 36h 后，不死的鸡胚，再以同样的方法分别接种 F48 和 LaSota 毒株，37℃ 孵育；③用 F48 和 LaSota 毒株鸡胚尿囊液毒先接种 SPF 鸡胚，37℃ 36h 后，未死鸡胚再接种 C9001 毒株，37℃ 孵育；④先用 1% 福尔马林灭活的 C9001、DLZ9111 毒株接种 SPF 鸡胚，37℃ 36h 后，再分别各接种 F48 和 LaSota 毒株，37℃ 孵育；⑤采用 1% 福尔马林灭活的 F48、LaSota 毒株先接种 SPF 鸡胚，37℃ 36h 后，再分别接种 C9001 毒株，37℃ 孵育；⑥分别将已知 ELD50 的 C9001 及 LaSota 毒株稀释成 0.1 ELD_{50}，等量混合后，接种 SPF 鸡胚，同时用 0.05 ELD_{50} 的 C9001 及 LaSota 毒株接种 SPF 鸡胚，37℃ 孵育。

5. 病毒检测

（1）新城疫病毒检测　试验中所有鸡新城疫病毒的检测均在 96 孔 V 形血凝板中按常规方法进行，以病毒血凝效价的高低为标准比较干扰前后的鸡胚尿囊液中含毒量及用 LaSota 单独接种，LaSota- C9001 混合接种后的血凝效价（HA 价）。

（2）鸡传染性支气管炎病毒检测　采用间接法 Dot-ELISA，将第一抗体鼠抗 IBV 高免血清分别作 1 : （2 ~ 32 768）倍比稀释，在硝酸纤维膜上点样干扰前后的 IBV 毒株鸡胚尿囊液毒，以鼠抗 IBV 血清的最大呈斑稀释度为标准，比较干扰前后的鸡胚尿囊液中的相对病毒含量。

（二）结果

1. 分别采用 NDV F48 、LaSota 两毒株在 9 日龄 SPF 鸡胚上接种

死亡鸡胚尿囊液 HA 价分别为 2^{11} 和 2^{13}。C9001 毒株 SPF 鸡胚尿囊液毒在 Dot-ELISA 阳性反应中鼠抗 C9001 血清最大稀释度为 1 : 4 096。

2. 先接种IBV对NDV血凝效价的影响

采用IBV及其灭活病毒先接种SPF鸡胚，再接种NDV HA试验结果表明，前者在一定程度上均对NDV的HA价产生一定影响，结果见表5-17。

表5-17　IBV对NDV血凝效价的影响

先接种毒株	后接种毒株	NDV HA价
C9001	F48	2^7
C9001	LaSota	2^8
DLZ9111	LaSota	2^9
DLZ9111	LaSota	2^9
灭活C9001	F48	2^8
灭活C9001	LaSota	2^8
灭活DLZ9111	F48	2^9
灭活DLZ9111	La Sota	2^9
F48	C9001	2^{11}
LaSota	C9001	2^{13}

3. 先接种NDV对IBV的影响

IBV与NDV相互干扰作用的间接法Dot-ELISA结果见表5-18。

表5-18　Dot-ELISA阳性反应中鼠抗IBV血清稀释度

先接种毒株	后接种毒株	血清稀释度
F48	C9001	1：1 024
LaSota	C9001	1：512
灭活F48	C9001	1：1 024
灭活LaSota	C9001	1：512
C9001	F48	1：4 096
C9001	LaSota	1：4 096

4. C9001与LaSota混合接种

0.05 ELD_{50} LaSota毒株0.2mL接种SPF鸡胚96h死亡后鸡胚尿囊液HA价为2^{11}。两毒株混合接种120h死亡鸡胚尿囊液HA价为2^8。两种情况下HA价相差3个滴度。间接法Dot-ELISA检测C9001-LaSota混合接种与C9001单独接种后的鸡胚尿囊液中的病毒，其中混合接种鼠抗IBV血清最大稀释度为

1：256，而 IBV 单独接种为 1：2 048，两毒株混合接种后，IBV 在鸡胚尿囊液中的含毒量相差 3 个滴度。

（三）小结与讨论

1. 本试验在 SPF 鸡胚上，先后分别接种 IBV、NDV 及其灭活病毒，以确定两种病毒在 SPF 鸡胚上的相互影响。

2. F48、LaSota 两毒株单独在鸡胚上复制，HA 价分别可达 2^{11}、2^{13}；而先接种 IBV 后接种 NDV，其 HA 价有不同程度的下降，其中 C9001 毒株可使 F48 和 LaSota 毒株 HA 价分别下降 4 和 5 个滴度。DLZ9111 株可使 F48 和 LaSota 株 HA 分别下降 3 和 4 个滴度。同时灭活的 IBV 也在一定程度上影响 NDV 在鸡胚中的复制。从结果中可以看出，灭活的 C9001 毒株先接种可使 F48 和 LaSota 株 HA 价分别下降 3 和 5 个滴度，灭活的 DLZ911 株先接种可使 F48 和 LaSota 株 HA 下降 2 和 3 个滴度。

3. 单独接种 C9001 毒株尿囊液中 C9001 毒株在 Dot-ELISA 中鼠抗血清阳性反应稀释度可达 1：4 096；而先接种 NDV 毒株却可在一定程度上影响 IBV 复制，先接种 F48 后接种 C9001 毒株，Dot-ELISA 阳性反应中鼠抗血清最大稀释度只有 1：1 024，明显下降 2 个滴度。而 LaSota 毒株可使其效价下降 3 个滴度。同时灭活的 F48 和 LaSota 毒株对 IBV 的影响亦有相同结果。

4. 有关这两种病毒间的相互干扰的研究，报道结果不尽相同，对其作用机制的分析也有不同的观点。一般认为，IBV 可刺激机体产生干扰素，从而抑制 NDV 的复制。1986 年有报道称这两种病毒之间的相互作用是没有干扰素参与的。本次试验表明这两种病毒之间确实存在着相互干扰，而且首先接种的病毒经灭活后仍可影响后接种病毒的复制，这可能与抗原物质刺激机体产生干扰素有关。基于本试验的结果，我们分析认为，这两种病毒在相互作用过程中可能还存在一个相互竞争的机制。试验结果表明，尽管后接种的病毒在一定程度上受到先接种病毒的影响，但反过来并不影响先接种病毒的复制。因此，笔者认为这可能与先接种的病毒优先占领两种病毒的共同靶器官，而影响后接种病毒的复制有关。

5. IBV 与 NDV 的先后接种可能仍存在一个这样的问题。先接种的病毒在鸡胚内复制 36h 后可能引起鸡胚的损伤，因此接种另一种病毒后短时间内可因先接种病毒致死鸡胚，而导致后接种病毒的复制受阻。为此本试验特设立 IBV 与 NDV 同时等量接种，结果表明，两种病毒同时感染鸡胚其间亦存在干扰作用。

IBV 与 NDV 之间的相互干扰的机制问题仍存在着许多不明确认识，有待进一步探讨。

九、中国鸡传染性支气管炎病毒的变异

鸡传染性支气管炎病毒基因组 RNA 的点突变、缺失、插入和不同毒株基因组间的同源重组所导致的病毒血清型、基因型和组织嗜性的改变是造成现用疫苗免疫失败的主要原因。为探讨中国 IBV 的变异，我们对来源于中国不同疫区的 IBV 流行株的血清型、基因型、组织嗜性的变异及三者的相互关系、病毒免疫原 S1 基因 5′ 端高变区的点突变对病毒免疫原性的影响等方面进行了研究。

（一）材料和方法

1. 病毒的分离与鉴定

分别对来源于中国华东、华南、华北、东北、西北和华中地区的分离株进行病毒形态结构、理化特性、结构蛋白分析、细胞培养特性、血凝活性等方面的鉴定。

2. 病毒血清型变异分析

采用组织培养交叉中和试验分析中国不同地区 IBV 流行毒株的血清型。

3. 病毒S1基因型变异分析

RT-PCR 扩增病毒 S1 基因，Southern 杂交鉴定之后，采用 *Hae* Ⅲ、*Pvu* Ⅱ、*Xba* Ⅰ 等限制性核酸内切酶分析病毒 S1 基因的限制性酶切片段长度多态性（RFLP）。

4. 病毒组织嗜性的变异分析

采用免疫荧光试验、免疫酶组化染色、免疫电镜技术定位病鸡不同脏器中的病毒抗原，以探讨 IBV 在机体中的分布规律；组织病理切片，HE 染色比较观察不同 IBV 毒株对呼吸道、肾脏等病毒主要靶器官的嗜性差异。

5. 病毒血清型、基因型及组织嗜性相关性分析

根据以上试验结果，比较不同 IBV 毒株血清型、基因型及组织嗜性的差异，分析三者之间的相关性。

6. 病毒免疫原S1基因5′端高变区点突变对病毒免疫原性的影响

以荧光素标记的 M13pUC Forward（-20）通用引物测序酶，双脱氧链终止法测定分离株 HD 的 S1 基因 5′ 端高变区的核苷酸序列，比较其与 IBVM41、Beaud、H120 和 IBV6/82 等标准毒株相应序列的同源性；分别以 HD 及 M41 两毒株抗原制备油佐剂灭活疫苗，分析其间交叉免疫保护作用。

（二）结果和讨论

1. 病毒血清型变异

血清学交叉中和试验研究表明，在我国除有与 M41、H52 和澳大利亚 T 株血清型相近的 IBV 流行之外，华中与东北地区的分离株具有较大的抗原性变异，同时与肾型及呼吸道型 IBV 具有交叉抗原成分（表5-19），为探讨其是否为不同病型 IBV 的基因组重组产物，现已获得体外重组的子代病毒，正通过重组病毒的 S1 基因与 N 基因的序列分析进一步证实。

表5-19　病毒血清型变异

病毒	血清									
	M41	T	H52	DB	HB	HZ	HD	HN	XB	ID^{50}
M41	8 192	64	8 192	32	8 192	256	4 096	64	32	$10^{8.5}$
T	32	8 192	32	4 096	4 096	4 096	2 048	32	256	$10^{7.2}$
H52	8 192	64	8 192	2 048	4 096	1 024	2 048	2 048	32	$10^{7.2}$
DB	32	4 096	2 048	8 192	1 024	512	1 024	32	32	$10^{5.5}$
HB	8 192	1 024	8 192	1 024	8 192	8 192	8 192	512	256	$10^{8.5}$
HZ	256	4 096	1 024	512	4 096	4 096	5 096	512	64	$10^{7.0}$
HD	8 192	2 048	4 096	1 024	4 096	8 192	8 192	256	512	$10^{6.4}$
HN	64	32	2 048	32	128	32	1 024	8 192	64	$10^{6.4}$
XB	32	2 048	32	32	32	2 048	64	32	8 192	$10^{5.3}$

2. 病毒基因型变异

RT-PCR 扩增来源于我国不同疫区的 IBV 流行株的 S1 基因，Southern 杂

交鉴定后，在大肠杆菌中实现了目的基因的分子克隆；RFLP将我国IBV流行株划分为6个基因型，存在4个变异基因型。华中和东北地区的部分分离株基因型变异极大（表5-20）：

表5-20　BV毒株S1基因RFLP分型

IBV毒株	S1基因RFLP带型（kb）	推测的基因型
M41	0.9、0.5、0.3	Mass
QD	0.9、0.5、0.3	Mass
H52	0.9、0.5、0.3	Mass
XB	0.9、0.5、0.3	Mass
HD	0.9、0.5、0.3	Mass
T	0.65、0.55、0.3、0.2	T
ZZ	0.65、0.55、0.3、0.2	T
GZ	0.65、0.55、0.3、0.2	T
HB	0.65、0.55、0.3、0.2	T
TJ	0.65、0.55、0.3、0.2	T
YC	0.65、0.55、0.3、0.2	T
HN	0.65、0.55、0.3、0.2	T
HZ	0.55、0.5、0.35、0.3	Variant1
DB	0.55、0.5、0.35、0.3	Variant1
DL	0.5、0.45、0.35、0.25、0.18	Variant2
JS1	1.33、0.4	Variant3
JS2	1.28、0.45	Variant4

3. 病毒组织嗜性变异

免疫荧光、免疫酶组化染色和免疫电镜技术定位鸡体中的病毒抗原，研究表明，病毒感染早期主要在呼吸系统中复制，随着病程的发展，肾脏、输卵管、肠道中的病毒含量逐渐升高，导致机体死亡。在我国除有呼吸道、肾脏和腺胃高嗜性的IBV之外，华中及东北地区的分离株已发生组织嗜性的变异，可同时引起肾脏和呼吸系统的损伤；其共同特点是同时具有与肾型和呼吸道型IBV较大的交叉抗原成分，而基因型却不同于此两种病型的IBV，表现为0.55kb、0.5kb、0.35kb和0.3kb的RFLP带型。

4. 病毒血清型、基因型的变异与组织嗜性的相关性

在分析病毒血清型、基因型和组织嗜性变异的基础上，本研究首次将IBV血清型、基因型及其组织嗜性的相关性概括为：S1 基因 RFLP 带型为 0.9kb、0.5kb、0.3kb 的毒株具有强烈的呼吸系统组织嗜性，其血清型与 M41 相近；0.65 kb、0.55 kb、0.3 kb、0.2kb RFLP 带型的毒株具有较强烈的肾脏组织嗜性，其血清型与澳大利亚 T 株相近；而 RFLP 带型表现为 0.55 kb、0.5 kb、0.35 kb、0.3kb 的毒株兼有较严重的呼吸系统和肾脏组织嗜性，同时与 M41 和 T 株具有较大的交叉抗原成分；在我国仍有基因型变化较大的流行毒株存在，分别表现为 0.5 kb、0.45 kb、0.35 kb、0.25 kb、0.18kb、1.33 kb、0.4kb、1.28kb、0.45kb 的 RFLP 带型（表 5-21）。

表5-21　病毒血清型、基因型及其组织嗜性相关性

毒株	血清型	基因型（kb）	组织嗜性
M41，H52，QD，XB，HD	Mass	0.9、0.5、0.3	呼吸系统损伤
T，ZZ，GZ，HB，TJ，YC，HN	Aus.T	0.65、0.55、0.3、0.2	肾脏组织损伤
HZ，DB	Mass/T	0.55、0.5、0.35、0.3	兼有呼吸系统和肾脏损伤
DL	T	0.5、0.45、0.35、0.25、0.18	肾脏组织损伤
JS1	Mass	1.33、0.4	呼吸系统损伤
JS2	Mass	1.28、0.45	呼吸系统损伤

5. 病毒免疫原S1基因高变区点突变对病毒免疫原性的影响

华东地区的分离株与 M41 参考株血清型相近，RFLP 基因型一致，序列分析的结果表明，此两病毒 S1 基因 5′ 端高变区核苷酸序列同源率达 99.80%，在 S1 蛋白高变区上只有一个氨基酸的改变。华东株与 Beaud 株同源率为 97.10%；与 H120 株为 96.36%；与 IBV6/83 株只有 66.59%。以华东株和 M41 毒株抗原研制灭活疫苗，交叉免疫保护试验证明二者交互免疫保护作用分别只有 65% 和 75%。研究提示，尽管此两病毒具有大部分相同的中和性抗原成分，但 IBV 免疫原基因的点突变可引起病毒中和性抗原表位的改变，从而影响病毒免疫原性。

十、鸡传染性支气管炎病毒中国流行株免疫原基因的分子克隆与基因分型

用分子生物学技术，从分子水平研究 IBV 不同地区、不同毒株间的同源性和变异情况、揭示病毒遗传的分子基础，对 IB 的有效防治具有十分重要的指导意义。

（一）材料与方法

1. 病毒

本文表 5-22 中所列流行株均经病毒的病原性、形态结构、理化特性、结构多肽及血清型分析等多方面的鉴定。

表5-22　试验所用IBV毒株来源

毒株	来源
1. M41	美国
2. H52	荷兰
3. T	澳大利亚
4. HD，QD，JS1	中国华东地区
5. HZ，ZZ	中国华中地区
6. HN，GZ	中国华南地区
7. HB，TJ	中国华北地区
8. DB，DL	中国东北地区
9. XB，YC	中国西北地区

注：1~3是标准毒株，4~9是分离株。

2. S1基因的分子克隆

差速离心及密度梯度离心纯化病毒鸡胚尿囊液毒；SDS- 蛋白酶 K 法提取病毒基因组 RNA；参考 IBV Beaudette 株的发表序列，设计并合成一对可扩增 IBV S1 基因的寡核苷酸引物，两引物跨度 1.73kb，其中在 3′ 与 5′ 端引物的 5′ 端分别进行 *Bam*H Ⅰ 和 *Hind* Ⅲ 酶切识别位点的分子修饰，以病毒基因组 RNA 为模板，在上游引物的引导下，反转录合成第一链 cDNA，以此 cDNA 为模板，PCR 扩增 S1 基因 cDNA；将 PCR 产物插入克隆载体 pUC18 的

BamH Ⅰ /*Hind* Ⅲ位点构建重组质粒，转化 Ecoli JM83 感受态细胞，Amp 抗性及 α－互补筛选重组质粒以备鉴定。

3. 目的基因的鉴定

（1）Southern 印迹杂交　用英国中心兽医实验室李德山博士赠送的英国 IBV 全长 S1 基因重组质粒 pCR Ⅱ S1 为模板，随机引物法制备 Dig 标记的核酸探针，以此探针同我国不同地区 IBV S1 基因重组质粒 pUC18 S1 进行 Southern Blot。

（2）重组质粒的酶切分析　将 Southern Blot 阳性反应的重组质粒以 *BamH* Ⅰ酶切线性化后，电泳分析其分子量，同时以 *BamH* Ⅰ /*Hind* Ⅲ双酶切 pUC18 S1，回收其 1.73kb 的 *BamH* Ⅰ /*Hind* Ⅲ片段。

（3）HD 流行株 S1 基因 5′ 端高变区核苷酸序列测定　Southern Blot 及酶切分析正确的 HD 株 S1 基因克隆质粒，以荧光标记的 pUCM13 Forward（－21）通用引物，用 2.0 测序酶双脱氧链终止法测定其 S1 基因 5′ 端高变区序列，同时将其与 Beaud 和 M41 参考株的发表序列进行比较分析，鉴定目的基因（其他流行株 S1 基因的序列分析结果，另文报道）。

4. 流行株免疫原S1基因分型

回收并纯化 17 株 IBV S1 基因 PCR 产物，分别以 *Hae* Ⅲ、*Pvu* Ⅱ和 *Xba* Ⅰ等限制性核酸内切酶消化，2.0% 琼脂糖凝胶电泳，分析不同毒株 S1 基因 RFLP 差异。由此分析我国不同地区 IBV 流行毒株的系统进化规律及其基因分型。

（二）结果

1. 目的基因的分子克隆及鉴定

采用 RT-PCR 方法可成功地获得与试验设计相吻合的 1.73kb 的 DNA 片段；重组克隆质粒 pUC18 S1 *BamH* Ⅰ线性化分子量为 4.43kb，*BamH* Ⅰ /*Hind* Ⅲ双酶切可回收 1.73kb 的外源 DNA 片段；17 株 IBV S1 基因重组质粒均可与英国 IBV 全长 S1 基因核酸探针出现阳性 Southern Blot 杂交反应；以 M13pUC（－21）Forward 通用引物对 HD 株 S1 基因 5′ 端高变区（HVR）序列测定的结果显示，HD 株 S1 基因 5′ 端高变区序列与 M41 高度同源，在所测定的起始密码子上游 60 个核苷酸的下游 380 个核苷酸共 440bp 中，HD 与 M41 仅在起始密码后 131bp 处相差一个碱基，由 M41 的 C 突变为 HD 的 G，即 S1 蛋白第 41 个氨基酸由 M41 的 Ala 突变为 HD 的 Gly，两者同源率达 99.80%；而此 440bp 中，HD 与 Beaud 株相比有 13 个碱基不同，两者同源率仅为 97.10%。

2. 病毒免疫基因分型 Hae Ⅲ、Pvu Ⅱ 和 Xba Ⅰ 对 IBV 流行株 S1 基因的酶切分析

分析表明，我国流行的 IBV 存在 6 个主要的基因型，其中除 M41 和 T 株两个基因型仍在国内流行外，我国 IBV S1 基因已有明显分子水平的变异，而且即使是来源于同一地区的不同流行株之间也存在较大的差异（表 5-23）。

表5-23　17株IBV S1基因RFLP带型及其基因分型

IBV 菌株	S₁基因RFLP带型及其基因分型（kb）	基因分型
M41、QD、H52、XB、HD	0.9、0.5、0.3	Mass
T、ZZ、GZ、HB、TJ、YC、HN	0.65、0.55、0.3、0.2	T
HZ、DB	0.55、0.5、0.35、0.3	Variant1
DL	0.5、0.45、0.35、0.25、0.18	Variant2
JS1	1.33、0.4	Variant3
JS2	1.28、0.45	Variant4

（三）讨论

本研究所用的 IBV 流行株分布，覆盖了我国华中、华东、华南、华北、东北及西北地区。病毒免疫原 S1 基因重组克隆质粒的酶切分析，Southern 杂交及 HD 毒株 S1 基因 5′ 端高变区核苷酸序列分析结果证明我国不同地区 IBV 流行株 S1 基因的克隆成功。不同毒株 S1 基因 cDNA 的 RFLP 差异性显示出我国不同地区 IBV 流行株分子水平明显差异，这从一个侧面体现了 IBV 分布呈现地方性差异的特点。

在我国流行的 IBV 除有同 M41 和澳大利亚 T 株相近基因型流行株之外，还存在其他变异的基因型，依据本研究的结果可将我国不同地区 IBV 流行株划分成 6 个主要的基因型。HD 株 S_1 基因 5′ 端高变区与参考株 Beaud 的同源率为 97.10%，显示两者之间的一定差异，而与 M41 仅有一个碱基的突变，这在 IBV 的变异中是经常发生的，而且这种个别碱基的变异所引起的病毒免疫原蛋白氨基酸的改变常致使病毒免疫原性的差异，这在我们进行的病毒血清型鉴定的中和试验中可以得到体现，M41 和 HD 株存在极大的抗原交叉成

分，但它们却不能完全相互保护。

可以肯定，诸如 M41、Conneticut、Holte 和 Arkanssass 等血清型的 IBV
仍在我国鸡群中流行，因此目前所用的荷兰 H52、H120 弱毒株疫苗，M41
和 T 株强毒株灭活疫苗，在一定程度上控制了本病的大规模流行。但 IBV 的
高度变异及其抗原分布的地方性差异两大特点，致使这些疫苗不能非常有效
地诱导机体产生足够的免疫应答和免疫保护，常出现免疫失败。IBV 变异极
为活跃，借助病毒中和试验（VN）可区分 IBV 的抗原差异和血清型，VN 技
术的不断改进使血清学分型结果日渐准确，并能进行一些有意义的流行病学
研究，如监测某一地区特定血清型扩散情况；单克隆抗体结合分子生物学技
术，如 S 蛋白基因的 PCR–RFLP 分析和核苷酸序列测定等使得对 IBV 进化和
变异的研究更为方便和深入；VN 试验和 S 蛋白的 PCR–RFLP 分析可以区分
一个新分离株的血清型，而单克隆抗体可进一步从分子水平揭示不同病毒株
免疫保护基因之间的差异。

已证明，IBV 基因组变异和进化的机制极为复杂，除了点突变、缺失、
插入及疫苗使用和群体密度的影响之外，还涉及不同毒株之间基因组 RNA 的
同源重组。因此，对 IBV 的血清型 – 抗原表位 –"保护型"表型变异的基础
和机制更为深入的研究必须建立在进一步的分子生物学基础之上。

十一、鸡传染性支气管炎病毒的组织嗜性与其血清型和S1基因变异的关系

IBV 不同毒株的组织嗜性存在极大的差异，为本病的有效控制造成困难。
病毒基因组 RNA 的点突变、缺失、插入和不同毒株同源重组是造成病毒血清
型和基因改变的重要原因。这种改变是否与病毒的组织嗜性有关，从而引起
不同病型的临床症状和病理变化，还有待进一步研究。本研究旨在探讨 IBV
血清型、S1 基因及其组织嗜性三者的内在关系。

（一）材料和方法

1. 病毒

本文表 5-24 中所列流行毒株均经病毒的病原性、形态结构、理化特性、
结构多肽等方面的鉴定。

表5-24　试验所用IBV毒株来源

毒株	来源
1. M41	美国
2. H52	荷兰
3. T	澳大利亚
4. HD、GD	中国华东地区
5. HZ、ZZ	中国华中地区
6. HN、GZ	中国华南地区
7. HB、TJ	中国华北地区
8. DB	中国东北地区
9. XB、YC	中国西北地区

注：1~3为IBV参考毒株，4~9为IBV流行毒株。

2. 病毒血清型鉴定

分别制备鼠抗IBV各毒株的高免血清，气管环组织培养固定病毒稀释血清法交叉中和试验鉴定各毒株血清型。

3. 病毒免疫原基因分析

参考IBV Beaudette株的发表序列，设计并合成一对可扩增IBV S1基因的寡聚核苷酸引物，RT-PCR扩增各毒株S1基因。

经以英国IBV毒株S1全基因核酸探针Southern杂交以及部分毒株S1基因5′端高变区核苷酸序列分析等鉴定之后，采用 *Hae* Ⅲ 限制性核酸内切酶进行S1基因的RFLP分析。

4. 病毒组织嗜性分析

以不同IBV毒株鼻内感染SPF鸡，感染剂量为10^5ELD_{50}，并于不同的空气隔离器中饲养，观察临床症状。分别于攻毒后第5、9、13、16和20天系统剖检并采集心、肝、脾、肺、胰、胸腺、法氏囊、小肠、盲肠、直肠、气管和肾脏等病料，免疫荧光及免疫酶组化染色定位病毒抗原，同时做石蜡切片，HE染色，组织病理学观察。

（二）结果

1. 分离株经病原性、形态结构、理化特性及结构多肽分析等方面的鉴定可确认本试验所用流行株为 IBV；RT-PCR 扩增试验中 14 个 IBV 毒株的 S1 基因均可获与试验设计相吻合的 1.7kb 左右的 DNA 片段；经以英国 IBV 毒株 S1 基因 PCR 产物 Southern 杂交均出现阳性反应；HD 分离株与 IBV M41 参考株 S1 基因 5′ 端高变区核苷酸序列的同源率可达 99.8%。

2. 分析表明，IBV 不同毒株的组织嗜性存在极大的差异，这种差异与病毒血清型和 S1 基因的变异相互对应，紧密相关。S1 基因上 *Hae* III 酶切位点的多少和位置在一定程度上可引起病毒中和性抗原表位的改变，从而影响病毒的血清型和组织嗜性，结果见表 5-25。

表5-25　病毒血清型、S1基因变异和组织嗜性相关性

毒株	血清型	S1基因*Hae*III RFLP带型（kb）	组织嗜性
M41、H52、QD、XB、HD	Mass	0.9、0.5、0.3	呼吸系统损伤
T、ZZ、GZ，	Aus.T	0.65、0.55、0.3、0.2	肾脏组织损伤
HB、TJ、YC、HN、HZ、DB	Mass/T	0.55、0.5、0.35、0.3	兼有呼吸系统和肾脏组织损伤

（三）讨论

1. 在我国除有与 M41、H52 和澳大利亚 T 株血清型相近的 IBV 流行之外，华中与东北地区的部分分离株具有较大的抗原变异，同时与肾型及呼吸道型 IBV 具有较大的交叉抗原成分；*Hae* III RFLP 可将我国 IBV 流行株 S1 基因划分为 6 个类型，存在 4 个变异型。其中华中和东北地区的分离株 S1 基因变异极大，结果与血清型鉴定一致。

2. 研究发现，病毒感染早期主要在呼吸系统中复制，随着病程的发展，肾脏、输卵管和肠道中的病毒含量逐渐升高，导致机体死亡。在我国除有呼吸道、肾脏和腺胃嗜性 IBV 之外，华中和东北地区的分离株已发生组织嗜性的变异，可同时引起肾脏和呼吸系统的组织损伤；其共同特点是同时具有与肾型和呼吸道型 IBV 较大的交叉抗原成分，表现为 0.55kb、0.50kb、0.35kb 和 0.3kb 的 *Hae* III RFLP 带型，其结果与病毒血清型和 S1 基因分析相符。

3. 如前所述，IBV 基因组点突变、缺失、插入和同源重组是造成病毒血清型和基因改变的重要原因，本研究的结果从另一个侧面进一步证明了这一结论。S1 蛋白是 IBV 的主要中和性结构蛋白，其基因的变异可直接改变 IBV

S1 蛋白上的中和性抗原表位，从而引起病毒血清型的变异；而 S1 这种病毒外膜纤突蛋白的表位变化必然导致其与组织细胞表面"病毒受体"的选择性结合，从而引起不同 IBV 毒株的组织嗜性差异。

本研究首次将 IBV 血清型、S1 基因变异与病毒组织嗜性的内在联系概括为：S1 基因上存在两个 *Hae* Ⅲ 识别位点，RFLP 带型为 0.9kb、0.5kb、0.3kb 的毒株具有强烈的呼吸组织损伤，其血清型与 M41 相近；S1 基因上存在三个 *Hae* Ⅲ 识别位点，RFLP 带型为 0.65kb、0.55 kb、0.3 kb、0.2kb 的毒株具有强烈的肾脏组织损伤，其血清型与澳大利亚 T 株相近；而 S1 基因上存在三个 *Hae* Ⅲ 识别位点，RFLP 带型却表现为 0.55kb、0.5kb、0.35kb、0.3kb 的毒株兼有较严重的呼吸系统和肾脏组织嗜性，同时与 M41 和澳大利亚 T 株具有较大的抗原交叉成分。此结果表明，IBV 组织嗜性与其血清型和 S1 基因的变异直接相关。

十二、我国鸡传染性支气管炎病毒地方性流行毒株S1基因的RT-PCR扩增及基因克隆与鉴定

为探讨我国不同地域 IBV 流行株的致病性、组织嗜性和免疫原性差异的分子基础，我们对分离自国内华东（HD）、华北（HB）、华中（HZ）、华南（HN）、西北（XB）及东北（DB）等地的 IBV 流行株 S1 基因进行了 RT-PCR 扩增，并对流行株的 S1 基因进行了克隆与鉴定。

（一）材料和方法

1. 病毒

差速离心及密度梯度离心纯化 HD、HB、HZ、HN、XB 和 DB 株鸡胚尿囊液毒。

2. 病毒基因组RNA的提取

SDS/ 蛋白酶 K 法提纯病毒基因组 RNA，−70℃冻存备用。

3. 引物设计与合成

参考 IBV Beaudette 株的发表序列设计并合成一对可扩增 IBV S1 全基因的寡聚核苷酸引物，两引物间跨度约 1.7kb。其中，3′ 与 5′ 端的引物的 5′ 端分别引入 *Bam*H Ⅰ 和 *Hind* Ⅲ 酶切识别位点。

4. RT-PCR

以病毒基因组 RNA 为模板，在上游引物的引导下，反转录合成第一链 cDNA。以此 cDNA 为模板，PCR 扩增 6 个流行毒株的 S1 基因，琼脂糖电泳分析。

5. PCR产物的 *Hae* Ⅲ RFLP分析

将此 6 株 IBV S1 基因 PCR 产物以 *Hae* Ⅲ 酶切，电泳后比较分析其 RFLP 型。

6. S1基因的分子克隆与鉴定

将此 6 个 IBV 毒株的 S1 基因 PCR 产物分别插入到 pUC18 的 *Bam*H Ⅰ / *Hind* Ⅲ 位点，在大肠杆菌中实现目的基因的克隆。以英国 IBV S1 全基因重组质粒 pCR Ⅱ –S1 为模板，随机引物法制备 Dig 标记的核酸探针，与此 6 株 IBV S1 基因重组质粒进行 Southern 杂交。

（二）结果与分析

1. 目的基因的RT-PCR扩增及酶切分析

采用所建立的 RT-PCR 方法可成功地扩增出 HD、HB、HN、HZ、XB 和 DB 株全长 S1 基因（图 5-2）。PCR 产物的 RFLP 分析表明，所获 6 个毒株的 S1 基因具有 IBV S1 基因的特异性（图 5-3）。

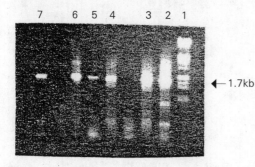 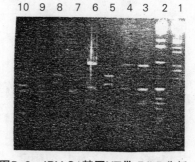

← 1.7kb

图5-2　6个野毒株S1基因的RT-RCR扩增
1为 λDNA（XTⅠ/XTⅢ）；2、3、4、5、6、7 分别为HZ、HD、HN、HB、DB和XB株S1基因的PCR产物

图5-3　IBV S1基因XTⅢ RfLP分析
1、2分别为 λDNA（XTⅠ/XTⅢ）和Bio-marker；3、4、5、6、7、8、9、10分别为M41、H52、T、HD、HZ、HN、HB和DB株S1基因RFLP带型

2. 目的基因的克隆与鉴定　6个野毒株 S1 基因重组质粒的 *Bam*H Ⅰ /

Hind Ⅲ外源片段的大小均与其理论值一致，约为 1.7 kb。

IBV 基因组：

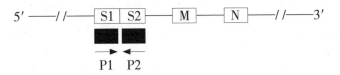

Primer S1 oligo 3′：5′–TTGGATCCATAACTAACATAAGGGCAA–3′

Primer S1 oligo 5′：5′–GAAAGCTTGAAAACTGAACAAAAGACA–3′

克隆化 S1 基因的 *Hae* Ⅲ RFLP 分析结果与其相应的 PCR 产物的 *Hae* Ⅲ RFLP 分析结果完全一致。其中，HD 和 XB 株显示出 0.9kb、0.5kb、0.3kb 的 RFLP 带型。与 M41 和 H52 一致及 HB 毒株显示出 0.65kb、0.55kb、0.3kb、0.2kb 的 RFLP 带型，与澳大利亚 T 株一致；而 HZ 和 DB 株则表现为 0.55kb、0.5kb、0.35kb、0.3kb 的 RFLP 带型。表明中国 Ⅰ BV 流行毒株已有分子水平的变异。6 个野毒株 S1 基因重组质粒与英国 IBV S1 全基因核酸探针 Southern 杂交的阳性结果证明了 IBV S1 基因的克隆成功。

Kwon 等在比较了 S1 基因的 23 种限制性核酸内切酶酶切结果的基础上，发现 S1 基因的 *Hae* Ⅲ RFLP 分型与病毒中和试验对 IBV 的血清型分类结果完全一致。本试验结果表明，HD 和 XB 毒株 S1 基因的 *Hae* Ⅲ RFLP 带型与我们对 H52 和 M41 两参考株的分析结果一致，HN 和 HB 株 S1 基因的 RFLP 带型与澳大利亚 T 株相同；而 HZ 和 DB 株 S1 基因已有分子水平的变异，提示在我国不同地区有可能存在血清型、致病性和组织嗜性完全不同的 IBV 流行株，这也是长期使用单一血清型，如属于 Massachusettes 型的 H52 疫苗株免疫效果不佳的根本原因。

IBV 的变异极为频繁，血清型众多，同时存在着基因点突变引起的抗原漂移和不同毒株同源重组导致的抗原转变，极有必要收集分离更多的来自不同地区的 IBV 流行毒株进行更深入的分子水平的比较研究。

十三、鸡传染性支气管炎病毒标准毒株H52、M41和澳大利亚T株S1基因的克隆与鉴定

鸡传染性支气管炎病毒（Avian infectious bronchitis Virus，IBV）变异极

为频繁，不同毒株的生物学特性、致病性和组织嗜性复杂多变。根据其免疫原性的差异，可将 IBV 分为众多的血清型。H52、M41 和 T 株是 IBV 不同血清型中的代表性毒株，但其间的交叉免疫保护作用极差或完全不保护。纤突蛋白（S）中的 S1 是决定 IBV 血清型的主要保护性抗原，同时也是病毒中变异程度最大的结构蛋白。H52、M41 和 T 株的免疫原基因 S1 的克隆将为我国开展 IBV 分子流行病学的研究奠定基础。

（一）材料和方法

1. 病毒

差速离心及密度梯度离心纯化 IBV H52、M41 和 T 株的鸡胚尿囊液毒。

2. 病毒基因组RNA的提取

SDS/ 蛋白酶 K 法提纯病毒基因组 RNA，−70℃冻存备用。

3. 引物设计与合成

参考 IBV Beaudette 株的发表序列，设计并合成一对可扩增 IBV S1 全基因的寡核苷酸引物，两引物间跨度 1.73kb。其中，3′ 端与 5′ 端分别引入 *Bam*H Ⅰ 和 *Hind* Ⅲ 酶切识别位点。

IBV 基因组：

```
5′ ——//—— □ S1 | S2 □ —— □ M □ —— □ N □ ——//——3′
         P1 □►◄□ P2
```

Primer S1 oligo 3′ : 5′ –TTGGATCCATAACTAACATAAGGGCAA–3′

Primer S1 oligo 5′ : 5′ –CAAAGCTTGAAAACTGAACAAAAGACA–3′

4. RT-PCR

以病毒基因组 RNA 为模板，在上游引物的引导下，反转录合成第一链 cDNA. 以此 cDNA 为模板，PCR 扩增 3 个标准毒株的 S1 基因，琼脂糖电泳分析 PCR 产物。

5. PCR产物的*Hae*Ⅲ RFLP 分析

将此 3 株 IBV S1 基因的 PCR 产物以 *Hae* Ⅲ 酶切，电泳后比较分析其 RFLP 型。

6. PCR产物的分子杂交鉴定

以英国中心兽医实验室李德山博士赠送的英国 IBV S1 全基因重组质粒 pCRII-S1 为模板，随机引物法制备 Dig 标记的核酸探针，以此与 H52、M41 和 T 株 S1 基因 PCR 产物进行斑点杂交。

7. S1基因的克隆与鉴定

将此 3 株病毒 S1 基因的 PCR 产物分别插入克隆质粒 pUC18 的 *Bam*H Ⅰ / *Hind* Ⅲ 位点构建重组质粒，Amp 抗性及互补筛选后，回收并纯化重组质粒的外源 *Bam*H Ⅰ /*Hind* Ⅲ 片段。*Hae* Ⅲ 酶切分析，鉴定此 3 株病毒的克隆化 S1 基因。

（二）结果和分析

1. RT-PCR产物的酶切分析及分子杂交鉴定

采用所建立的 RT-PCR 方法，成功地扩增出 H52、M41 及 T 株的全长 S1 基因。PCR 产物的 *Hae* Ⅲ RFLP 分析表明，H52、M41 两毒株具有相同的 0.9kb、0.5kb 和 0.3kb 的 *Hae* Ⅲ RFLP 带型，而 T 株则表现为 0.65kb、0.55kb、0.3kb 和 0.2kb 的 *Hae* Ⅲ RFLP 带型。3 株病毒 S1 基因的 PCR 产物与英国 IBV S1 全基因核酸探针分子杂交出现阳性反应。

2. 目的基因的克隆及鉴定

3 个 IBV S1 基因重组质粒的 *Bam*H Ⅰ /*Hind* Ⅲ 外源片段的大小均与理论值相符，约为 1.73kb。3 株病毒克隆化 S1 基因的 *Hae* Ⅲ RFLP 分析结果与其相应的 PCR 产物相同。其中，H52、M41 两毒株表现为相同的 0.9kb、0.5kb 和 0.3kb 的 *Hae* Ⅲ RFLP 带型，而 T 株则具有 0.65kb、0.55kb、0.3kb 和 0.2kb 的 *Hae* Ⅲ RFLP 带型。

至此，本研究已成功地扩增、克隆并初步鉴定了 H52、M41 和 T 株 IBV 标准毒株的 S1 基因。3 个参考毒株 S1 基因的 *Hae* Ⅲ RFLP 带型差异性分析为研究不同 IBV 的变异提供了参考，同时标准毒株 S1 基因的成功克隆为我国开展 IBV 分子流行病学研究，尤其是比较分析国内 IBV 流行株与 IBV 标准毒株免疫原基因结构与功能上的差异奠定了基础。

十四、不同毒株间的重组所引起的基因点突变、缺失和插入在鸡传染性支气管炎病毒变异上的试验证据

基因组点突变、缺失、插入和同源重组是冠状病毒变异的一个重要的分子基础。同源重组在鸡传染性支气管炎病毒（Avian infectious bronchitis virus, IBV）的进化变异中也起到至关重要的作用。欧洲型和美洲型的很多毒株都是不同毒株同源重组的产物。IBV 不同毒株之间的重组主要是通过较大片段 RNA 序列的替换导致新的毒株的产生，但重组仅仅造成抗原位点的漂移，而不一定改变抗原位点的性质。相反，点突变，尤其是 S1 基因上的点突变则可能引起中和抗原位点的改变，导致新的血清型的产生。

国内 IBV 流行株变异极为频繁，不同病型毒株的出现为本病的有效防治带来了极大的困难。为探讨不同致病型的 IBV 的重组能否引起病毒基因组，尤其是免疫原基因的改变，从而导致新的血清型和新的致病性毒株的产生，我们设计并进行了本研究。

（一）材料和方法

1. 病毒重组

将两个不同病型的 IBV 参考毒株（呼吸道型 M_{41} 和肾型澳大利亚 T 株）以相同的 ID_{50} 混合感染 SPF 鸡胚，盲传 5 代后，从感染鸡胚尿囊液中回收重组病毒（M41/T），纯化后电子显微镜观察。

2. 重组病毒免疫原N及S1基因的RT-PCR扩增

参考 IBV S1 及 N 基因的发表序列分别设计并合成一对寡聚核苷酸引物，N 基因两引物间跨度约为 1.5kb，S1 基因两引物间跨度约为 1.7kb。SDS- 蛋白酶 K 法提纯重组病毒的基因组 RNA，PT-PCR 分别扩增重组病毒的 N 和 S1 基因。

3. 重组病毒的N及S1基因序列分析及其与M41和T株相应序列同源性比较

纯化重组病毒 S1 及 N 基因的 RT-PCR 产物，利用① Dye Terminator Cycle Sequencing Kit with AmpliTaq DNA Polymerase, FS（PERKIN ELMER）；② BigDyeTM Terminator Cycle Sequencing ready Reaction Kit（PERKIN ELMER）

等试剂，在 ABI PRISMTM 377 DNA Sequencer 上测量重组病毒 N 基因的 5′ 和 3′ 端共 1.2kb DNA 片段及 1.7kb S1 全基因序列，并将其与 IBV 参考毒株的 S1 和 N 基因序列进行比较。

（二）结果

1. 重组病毒的电镜观察

回收并纯化第 5 代重组病毒鸡胚尿囊液毒，电子显微镜观察可见典型的冠状病毒粒子，病毒粒子表现为多形性，具有囊膜，大小为 100～200nm。

2. 重组病毒N及S1基因的RT-PCR扩增与鉴定

以重组病毒基因组 RNA 为模板，RT-PCR 分别可扩增出 1.5kb 左右的 N 蛋白基因片段和 1.7kb 左右的 S1 蛋白基因片段。这与 M41 和 T 株重组前的 N 及 S1 蛋白基因的 RT-PCR 扩增结果是一致的。对所获重组病毒的 N 与 S1 基因 PCR 产物的序列分析表明，所获重组病毒 N 与 S1 基因 PCR 产物具有 IBV N 及 S1 基因的特异性。

3. 重组病毒N及S1基因序列及其与M41和T株相应序列同源性比较

重组病毒 M41/T 的 N 及 S1 基因的序列分析及其与 M41 和 T 株相应序列的同源性比较结果分别见图 5-4 和图 5-5。

M41	ATG	GCA	AGC	GGT	AAG	GCA	ACT	GGA	AAG	ACA
M41/T	ATG	GCG	AGC	GGT	AAA	GCA	ACT	GGA	AAG	TCA
T	ATG	GCG	AGC	GGT	AAA	GCA	ACT	GGA	AAG	TCA
M41	GAT	GCC	CCA	GCT	CCA	GTC	ATC	AAA	CTA	GGA
M41/T	GAC	TCC	CCC	GCG	CCA	ATC	ATC	AAA	CTA	GGA
T	GAC	TCC	CCC	GCG	CCA	ATC	ATC	AAA	CTA	GGA
M41	GGA	CCA	AAG	CCA	CCT	AAA	GTT	GGA	TCT	TCT
M41/T	GGC	CCT	AAA	CCA	CCA	AAG	GTA	GGG	TCA	TCT
T	GGC	CCT	AAA	CCA	CCA	AAG	GTA	GGG	TCA	TCT
M41	GGA	AAT	GTA	TCT	TGG	TTT	CAA	GCA	ATA	AAA
M41/T	GGA	AAT	GCA	TCT	TGG	TTT	CAA	GCC	CTA	AAG
T	GGA	AAT	GCA	TCT	TGG	TTT	CAA	GCC	CTA	AAG
M41	GGC	AAT	AAG	TTA	AAT	ATA	CCT	CCG	CCT	AAG
M41/T	GCC	AAG	AAG	TTG	AAC	GCA	CCT	GCA	CCT	AAG
T	GCC	AAG	AAG	TTG	AAC	GCA	CCT	GCA	CCT	AAG

图5-4 重组病毒M41/T、N基因与M41和T株序列比较

M41	TTT	GAA	GGT	AGC	GGT	GTT	CCT	GAT	AAT	GAA
M41/T	TTT	GAA	GGT	AGT	GGT	GTT	CCT	GAT	AAT	GAA
T	TTT	GAA	GGT	AGT	GGT	GTT	CCT	GAT	AAT	GAA

M41	AAT	CTA	AAG	TCA	AGC	CAG	CAG	CAT	GGA	TAC
M41/T	AAT	CCT	AAA	AGT	AGC	CAG	CAG	CAT	GGA	TAC
T	AAT	CCT	AAA	AGT	AGC	CAG	CAG	CAT	GGA	TAC

M41	TGC	AGA	CGC	CAA	GCT	AGG	TTT	AAG	CCA	GGC
M41/T	TGG	CGA	CGC	CAA	GCT	AGG	TTT	AAG	CCA	GCT
T	TGG	CGA	CGC	CAA	GCT	AGG	TTT	AAG	CCA	GCT

M41	AAA	GGT	GGA	AGA	AAA	CCA	GTC	CCA	GAT	GCT
M41/T	AAA	GGC	GGT	AGA	AAA	CCA	GTC	CCA	GAT	GCA
T	AAA	GGC	GGT	AGA	AAA	CCA	GTC	CCA	GAT	GCA

M41	TGG	TAT	TTT	TAC	TAT	ACT	GGA	ACA	GGA	CCT
M41/T	TGG	TAC	TTT	TAT	TAT	ACT	GGA	ACA	GGA	CCA
T	TGG	TAC	TTT	TAT	TAT	ACT	GGA	ACA	GGA	CCA

M41	GCC	GCT	AAC	CTG	AAT	TGG	GGT	GAT	AGC	CAA
M41/T	GCC	GCT	GAC	CTG	AAT	TGG	GGT	GAT	TCT	CAA
T	GCC	GCT	GAC	CTG	AAT	TGG	GGT	GAT	TCT	CAA

M41	GAT	GGT	ATA	GTG	TGG	GTT	GCT	GGT	AAG	GGT
M41/T	GAT	GGT	ATA	GTG	TGG	GTT	GCT	GCT	AAG	GGT
T	GAT	GGT	ATA	GTG	TGG	GTT	GCT	GCT	AAG	GGT

M41	GCT	GAT	ACT	AAA	TTT	AGA	TCT	AAT	CAG	GGT
M41/T	GCT	GAT	GTA	AAA	TCT	AGA	TCT	AAT	CAG	GGT
T	GCT	GAT	GTA	AAA	TCT	AGA	TCT	AAT	CAG	GGT

M41	ACT	CGT	GAC	TCT	GAC	AAG	TTT	GAC	CAA	TAT
M41/T	ACA	AGA	GAC	CCC	GAT	AAG	TTT	GAT	CAA	TAT
	ACA	AGA	GAC	CCC	GAT	AAG	TTT	GAT	CAA	TAT

M41	CCG	CTA	CGA	TTT	TCA	GAC	GGA	GGA	CCT	GAC
M41/T	CCA	CTA	CGA	TTT	TCA	GAC	GGA	GGA	CCT	GAC
T	CCA	CTA	CGA	TTT	TCA	GAC	GGA	GGA	CCT	GAC

M41	GGT	AAT	TTC	CGT	TGG	GAT	TTC	ATT	CCT	CTG
M41/T	GGT	AAT	TAC	CGC	TGG	GAC	TTC	ATT	CCT	CTG
T	GGT	AAT	TAC	CGC	TGG	GAC	TTC	ATT	CCT	CTG

M41	AAT	CGT	GGT	AGG	AGT	GGG	AGA	TCA	ACA	GCA
M41/T	AGT	CGT	GGT	AGG	AGT	GGA	AGA	TCA	ACC	GCA
T	AGT	CGT	GGT	AGG	AGT	GGA	AGA	TCA	ACC	GCA

M41	GCT	TCA	TCA	GCG	GCA	TCT	AGT	AGA	GCA	CCA

（续）

M41/T	GCC	TCA	TCA	GCG	GCA	TCT	AGT	AGA	GCA	CCA
	GCC	TCA	TCA	GCG	GCA	TCT	AGT	AGA	GCA	CCA
M41	TCA	CGT	GAA	GTT	TCG	CGT	GGT	CGC	AGG	ACT
M41/T	TCT	CGT	GAA	AGT	TCA	CGT	GGT	CGT	AGG	AGT
T	TCT	CGT	GAA	AGT	TCA	CGT	GGT	CGT	AGG	AGT
M41	GGT	TCT	GAA	GAT	GAT	CTT	ATT	GCT	CGT	GCA
M41/T	GGA	GCT	GAA	GAA	GAT	TTG	ATT	GCC	CGT	GCA
T	GGA	GCT	GAA	GAA	GAT	TTG	ATT	GCC	CGT	GCA
M41	TCA	CGT	GAA	GTT	TCG	CGT	GGT	CGC	AGG	AGT
M41/T	TCT	CGT	GAA	AGT	TCA	CGT	GGT	CGT	AGG	AGT
T	TCT	CGT	GAA	AGT	TCA	CGT	GGT	CGT	AGG	AGT
M41	GGT	TCT	GAA	GAT	GAT	CTT	ATT	GCT	CGT	GCA
M41/T	GGA	GCT	GAA	GAA	GAT	TTG	ATT	GCC	CGT	GCA
T	GGA	GCT	GAA	GAA	GAT	TTG	ATT	GCC	CGT	GCA
M41	GCA	AGG	ATA	ATT	CAG	GAT	CAG	CAG	AAG	AAG
M41/T	GCG	AAG	ATT	ATT	CAG	GAC	CAG	CAA	AAG	AGG
T	GCG	AAG	ATT	ATT	CAG	GAC	CAG	CAA	AAG	AGG
M41	GGT	TCT	CGC	ATT	ACA	AAG	GCT	AAG	GCT	GAT
M41/T	GGT	ACG	CGC	ATT	ACA	AAG				
T	GGT	ACG	CGC	ATT	ACA	AAG				
M41	GAA	ATG	GCT	CAC	CGC	CGG	TAT	TGC	AAG	CGC
M41/T	ACT	ATT	CCA	CCT	AAT	TAT	AAG	GTT	GAT	CAA
T	GTG	TTT	GGT	CCC	CGT	ACT	AAA	GGT	AAG	GAG
M41	GGA	AAT	TTT	GGT	GAT	GAC	AAG	ATG	AAT	GAG
M41/T	GAA	GGT	ATT	AAG	GAT	GGG	CGC	GTT	ACA	GCA
M41	ATG	CTC	AAC	CTA	GTT	CCT	AGC	AGC	CAT	GCT
M41/T					ACA	CCT	AGC	CCA	CAT	GCT
T					ACA	CCT	AGC	CCA	CAT	GCT
M41	TGT	CTT	TTC	GGA	AGT	AGA	GTG	ACG	CCC	AAA
M41/T	TGC	CTT	TTT	GGA	AGT	AGA	GTG	ACG	CCC	AAG
T	TGC	CTT	TTT	GGA	AGT	AGA	GTG	ACG	CCC	AAG
M41	CTT	CAA	CCA	CAT	GGG	CTG	CAC	TTG	AAA	TTT
M41/T	CTT	CAA	CCA	CAT	GGG	CTG	CAC	ATT	AAA	TTT
	CCT	CAA	CCA	CAT	GGG	CTG	CAC	ATT	AAA	TTT
M41	GAA	TTT	ACT	ACT	GTG	GTC	CCA	CGT	GAT	GAT
M41/T	GAA	TTT	ACT	ACT	GTG	GTC	CCA	AGA	GAC	GAC
T	GAA	TTT	ACT	ACT	GTG	GTC	CCA	AGA	GAC	GAC

（续）

M41	CCG	CAG	TTT	GAT	AAT	TAT	GTA	AAA	ATT	TCT
M41/T	CCG	CAG	TTT	GAT	AAT	TAT	GTA	AGG	ATT	TGT
T	CCG	CAG	TTT	GAT	AAT	TAT	GTA	AGG	ATT	TGT

M41	GAT	CAG	TGT	GTT	GAT	GGT	GTA	GGA	ACA	CGT
M41/T	GAC	GAG	TGT	GTT	GAT	GGT	GTA	GGA	ACA	CGT
T	GAC	GAG	TGT	GTT	GAT	GGT	GTA	GGA	ACA	CGT

M41	CCA	AAA	GAT	GAT	GAA	CCA	AGA	CCA	AAG	TCA
M41/T	CCA	AAA	GAC	GAA	GTT	GTA	AGA	CCA	AAG	TCA
	CCA	AAA	GAC	GAA	GTT	GTA	AGA	CCA	AAG	TCA

M41	CGC	TCA	AGT	TCA	AGA	CCT	GCA	ACA	AGA	GCA
M41/T	CGC	TCA	AGT	TCA	AGA	CCT	GCA	ACA	AGA	GCA
T	CGC	TCA	AGT	TCA	AGA	CCT	GCA	ACA	AGA	GCA

M41	AAT	TCT	CCA	GCG	CCA	AGA	CAG	CAG	CGC	CCA
M41/T	AGT	TCT	CCA	GCG	CCA	AAG	CAA	CAG	CGC	CCA
T	AGT	TCT	CCA	GCG	CCA	AAG	CAA	CAG	CGC	CCA

M41	AAG	AAG	GAG	AAA	AAG	CCA	AAG	AAG	CAG	GAT
M41/T	AAA	GAA	GAG	AAA	AAG	CCA	AAG	AAG	CAG	GAT
M41 M41/T	AAA	GAA	GAG	AAA	AAG	CCA	AAG	AAG	CAG	GAT

M41	GAT	GAA	GTG	GAT	AAA	GCA	TGT	ACC	TCA	GAT
M41/T	GAT	GAA	GTG	GAC	AAA	GCA	TTG	ACC	TCA	GAT
T	GAT	GAA	GTG	GAC	AAA	GCA	TTG	ACC	TCA	GAT

M41	GAG	GAG	AGG	AAC	AAT	GCA	CAG	CTG	GAA	TTT
M41/T	GAG	GAG	AGA	AAC	AAT	GCA	CAG	CTG	GAA	TTT
T	GAG	GAG	AGA	AAC	AAT	GCA	CAG	CTG	GAA	TTT

M41	GAT	GAT	CAA	CCC	AAG	GAT	ATT	AAC	TGG	GGG
M41/T	GAT	GAA	GAA	CCC	AAA	GTG	ATT	AAT	TGG	GGT
T	GAT	GAA	GAA	CCC	AAA	GTG	ATT	AAT	TGG	GGT

M41	GTA	TCA	GCT	CTA	GGA	GAG	AAT	GAA	CTT	TGA
M41/T	GTA	TCA	GCA	CTT	GGT	GAA	AAC	GAA	CTT	TGA
T	GTA	TCA	GCA	CTT	GGT	GAA	AAC	GAA	CTT	TGA

图5-4　重组病毒M41/T、N基因与M41和T株序列比较

T	ATG	TTG	GAG	AGG	TCA	CTG	TTA	TTA	GCG	ACT
M41	ATG	TTG	GAA	ACA	CCT	CCT	TTA	CTA	GTG	ACT
M41/T	ATG	TTG	GTG	AAG	TCA	CTA	TTT	TTA	GTG	ACT

T	CTT	TTG	TCT	GCA	CTA	TGT	AGT	GCC	AAT	CTG
M41	CTT	TTG	TGT	GTA	CTA	TGT	AGT	GCT	GCT	TTG

图5-5　重组病毒M41/T、S1全基因与M41和T株序列比较

```
M41/T  CTT TTG TTT GCA         CTA     TGT     AGT     GCA     GGT     TTA

T      TTT GGT                 AAT     AAT     TCT     GTG     TAC     TAC
M41    TAT GAC AGT AGT TCT             TAC     GTT     TAC     TAC
M41/T  TAT GAT GAA GAT TAT                     GTT     TAC     TAC

T      TAC CAA AGT GCC TTT     AGA     CCA     TCT     GAT     GGT
M41    TAC CAA AGT GCC TTT     AGA     CCA     CCT     AAT     GGT
M41/T  TAC CAA AGT GCC TTT     AGA     CCT     CCT     AAT     GGT

T      TGG CAT TTA CAT         GGT     GGT     GCT     TAT     GAA     GTA
M41    TGG CAT TTA CAC         GGG     GGT     GCT     TAT     GCG     GTA
M41/T  TGG CAT TTG CAG         GGG     GGT     GCT     TAT     GCA     GTA

T      GTA AAT GTT TCT         ACG     GAA     TCT     AGT     AAT     GCA
M41    GTT AAT ATT TCT         AGC     GAA     TCT     AAT     AAT     GCA
M41/T  GTT AAT TCT ACT         AAT     AAG     TTT     AAT     AAT     GCA

T      GGC ACG ACT GGG         TGT     ACT     GCC     GGT     GCT
M41    GGC TCT TCA CCT         GGG     TGT     ATT     GTT     GGT     ACT
M41/T  GGC ACT GCC TCC         GGG     TGT     TCT     GTG     GGT     GTT

T      ATT TAT TGG                         AGT AAG AAT TTC AAT GCT
M41    ATT CAT GGT                         GGT CGT GTT GTT AAT GCT
M41/T  CTT TTT GAT TAT AAC GGA AAT AGT GAC GTT GGT TAT AAT CAA AGT GCT

T      TCC     GTG GCT ATG     ACA     GCA     CCT     CAA     AAT     GGT
M41    TCT TCT ATA GCT ATG     ACG     GCA     CCG     TCA     TCA     GGT
M41/T  TCC TCC ATA GCC ATG     ACA     GCA     CCG     TCT     TCT     GGT

T      ATG TCA TGG TCT         ACT     GAG     CAA     TTT     TGT     ACG
M41    ATG GCT TGG TCT         AGC     AGT     CAG     TTT     TGT     ACT
M41/T  ATG ACT TGG TCT         AAA     TCA     CAA     TTT     TGT     ACT

T      GCT CAC TGC AAT         TTT     ACT     GAT     TTT     GTA     GTA
M41    GCA CAC TGT AAC         TTT     TCA     GAT     ACT     ACA     GTG
M41/T  GCT CAC TGT AAC         TTC     TCG     GAT     TTT     ACA     GTG

T      TTT GTT ACA CAT         TGC     TAT             AAA     AGT     CAT
M41    TTT GTT ACA CAT         TGT     TAT             AAA     TAT     GAT
M41/T  TTT GTT ACA CAT         TGT     TTT     ACG     AAA

T      GGG TCA TGT CCT         TTA     ACA     GGC     ATG     CGT     CAA
M41    GGG     TGT CCT         ATA     ACT     GGC     ATG     CGT     CAA
M41/T      TCT TGT CCT         TTA     ACA     GGT     ATG     ATA     GAG

T      CAG AAT CAT ATT         CGT     ATT     TCT     GCT     ATG     AAA
M41    AAG AAT TTT TTA         CGT     GTT     TCT     GCT     ATG     AAA
M41/T  CAG AAC CAT ATT         CGT     ATT     TCT     GCT     ATG     AGA
```

（续）

T	AAT	AGC	AGT	TTG	TTT	TAT	AAT	TTA	ACA	GTT
M41	AAT	GGC	CAG	CTT	TTC	TAT	AAT	TTA	ACA	GTT
M41/T	AAT	GGT	CTT	TTA	TTT	TAT	AAT	TTA	ACA	GTT
T	GCT	GTG	ACT	AAA	TAT	CCT	AGA	TTT	AAG	TCA
M41	AGT	GTA	GCT	AAG	TAC	CCT	ACT	TTT	AAA	TCA
M41/T	AGT	GTA	ACT	AAA	TCA	CCT	AAC	TTT	AAA	TCG
T	CTT	CAG	TGT	GTT	AAT	AAT	ATG	ACA	TCT	GTA
M41	TTT	CAG	TGT	GTT	AAT	AAT	TTA	ACA	TCT	GTA
M41/T	CTT	CAA	TGT	GTT	AAC	AAT	TTC	ACT	TCT	GTT
T	TAC	CTA	AAT	GGC	GAT	CTC	GTT	TTT	ACT	TCT
M41	TAT	TTA	AAT	GGT	GAT	CTT	GTT	TAC	ACC	TCT
M41/T	TAT	CTA	AAT	GGT	GAT	CTT	GTT	TTT	ACA	TCT
T	AAC	GAG	ACT	AAA	GAT	GTT	AGT	GCT	GCA	GGT
M41	AAT	GAG	ACC	ACA	GAT	GTT	ACA	TCT	GCA	GGT
M41/T	AAT	CAA	ACC	ACT	GAT	GTT	ACA	GGT	GCT	GGT
T	GTT	CAT	TTT	AAA	GCT	GGT	GGC	CCT	ATA	ACT
M41	GTT	TAT	TTT	AAA	GCT	GGT	GGA	CCT	ATA	ACT
M41/T	GTG	TAT	TTT	AAA	GCA	GGT	GGG	CCT	ATA	ACC
T	TAT	AAA	GTT	ATG	CGG	GAA	GTT	AAA	GCA	CTG
M41	TAT	AAA	GTT	ATG	AGA	GAA	GTT	AAA	GCC	CTG
M41/T	TAT	AAA	ATT	ATG	AAA	GAA	TTT	AAG	GTT	TTG
T	GCT	TAT	TTT	GTT	AAT	GGC	ACC	GCA	CAA	GAT
M41	GCT	TAT	TTT	GTT	AAT	GGT	ACT	GCA	CAA	GAT
M41/T	GCT	TAT	TTT	GTA	AAT	GGC	ACT	GCG	CAA	GAT
T	GTG	ATT	CTT	TGT	GAC	GGT	TCA	CCT	ACA	GGT
M41	GTT	ATT	TTG	TCT	GAT	GGA	TAC	CCT	AGA	GGC
M41/T	GTT	GTC	TTG	TGT	GAT	GAG	TCA	CCT	AGA	GGT
T	TTA	TTA	GCA	TGT	CAG	TAT	AAT	ACT	GGT	AAT
M41	TTG	TTA	GCA	TGC	CAG	TAT	AAT	ACT	GGC	AAT
M41/T	CTT	GTT	GCA	TCG	CAA	TAT	AAC	ACT	GGC	AAT
T	TTT	TCA	GAT	GGC	TTT	TAT	CCT	TTT	ACT	AAT
M41	TTT	TCA	GAT	GGC	TTT	TAT	CCT	TTT	ATT	AAT
M41/T	TTT	TCA	GAT	GGC	TTT	TAT	CCT	TTT	ACT	AAT
T	AGT	AGT	TTA	GTT	AAG	GAA	AAG	TTT	ATT	GTT
M41	AGT	AGT	TTA	GTT	AAG	CAG	AAG	TTT	ATT	GTC
M41/T	AGT	ACT	TTA	GTT	AGG	GAA	AAG	TTC	ATT	GTC
T	TAT	CGT	GAA	AGT	AGT	GTT	AAC	ACT	ACT	TTG

（续）

| M41 | TAT | CGT | GAA | AAT | AGT | GTT | AAT | ACT | ACT | TTT |
| M41/T | TAT | CGC | GAA | AGT | AGT | GTT | AAT | ACT | ACT | CTG |

T	GAG	TTA	ACT	AAT	TTC	ACT	TTT	TCT	AAT	GTA
M41	ACG	TTA	ACA	AAT	TTC	ACT	TTT	CAT	AAT	GAG
M41/T	GCG	TTA	ACT	AAT	CTC	ACT	TTT	ACT	AAT	GTA

T	AGT	AAT	GCT	ACC	CCT	AAC	ACA	GGG	GGT	GTC
M41	ACT	GGC	GCC	AAC	CCT	AAT	CCT	AGT	GGT	GTT
M41/T	AGT	AAT	GCA	CAG	AAT	AGT	AGT	GGT	GAT	GTT

T	CAG	ACC	ATT	CAA	TTA	TAT	CAA	ACC	ATC	ACG
M41	CAG	AAT	ATT	CAA	ACT	TAC	CAA	ACA	CAA	ACA
M41/T	AAT	ACT	TTT	CAT	TTA	TAT	CAA	ACA	CAA	ACA

T	GCT	CAG	AGT	GGT	TAT	TAT	AAT	CTT	AAT	TTC
M41	GCT	CAG	AGT	GGT	TAT	TAT	AAT	TTT	AAT	TTT
M41/T	GCT	CAG	AGT	GGT	TAT	TAT	AAT	TTT	AAT	TTG

T	TCC	TTT	CTG	AGT	AGT	TTT	ATT	TAT	AAG	GAG
M41	TCC	TTT	CTG	AGT	AGT	TTT	GTT	TAT	AAG	GAG
M41/T	TCA	TTT	CTG	AGT	CAG	TTT	GTG	TAT	AAG	GCA

T	TCT	GAT	TAT	ATG	TAT	GGG	TCT	TAC	CAC	CCA
M41	TCT	AAT	TTT	ATG	TAT	GGA	TCT	TAT	CAC	CCA
M41/T	AGT	GAT	TTT	ATG	TAT	GGG	TCT	TAC	CAC	CCT

T	AGT	TGT	AAG	TTT	AGA	CTA	GAA	ACT	ATT	AAT
M41	AGT	TGT	AAT	TTT	AGA	CTA	GAA	ACT	ATT	AAT
M41/T	AGT	TGT	TCT	TTT	AGA	CCA	GAA	ACC	ATT	AAT

T	AAT	GGT	TTG	TGG	TTT	AAC	TCA	CTT	TCC	GTC
M41	AAT	GGC	TTG	TGG	TTT	AAT	TCA	CTT	TCA	GTT
M41/T	AAT	GGC	TTG	TGG	TTT	AAT	TCC	TTG	TCA	GTT

T	TCT	CTT	GGT	TAC	GGA	CCT	ATC	CAA	GGT	GGT
M41	TCA	ATT	GCT	TAC	GGT	CCT	CTT	CAA	GGT	GGT
M41/T	TCT	CTT	ACT	TAT	GGA	CCC	CTA	CAG	GGA	GGG

T	ACT	TGT	TGT	TAC	GCA	TAC	TCG	TAT	AAT	GGA
M41	ACT	TGT	TGT	TAT	GCT	TAT	TCA	TAT	GGA	GGT
M41/T	ACG	TGT	TGT	TAT	GCC	TAC	TCT	TAT	AAT	GGC

T	CCT	TCT	CTT	TGT	AAA	GCT	GTT	TAT	TCA	GGT
M41	CCT	TCG	GTG	TGT	AAA	GCT	GTT	TAT	TCA	GGT
M41/T	CCA	AGG	GCA	TGT	AAA	GCT	GTT	TAT	TTA	GGT

| T | GAG | TTA | ACA | AAA | AGC | TTT | GAA | TGT | GGA | CTG |
| M41 | GAG | TTA | GAT | CTT | AAT | TTT | GAA | TGT | GGA | CTG |

（续）

143

M41/T GAA TTA AGC AAG AAT TTT GAA TGT GGA TTG

T   CTG GTT TTT GTG ACT AAG ACT GAT GGT TCC
M41 TTA GTT TAT GTT ACT AAG AGC GGT GGC TCT
M41/T CTG GTT TAT GTT ACT AAG AGT GAT GGC TCT

T   CGT ATA CAA ACT AGA AAT GAA CAA TTT ACG
M41 CGT ATA CAA ACA GCC ACT GAA CCG CCA GTT
M41/T CGT ATA CAG ACT AGA ACG GAG CCC TTA GTA

T   TTA ACC CAG CAC AAT TAT AAT AAT ATT ACT
M41 ATA ACT CGA CAC AAT TAT AAT AAT AAT ACT
M41/T TTA ACG CAA CAC AAT TAT AAT AAT ATT ACT

T   TTA GAT AGA TGT GTT GAG TAT AAT ATA TAT
M41 TTA AAT ACT TGT GTT GAT TAT AAT ATA TAT
M41/T TTA GAT AAG TGT GTT GCC TAT AAT ATA TAT

T   GGT AGA GTT GGA CAA GGA TTT ATT ACT AAT
M41 GGC AGA ACT GGC CAA GGT TTT ATT ACT AAT
M41/T GGC AGA GTA GGC CAA GGT TTT ATT ACT AAT

T   GTA ACT AAC TAT GCC ATT AAT TAT AAT TAT
M41 GTA ACC GAC TCA GCT GTT AGT TAT AAT TAT
M41/T GTG ACT GAT TCT GCT GCT AAT TTT AGT TAT

T   TTA GTA GAT GGT GGT ATG GCT ATT TTA GAT
M41 CTA GCA GAC GCA GGT TTG GCT ATT TTA GAT
M41/T TTA GCA GAT GGT GGG TTA GCT ATT TTA GAT

T   ACA TCT GGT GCC ATA GAC ATC TTC GTT GTA
M41 ACA TCT GGT TCC ATA GAC ATC TTT GTT GTA
M41/T ACG TCG GGT GCC ATA GAT GTT TTT GTT GTA

T   CAA GGT GAA TAT GGT CTT AAT TAT TAT AAA
M41 CAA GGT GAA TAT GGT CTT ACT TAT TAT AAG
M41/T CAG GGC AGC TAT GGT CTT AAT TAT TAC AAG

T   GTT AAC CCT TGT GAG GAT GTT AAT CAG CAG
M41 GTT AAC CCT TGc GAA GAT GTC AAC CAG CAG
M41/T GTT AAT CCT TGT GAA GAT GTT AAC CAA GAC

T   TTT GTA GTT TCT GGT GGT AAA TTA GTA GGT
M41 TTT GTA GTT TCT GGT GGT AAA TTA GTA GGT
M41/T TTT GTA GTG TCT GGT GGC AAT ATA GTT GGC

T   ATT CTT ACG TCA CGT AAT GAG ACT GGC TCG
M41 ATT CTT ACT TCA CGT AAT GAG ACT GGT TCT
M41/T ATT CTT ACT TCT AGA AAT GCA ACA GGT TCT

（续）

144

```
  T   CAG CTC CTT    GAA    AAC    CVG    TTC    TAT    ATT    AAA
M41   CAG CTT CTT    GAG    AAC    CVG    TTT    TAC    ATT    AAA
M41/T GAA CAG CTT    GAG    AAC    CVG    TTT    TAT    GTT    AAG

  T   ATC ATT AAT    GGA    ACT    CGT    CGT    TCT    AGA
M41   ATC ACT AAT    GGA    ACA    CGT    CGT    TTT    AGA
M41/T TTA ACC AAT    AGC    TCA    CAT    CGT    CGC    AGG

  T   CGC TCT ATT    ACT    GGG    AAT    GTA
M41   CGT TCT ATT    ACT    GAA    AAT    GTA
M41/T CGT TCT ATT    GGC    CAA    AAT    GTA
```

图5-5　重组病毒M41/T、S1 全基因与M41和T株序列比较

重组病毒 M41/T 的 N 和 S1 基因序列与 M41 和 T 两个参考株的 N 及 S1 基因序列进行的同源性分析表明，在这种试验方法中重组病毒获得了完整的 T 株核蛋白 N 基因，其 5′ 和 3′ 端序列与 T 株同源率均为 100%，而其 3′ 端和 5′ 端与 M41 的同源率分别只有 88.48% 和 87.04%。重组病毒免疫原 S1 基因的变异极大，其 S1 全基因与 M41 的同源率为 79.48%，与 T 株也只有 79.27%。分析发现除频繁的点突变之外，重组病毒 S1 基因与 M41 和 T 株 S1 基因在 5′ 端高变区中存在大小片段的缺失和插入现象。表现在自起始密码子 ATG 第 75～80 位 AAT TCT（TAC）和第 351～363 位 TAT（AGT）GAT（GGT）CAT GGG 的小片段缺失，第 211～243 位 CTT TTT GAT TAT AAT AACGGA AAT AGT GAC GTT 较大片段插入现象。

（三）讨论

疫苗预防 IB 已得到广泛采用，但 IB 的发生仍然不能得到有效控制，其原因在于 IBV 的进化和变异。有关 S1 蛋白基因的变异研究最为深入。S1 蛋白是暴露于 IBV 最表面的结构蛋白，因而在免疫压力选择下最容易发生变异，造成中和位点抗原决定簇的改变，不断导致新的血清型产生。

IBV 不同毒株间 S1 基因的核苷酸序列变化幅度达 50% 以上，其变异机制涉及点突变、缺失、插入和重组。Mass 型毒株在显示其基因同源性的同时，又表现出明显的区域变化特点。M41、Beaudette 和 Holland 株血清型一致，在 S1 基因上仅有 1%～4% 的差异。Conn 和 Kb8523 株尽管在血清学上都能与 M41 相区分，但 S1 基因与 M41 的同源率都分别高达 95% 和 97%，H120

和 KB8523 之间高达 99.3% 的严格同源性表明了二者遗传上的紧密关系。

两个荷兰型毒株 D1466 和 V1397 之间 S1 基因同源率为 96%，二者相比有 5 个非共同的缺失或插入序列，与其他毒株比较，荷兰型毒株的 S1 基因同源率最高仅为 60%，但在进化相对保守的 S2 上 D1466 却存在一个与 M41 一致的抗原决定簇，表明该毒株的进化过程涉及与 Mass 型毒株序列的重组。

美国型毒株大多是美国国内分离，共同起源于北美洲的 IBV。在美国型的 7 个代表毒株中，Iowa 是最早分离的毒株，它与 Holte，Gray 及其遗传相关株 JMK 和 SE17，较迟分离的 Ark99 及其相关株 PP14 分别构成了美国型 IBV4 个不同亚群。美国型的 IBV 毒株 S1 蛋白基因变异最能反映野外进化的实际情况，与荷兰型、欧洲型和 Mass 型组内毒株 S1 基因的相对保守不同，美国型组内不同毒株间的遗传变异幅度要大得多，同源率仅为 80%，与 Mass 型和欧洲型毒株的组间同源率差异相近。美国型毒株起源的共同特点是存在着相似的缺失、插入和共同的核苷酸序列片段，且分别主要发现于 S1 基因 423 ~ 440nt、180 ~ 183nt 和 72 ~ 134nt。无独有偶，荷兰型、Mass 型和欧洲型 423nt 处也存在着类似异源插入现象。

对美国型、Mass 型、荷兰型和欧洲型的 S1 基因进一步分析发现，S1 蛋白第 53 ~ 148 氨基酸残基段存在一个高变区（HVR），在 HVR 内又存在一段相对保守的区段，位于 100 ~ 119 氨基酸残基之间，那些遗传起源接近，但抗原血清型不同的毒株可在一个高变区的差异得以反映，HVR 的长度和范围，在不同毒株略有差异。HVR 不管如何变异，其中的 5 个 Cys 及位于 HVR 内的 2 个糖基化位点和 HVR 两侧的 2 个糖基化位点却是高度保守的，这些位点对 S1 蛋白结构功能的维持起着重要作用。欧洲型和 Mass 型之间及组内不同毒株之间血清型的差异主要是 HVR 内序列变异的结果。遗传相近但血清型不同的 Count 和 Mass 型之间 S1 的序列差异完全集中在高变区内，同样在欧洲型组内的不同毒株 UK82 和 UK86 之间，共 2% ~ 3% 的差异主要集中在高变区内，Beaudette 和 Kb8523 则例外，二者 S1 基因仅有 2 个氨基酸不同，其血清学的差异可能是位于 Kb8523 S2 基因上的一个变异区决定的。

同源重组在 IBV 的进化变异中起着至关重要的作用。欧洲型和美国型的很多毒株都是不同毒株间同源重组的产物。早期分离的肾型 Gray 株 S1 基因与后来分离的 SE17 遗传距离较近，同源率为 87%，与 M41 株的同源率为

83%，但 Gray 株 S1 基因前 20nt 和 S1 基因上游靠近 mRNA ORFlb 的 91nt 与 M41 有 93% 的同源率，而 S1 基因第 20~72nt 区域与 M41 同源率仅为 65%，至 73~131nt 区域又高达 92%，在 1 030nt 和 1 373nt 处还有一个与 M41 同源率达 97% 的同源区。肾型毒株 Holte 可能也是同源重组的产物。Holte S1 基因虽然在 5′ 端的 71nt 与 Ark99 的同源率达 92%，但紧接着的 500nt 同源率仅为 73%，其余部分与所有已知的其他 IBV S1 基因序列均无高度同源性。Iowa 609 株 S1 基因 5′ 端 67nt 与 Ark99 高度同源，但 68~131nt 却与 M41 同源率高达 95%。另一个美国型毒株 SE17 S1 基因与 Ark99 和 M41 同源率分别为 86% 和 83%，其 5′ 端前 500nt 同源率分别为 78% 和 66%，然而起始密码子后 1 112~1 460nt 则与 M41 有 95% 同源序列。

PP14 是较晚分离的类 Ark 毒株，其 S1 全基因与 Ark99 和 M41 同源率分别为 94% 和 80%，5′ 端前 500nt 同源率分别为 94% 和 69%，而从 ORF 后 98nt 至 ORF 前 68nt 之间与 Ark99 和 M41 同源率却分别为 77% 和 96%。同 Ark99、SEl7 和 PP14 相比较，M41 在 348~353nt 间发现有缺失，而这两个区域均位于 HVR 内，因此 Ark99、SEl7 和 PP44 的这部分序列可能起源于一个共同的祖先。同源重组现象在欧洲型毒株同样存在。6/82 S1 基因起始密码上游 81nt 和下游 71nt 之间序列与 Ark99 和 M41 同源率分别为 90% 和 95%，但接下来的 60nt 却与 Ark99 同源率仅为 80%，而与 M41 的同源率却高达 92%，显然类 Ark 和类 Mass 毒株涉及 6/82 相关毒株的进化。

可见，无论美国型 IBV 株还是欧洲型 IBV 株的起源都与 Ark99 和 M41 株有关，由于 Ark99 实际分离时间均较 Holte、SE17 和 Iowa 以及 6/82 分离时间晚，因此这些毒株 S1 基因中含有的 Ark 同源片段可能源自一个更古老的类 Ark 祖先，而 Mass 同源片段的出现则显然是广泛使用 Mass 型弱毒活苗的结果。

与上述毒株的重组现象不同，Conn 和 M41 株之间 S1 基因 5% 的差异主要是点突变累积的结果，而不是重组。Conn S1 基因 153~219nt 序列与 M41 同源率仅 60%，与 Ark 同源率更低，不到 40%。这一区域的变异特点呈均匀间断的分布，同其他所有已知序列 IBV S1 基因比较，均排除了同源重组的可能性。

最为典型的重组例子是通过对最近从美国分离的变异株 CU-T2 基因组的系统解析后发现的。单克隆抗体的捕捉 ELISA 研究表明，CU-T2 株 IBV

具有非比寻常的特点，即同时拥有 Ark 和 Mass 两种中和抗原表位。通过对 CU-T2 基因组几个不同组成部位的系统解析，发现该毒株起源于 Ark 血清型毒株，经点突变获得了 Mass 特异的中和抗原位点，并通过同源重组插入了 H52 基因组序列片段。其证据是，CU-T2 S1 基因与 Ark99 具有 98% 同源序列，在 416 ~ 432nt 有一与 Ark 419 ~ 435nt 相同的 15bp 插入序列；S2 基因前 1 100nt 与 Ark 同源率为 96.6%，但紧接的 751nt 仅为 87.6%，相反，这 751nt 片段和 H52 的高度同源株 Kb8523 的相应片段却高度同源，其中 76 个被取代的核苷酸中有 66 个为同义突变；ORF3 的前 268nt 与 Ark 同源率高达 97.6%，N 蛋白基因的 436 ~ 1 090nt 片段与 H52 相比具有 99.2% 的同源性，其中仅有的 5 个不同碱基中有 3 个还是同义突变，相比之下，该片段与 Ark 的同源率仅为 93.6%，这一重组插入片段的两侧是 N 蛋白基因与 Ark 高度同源的部分，在 CU-T2 基因组 3′ 端非编码区，非高变区的序列与 Ark、Kb8523、H52 和 M41 的同源率分别为 96.4%、89.3%、77.3% 和 52.4%。

上述毒株变异分析表明，IBV 不同毒株之间的重组主要通过较大 RNA 序列片段的替换导致新的毒株的产生，但重组仅仅造成抗原位点的漂变，不一定改变抗原位点的性质。相反，点突变尤其是 S1 基因上的点突变则很可能引起中和抗原位点的改变，导致新的血清型的产生。

由于特殊的地缘关系，澳大利亚的 IBV 被认为是一个独立的进化群体。通过 S1 基因的序列分析，可将澳大利亚 1962—1991 年分离的 9 个代表株分为两大类群，其中第一类群 6 个毒株又可分为两个亚群，亚群 1 包括 Vic SV5/90 和 N2/75，亚群 II 包括 N1/62（即 T 株），N9/62 和 N9/74；第二类群则包括 N1/88、V18/91 和 Q3/88。第一类群的 6 株 IBV 之间 S1 蛋白氨基酸同源性为 82.8%。与 M41 株同源性为 75.6% ~ 80.0%。1966 年，澳大利亚开始采用 Vic S 疫苗株，在此之前分离的 N1/ 62 和 N3/62 与 Vic S 之间的变异关系无法明确，Sl 蛋白氨基酸序列组成差异达 19%，致病原性也不尽相同。1966 年，即 Vic S 作为疫苗广泛使用后分离的 N9/74、N2/75、V5/90 的变异原因在各个毒株表现各异，V5/90 与 Vic S 非常接近，很可能是 Vic S 在免疫压力下的点突变进化的结果。N2/75 也很可能是 Vic S 基础上点突变积累形成的。N9/74 则涉及毒株间的重组，其 S1 基因 438 ~ 978nt 序列与 N1/62 极为相似，而其余部分序列则与 N3/62 高度同源。

　　澳大利亚 IBV 第二类群由 3 个完全独立的基因型组成。与第一类群相比，S1 蛋白氨基酸序列同源率仅为 53.8% ~ 61.7%，与变异幅度极大的荷兰型株 D1466 也无明显共同之处。同时，第二类群 IBV 的变异还表现在 S1 蛋白的其他特点上：S1 多肽的长度从 541 个氨基酸（N2/75）到 584 个氨基酸（Q3/88）不等，其差异主要是第 59 ~ 303 氨基酸残基间的插入和缺失引起的。Vic S 同其他大多数 IBV 在 S1 蛋白上都表现出 18 个 Cys 的保守性，但 N1/88 在第 211、240 和 313 氨基酸位点多出了 3 个 Cys，Q3/88 在第 35 氨基酸位点增加 1 个 Cys。在第一类群 IBV 的糖基化位点非常保守，均为 18 个，而第二类群中 V18/91、N1/88 和 Q3/88 的糖基化位点则分别为 15、16 和 17 个。第一类群 S1 蛋白的变异主要集中在第 53 ~ 152、192 ~ 202 和 288 ~ 313 氨基酸位点；在第二类群 IBV S1 蛋白上没有明显的相对高变区存在，却发现有 4 个相对保守区域，分别位于 S1 蛋白第 29 ~ 33、115 ~ 120、242 ~ 251 和 516 ~ 520 氨基酸位点。Q3/88、N1/91 是 1988 年后突然出现的，在此之间澳大利亚从未分离到变异程度如此之大的 IBV 毒株。这两个毒株很可能起源于一直流行在免疫鸡群中的非致病性 IBV 毒株，突变积累到一定程度形成致病性后才被发现。无独有偶，20 世纪 80 年代分离的荷兰型 D1406 和 V1397 也具类似的变异特点，这些都表明 IBV 出现了新的变异趋势，其动态已引起高度关注，而变异的原因和防治对策应该深入研究探讨。

　　IBV 变异的机制显然主要涉及两个方面，即点突变和同源重组。点突变的根本原因是 RNA 聚合酶缺乏校正能力，在此基础上，集约化高密度群体加上疫苗使用后的免疫选择压力都使新的抗原决定簇位点不断出现。同源重组是冠状病毒变异的另一个重要原因。在普遍采用活毒疫苗免疫预防的情况下，不同毒株的混合感染往往是普遍存在的现象。大量的研究表明，IBV 和 MHV 一样，基因组内存在着所谓的重组热点（hot spot）。S1 基因最主要的重组热点位于其 5′ 端 50 ~ 131nt，不包括高变区在内。IBV 基因组中也存在着类似 MHV 基因组的二级结构，已经知道这种二级结构有可能阻滞 RNA 聚合酶沿模板链的延伸并使之脱落，脱落后的 RNA 聚合酶有可能与异源的负链 RNA 模板结合，导致不同毒株之间的同源重组。几乎所有的同源重组热点附近都存在有 CUU（A/U）G 结构，这一序列显然与 IBV 基因组 5′ 端和各 mRNA ORF 的前导序列中共有核心部分 CU（U/G）AACAA 相似，因而可以成为脱落

RNA 聚合酶重新结合的位点，导致重组的发生。

许多研究者一直致力于比较不同毒株 S1 基因的差异，以期找到决定 IBV 致病原性和组织侵嗜性的分子基础，然而一直进展甚微。Gray 和 JMK 株 S1 基因遗传同源率达 98.2%，前者为一肾病性毒株而后者则无致病原性。两毒株 S1 蛋白不同的 10 个氨基酸有 6 个位于第 99～127 氨基酸位点。同样在这一区域内，肾型 H52 和它的致弱株 H120 之间的差异仅表现为 S1 蛋白上第 126 氨基酸位点的不同。遗传上高度同源的两个澳大利亚毒株，呼吸道病型 V5/90 和肾型 Vic S 也是在 S1 蛋白第 126 氨基酸位点发生变异，即由后者的 Gly 突变为前者的 Asp。因此，根据上述结果初步推测 S1 蛋白第 99～127 氨基酸位点结构域可能与 IBV 致病性或组织嗜性有关。然而，对其他 IBV 毒株的研究尚未能提供更多支持这一推测的线索。同时，S 蛋白裂解位点个别氨基酸突变和不同毒株之间糖基化位点及 Cys 数目的差异对病毒生物学特性和致病性的意义也不是很清楚。显然，对 IBV 基因组及蛋白组成结构与功能关系的了解必须建立在对病原与宿主相互关系更深层研究基础上。

本试验的结果在获得了不同病毒株之间的重组在 IBV 变异中具有重要作用的试验证据的同时，从另一个侧面也证实了在 IBV 的结构基因中 S1 基因的变异程度和频率均高于核蛋白 N 基因。这种试验方法所获得的重组病毒，其免疫原 S1 基因的变异是否可改变病毒的免疫原性，影响病毒的血清型及组织嗜性，从而导致不同的致病性，我们正在通过分析重组病毒的血清型、组织嗜性及其与 M41 和 T 株疫苗之间的交叉免疫保护试验取得进一步的试验依据。

十五、鸡传染性支气管炎病毒纤突蛋白的目的基因点突变对其免疫原性的影响

鸡传染性支气管炎病毒（Avian infectious bronchitis virus，IBV）血清型和致病性多变，不同毒株之间交叉保护作用较弱。试验证明，病毒基因组 RNA 的点突变、插入、缺失和不同毒株基因组间的同源重组，是造成 IBV 变异的主要分子基础。现已发现，S 蛋白上的几个氨基酸的改变就有可能导致新的病毒血清型的产生。为探讨 IBV 免疫原 S1 基因的点突变对病毒免疫原性的影响，本研究采用 M41 参考毒株与中国 HD 分离株进行 S1 基因高变区核苷

酸同源性对比分析。研究提示，IBV S1 基因点突变在病毒免疫原性上起到重要的作用。

（一）材料与方法

1. 病毒

HD 流行株分离自我国华东地区的某鸡场，分别经病毒的形态结构、理化特性、血清型鉴定和结构多肽分析等方面的鉴定。

2. 免疫原S1基因的克隆与鉴定

RT–PCR 扩增 HD 株 S1 基因，将其 5′ 和 3′ 端分别进行 *BamH* Ⅰ 和 *Hind* Ⅲ 酶切识别位点的分子修饰之后，插入 pUC18 克隆载体，在 E.coli 中实现目的基因的克隆。经 *Hae* Ⅲ、*Xba* Ⅰ 和 *Pvu* Ⅱ 等限制性内切酶对 HD 株 S1 基因进行酶切分析后，应用 Dig 标记英国 IBV S1 全基因核酸探针，Southern blot 鉴定目的基因。

3. HD株S1基因5′端核苷酸序列分析及其与M41相应序列的比较

以荧光素标记的 $PUCM_{13}$ Forward（–20）通用引物，用 2.0 测序酶、双脱氧链终止法测定 HD 株 5′ 端高变区序列，同时与 GeneBank 中 M41 毒株的相应序列进行比较。

4. HD株与M41株疫苗交叉免疫保护试验

分别以 M41 和 HD 毒株制备灭活疫苗，等量免疫 20 只 1 月龄 SPF 鸡，免疫后第 15 天攻毒，分析其交叉保护作用。

（二）结果

1. 序列分析与比较

HD 株与 M41 参考株 S1 基因 5′ 端高变区核苷酸序列同源率为 99.7%，氨基酸同源率为 99.1%；两者的比较结果仅在起始密码子 ATG 后第 131 位存在一个碱基的点突变，即由 M41 的 C（或氨基酸 Ala）突变为 HD 株的 G（或氨基酸 Gly）（图 5–6）。

```
M41  ATG TTG GTA ACA CCT CTT TTA CTA GTG ACT CTT TTG TGT GTA CTA TGT AGT GCT GCT TTG 60
HD   ATG TTG GTA ACA CCT CTT TTA CTA GTG ACT CTT TTG TGT GTA CTA TGT AGT GCT GCT TTG
m41  TAT GAC AGT AGT TCT TAC GGT TAC TAC TAC CAA AGT GCC TTT AGA CCA CCT AAT GGT TGG 120
HD   TAT GAC AGT AGT TCT TAC GGT TAC TAC TAC CAA AGT GCC TTT AGA CCA CCT AAT GGT TGG
M41  CTA TTA CAC GcG GGT GCT TAT GCG GTA GTT AAT ATT TCT AGC GAA TCT AAT AAT GCA GGC 180
HD   CTA TTA CAC GgG GGT GCT TAT GCG GTA GTT AAT ATT TCT AGC GAA TCT AAT AAT GCA GGC
M41  TCT TCA CCT GGG TGT ATT GTT GGT ACT ATT CAT GGT GGT CGT GTT GTT AAT GCT TCT TCT 240
HD   TCT TCA CCT GGG TGT ATT GTT GGT ACT ATT CAT GGT GGT CGT GTT GTT AAT GCT TCT TCT
M41  ATA GCT ATG ACG GCA CCG TCA TCA GGT ATG GCT TGG TCT AGC AGT CAG TTT TGT ACT GCA 300
HD   ATA GCT ATG ACG GCA CCG TCA TCA GGT ATG GCT TGG TCT AGC AGT CAG TTT TGT ACT GCA
M41  CAC TGT AAC TTT TCA GAT ACT ACA GTG TTT GTT ACA CAT TGT TAT AAA CA            350
HD   CAC TGT AAC TTT TCA GAT ACT ACA GTG TTT GTT ACA CAT TGT TAT AAA CA
```

图5-6　HD株S1基因的序列分析及其与M41株序列比较

IBV M41株的基因序列来源于GeneBank

2. HD与M41两毒株疫苗交叉免疫保护作用

M41 株疫苗对 HD 株的免疫保护率为 75%，HD 株疫苗对 M41 株的免疫保护率为 65%，结果见表 5-26。

表5-26　HD与M41毒株疫苗的交叉免疫保护作用

组别	鸡数（只）	疫苗	攻毒毒株	死亡与发病鸡数（只）	保护率（%）
对照组1	20	HD	HD	1	95
对照组2	20	M41	M41	2	90
试验组1	20	HD	M41	7	65
试验组2	20	M41	HD	5	75

（三）讨论

如前所述，IBV 免疫原 S1 基因的点突变在病毒的变异中起到十分重要的作用。本研究的结果表明，我国 IBV 分离株 HD 与参考株 M41 S1 基因 5′ 端高变区核苷酸同源率为 99.7%，氨基酸同源率为 99.1%，而其疫苗的交叉免疫保护率却分别只有 65% 和 75%，比同一毒株疫苗对自身免疫保护率的 95% 和 90% 均要低得多，进一步证明 S1 基因点突变对病毒免疫原性的影响。

无疑，采用 RT-PCR 进行 S1 基因的序列分析，难免产生系统和随机误差。尽管两毒株 S1 基因高变区核苷酸同源率可达 99.7%，但其疫苗交叉免疫保护作用存在巨大差距，表明两毒株 S1 基因高变区的个别碱基的改变并非试验本身的误差造成，而且这种个别碱基的改变所引起的病毒免疫原 S1

蛋白中和性抗原表位的改变，严重影响着病毒的免疫原性，这与以往的报道是一致的。

十六、间接血凝试验检测鸡传染性支气管炎病毒抗体

本试验通过探索最佳致敏程序，清除尽可能考虑到的非特异性因素带来的凝集现象，直接利用粗提鸡胚尿囊液毒致敏醛化的鸡红细胞，利用间接血凝试验（IHA）检测鸡抗 IBV 抗体。试验表明，该法稳定、特异。可排除各种因素干扰所引起的非特异性凝集，可望用于疫苗免疫效果的检测及鸡群 IB 的普查。

（一）材料和方法

1. 病毒株

C9001、DLZ9111 为作者分离并鉴定的两株 IBV 毒株；H52、IBV-62、N115、T、M41 株均为 IBV 标准毒株。

2. 缓冲液

20% 甲醛、0.2mol/L pH 4.0 的 NaAc-HAc 缓冲液。

3. 新鲜鸡红细胞

采集 SPF 鸡鲜血，3.8% 柠檬酸钠抗凝，用 pH 7.2 PBS 液洗涤 4 次，配成 25% 鸡新鲜红细胞悬液。

4. 血清灭活

C9001、DLZ9111、H52、IBV-62、T、M41 株高免血清，以及 SPF 鸡血清均于 56℃灭活 30min，并用醛化鸡红细胞 37℃吸附 30min。

5. 1% 兔血清

耳缘静脉采兔血分离血清，56℃灭活 30min。

6. 红细胞醛化

将 25% 鸡红细胞与 20% 甲醛以 2.5：1.0 的比例混匀，37℃醛化 2h，每 15min 摇振 1 次，醛化红细胞由红色变成棕色后，pH 7.2 PBS 液洗涤 4 次，最后配成 20% 悬液。

7. 病毒液处理

将以上 7 个 IBV 毒株的 SPF 鸡胚尿囊液毒分别于 5 000r/min 离心 2h，去除杂蛋白，并采用鸡抗正常 SPF 鸡胚尿囊液蛋白抗体 37℃吸附 60min，PEGF

浓缩使蛋白含量为 $200\mu g/ml$。

8. 尿囊液中非特异性凝集因素的清除

各毒株鸡胚尿囊液 1mL，加 NaAc-HAc 缓冲液 1mL，再加 0.1mL 20% 醛化红细胞，混匀后于 45℃吸附 35min，并每隔 15min 轻轻摇振 1 次。离心，去除红细胞所得尿囊液用以致敏醛化红细胞。

9. 病毒致敏鸡红细胞

醛化红细胞吸附后的尿囊液毒 1mL，加 NaAc-HAC 缓冲液 1mL，再加 20% 醛化红细胞 0.1mL，45℃水浴中致敏 35min，离心回收尿囊液毒得致敏红细胞。重复此步骤反复可致敏 3 份红细胞，最后所得的致敏红细胞用 pH 7.2 的 PBS 洗 4 次，配成 2.0% 混悬液，待间接血凝试验用。

10. 各毒株高免血清、兔血清及 SPF 鸡血清的红细胞吸附

分别将灭活的各毒株高免血清及 SPF 鸡血清 1 份加 1 份 20% 醛化红细胞，于 37℃吸附 30min。1 份兔血清加 9 份 2% 醛化红细胞，37℃吸附 30min，离心去除红细胞，得各血清。

11. 间接血凝试验

分别将处理后的各毒株高免血清 $50\mu L$，于 96 孔 V 形血凝板上，用 1∶100 兔血清做倍比稀释，再加 $50\mu L$ 相应病毒致敏的醛化红细胞 37℃吸附 30min 后观察结果。

12. 阴性对照试验

（1）1% 兔血清加 2% 醛化红细胞。

（2）1% 兔血清加各毒株致敏的红细胞。

（3）用 1% 兔血清将 SPF 鸡血清做倍比稀释，再加各毒株致敏的 2% 红细胞。

（4）为消除鸡抗鸡胚尿囊液中的其他杂蛋白抗体引起的凝集现象，用正常 SPF 鸡胚尿囊液免疫 5 只 SPF 鸡，每只肌内注射 0.2mL，10d 后采血，分离血清，取上清液灭活，红细胞吸附后备间接血凝试验用。

13. C9001、DLZ9111 单价油佐剂灭活苗及其二价油佐剂灭活苗免疫抗体的检测

100 只 15 日龄 AA 鸡，平均分成 4 组，采血分离血清，同上述方法检测血清抗体；15 日龄分别免疫 C9001、DLZ9111 单价油佐剂灭活苗及其二价油佐剂灭活苗，免疫后每隔 5d 采血 1 次，分离血清，用上述方法检测其抗体效价。

14. 7个毒株间的交叉间接血凝试验试验

分别用以上 7 个毒株尿囊液毒致敏醛化红细胞，与相应的高免血清做交叉间接血凝试验试验。

15. 消除不同时间致敏醛化红细胞存在的差异

用固定的高免血清测定其抗体效价，以后每次致敏红细胞后，均用同一份血清校正，使不同时间的试验结果保持在同一参考水平。所有粗提抗原致敏红细胞前均用鸡抗正常鸡胚尿囊液抗体于 37℃感作 60min，10 000r/min 离心弃沉淀。

（二）试验结果

1. 7 个毒株的高免血清，分别与相应病毒致敏的红细胞做间接血凝试验，其 IHA 价分别为：C9001、DLZ9111、M41、IBV-62、N115 株高免血清间接血凝试验价为 1∶1 024，H52、T 株高免血清间接血凝试验价为 1∶512。

2. 间接血凝试验均呈阴性，粗提病毒抗原致敏的红细胞与抗鸡正常尿囊液抗体无血凝现象。

3. 利用油佐剂灭活苗免疫 15 日龄 AA 鸡后，用本试验建立的间接血凝试验程序检测不同时间所采血清中相应抗体，其 PHA 价各不相同。

4. 7 个毒株间的交叉间接血凝试验试验结果见表 5-27。

表5-27　7个毒株间的交叉间接血凝试验结果

血清	M41	C9001	DLZ9111	H52	T	IBV-62	N115
M41	1 024	64	1 024	256	64	64	32
C9001	32	1 024	64	64	512	256	512
DLZ9111	512	32	1 024	128	128	32	64
H52	256	128	128	512	32	64	32
T	64	512	64	64	512	256	256
IBV-62	128	64	128	32	256	1 024	512
N115	64	512	64	64	512	512	1 024

（三）小结与讨论

1. 1962 年 Brown 采用粗提鸡胚尿囊液毒致敏醛化的马红细胞，间接血凝试验法检测抗 IBV 抗体，收到满意结果。本试验采用鸡胚尿囊液毒除去大部分杂质蛋白后直接致敏醛化的鸡红细胞，检测抗 IBV 抗体亦取得较理想结果。

一般，蛋白质抗原在致敏红细胞时，最佳 pH 为 4.0~5.0，最适抗原量为 10mL1% 红细胞悬液中加抗原 1~5mg。本试验直接采用鸡胚尿囊液毒适当提纯，在 pH 4.0 的 NaAc-HAc 缓冲系统中致敏醛化红细胞，抗体检测试验证明尿囊液中所含病毒量足以致敏适量红细胞，从而避免提纯抗原带来的许多麻烦。

2. 多种阴性对照试验表明，用此方法致敏的红细胞检测鸡抗 IBV 抗体时，可排除多种非特异性凝集因素的干扰。临床应用证明，该法敏感性较强，可用于鸡群中 IB 的普查和疫苗免疫效果的检测。

3. 本试验所测 7 个 IBV 毒株间的交叉间接血凝试验结果与气管环组织培养交叉中和试验结果之间的相关性极显著，相关系数可达 0.853。

十七、气管环组织培养中和试验及间接血凝试验检测鸡传染性支气管炎病毒抗原交叉反应的相关性研究

目前，用于检测鸡传染性支气管炎病毒（IBV）抗体的方法很多，如细胞和中和试验、酶联免疫吸附试验、免疫荧光试验、琼脂扩散试验、血凝和血凝抑制试验等。但不同的检测方法存在着不同的抗原交叉反应范围。Zellen 等（1987）利用细胞中和试验和 ELISA 比较 6 个 IBV 血清型之间的抗原交叉性指出，IBV 在 ELISA 中的抗原交叉性范围比细胞中和试验中抗原交叉性范围要宽得多。1983 年 Lashgari 等报道利用血凝抑制试验比较不同血清型 IBV 之间的抗原交叉性亦有相似的报道。国内有关这方面的研究报道甚少。

（一）材料和方法

1. 病毒株

（1）标准毒株　澳大利亚 T 株、IBV M41、H52、N115 及 IBV-62 株。

（2）分离株　C9001 和 DLZ9111 株均为哈尔滨兽医研究所分子生物学国

家重点实验室分离并鉴定的 IBV 毒株。

上述 7 个 IBV 毒株均为 SPF 鸡胚尿囊液毒。

2. 高免血清

分别用以上 7 个 IBV 毒株免疫 SPF 鸡制备高免血清，冰箱保存备用。

3. 9～11 日龄SPF鸡胚

由江苏农学院实验动物组提供。

4. 7个IBV毒株在气管环组织培养上的交叉中和试验各毒株ID_{50}测定

采用 19 日龄 SPF 鸡胚气管组织按常规方法制备气管环，在含 10% 犊牛血清的 1 640 培养液（pH 7.2）中培养，具活跃纤毛运动的气管环可用于试验。按常规方法测定各种毒株的 ID_{50}。

5. 交叉中和试验

按常规细胞中和试验方法，在制备好的具活跃纤毛运动的气管环组织中接种各毒株，滴定终点以纤毛运动停止及上皮细胞变性脱落作指示系统，按已测定的 ID_{50}。恒定病毒变量血清做交叉中和试验。

6. 间接血凝试验检测IBV抗体方法建立

（1）鸡新鲜红细胞醛化　采 SPF 鸡血，3.8% 柠檬酸钠抗凝，分离红细胞，配成 25% 悬液与 20% 甲醛以 2.5∶1 的比例混合，37℃醛化 2h，洗涤后最终配成 20% 悬液。

（2）病毒抗原处理　SPF 鸡胚尿囊液毒，经 5 000r/min 离心 2h 除去杂蛋白后，适当浓缩以保证最终抗原蛋白含量在 $200\mu g/mL$ 左右，用于致敏醛化的红细胞。

（3）醛化红细胞的致敏　20% 醛化红细胞：pH 4.0 醋酸 - 醋酸钠缓冲液：抗原为 1∶10∶10 的体积比混和，于 45℃水浴中致敏 35min。洗涤后配成 3% 醛化致敏红细胞悬液。

（4）致敏红细胞固定　致敏红细胞按体积比加入终浓度为 0.1% 的福尔马林于 37℃固定 24h，4℃冰箱保存，有效期可维持 1 个月以上。

7. 7株IBV间的交叉间接血凝试验

按常规方法，在 96 孔微量血凝板上做 7 株 IBV 间的交叉间接血凝试验。

（二）结果

1. 气管环组织培养测定

7 个 IBV 毒株的 ID_{50}，结果分别为 C9001 、$10^{-8.50}$，M41、$10^{-8.50}$，T、$10^{-7.21}$，N115、$10^{-6.83}$，H52、$10^{-7.20}$，IBV–62、$10^{-6.50}$，DLZ9111，$10^{-8.80}$。

2. 气管环组织培养交叉中和试验

结果见表 5-28。

表5-28　交叉中和试验检测结果

抗原（病毒株）	抗血清						
	C9001	H52	M41	N115	62	T	DLZ9111
C9001	4 096	512	32	4 096	2 048	2 048	64
H52	32	4 096	512	32	64	64	256
M41	64	128	4 096	64	64	256	2 048
N115	4 096	32	64	4 096	2 048	1 024	64
62	2 048	32	32	4 096	4 096	2 048	64
T	1 024	32	128	2 048	1 024	4 096	64
DLZ9111	64	128	2 048	32	64	128	4 096

3. 交叉间接血凝试验

恒量病毒稀释血清，4 次重复结果相差不超过一个滴度（表 5-29）。

表5-29　交叉间接血凝试验检测结果

抗原（病毒株）	抗血清						
	C9001	H52	M41	N115	62	T	DLZ9111
C9001	1 024	64	32	512	256	512	64
H52	128	512	256	32	64	32	128
M41	64	256	1 024	32	64	64	1 024
N115	512	64	64	1 024	512	512	64
62	256	32	128	512	1 024	256	128
T	512	64	64	256	256	512	64
DLZ9111	32	128	512	64	32	128	1 024

4. 各毒株之间的抗原交叉性相关分析

统计表5-28、表5-29的结果，可算出两个比率r_1和r_2，求得两者几何平均值r。由此可以R值（R=100 × $\sqrt{r_1 \times r_2}$ 来评价每两个不同毒株之间的抗原相关性、每种检测方法的抗原交叉性范围及两种检测方法之间的相关性（表5-30至5-33）。

表5-30　交叉中和试验的r_1（或r_2）值

抗原	抗血清						
（病毒株）	C9001	H52	M41	N115	62	T	DLZ9111
C9001	1.000 0	0.125 0	0.007 8	1.000 0	0.500 0	0.500 0	0.015 6
H52	0.007 8	1.000 0	0.125 0	0.007 8	0.015 6	0.015 6	0.062 5
M41	0.015 6	0.031 3	1.000 0	0.015 6	0.015 6	0.062 5	0.500 0
N115	1.000 0	0.007 8	0.015 6	1.000 0	0.500 0	0.250 0	0.015 6
62	0.500 0	0.607 8	0.007 8	1.000 0	1.000 0	0.500 0	0.015 6
T	0.250 0	0.007 8	0.031 3	0.500 0	0.250 0	1.000 0	0.015 6
DLZ9111	0.015 6	0.031 3	0.500 0	0.007 8	0.015 6	0.031 3	1.000 0

注：r_1或r_2=（lg 异源抗血清中和指数）÷（lg 同源抗血清中和指数）。

表5-31　交叉间接血凝试验r_1（或r_2）值（ r_1/r_2 ）

抗原	抗血清						
（病毒株）	C9001	H52	M41	N115	62	T	DLZ9111
C9001	1.000 0/ 1.000 0	0.125 0/ 0.062 5	0.031 3/ 0.031 3	0.500 0/ 0.500 0	0.062 5/ 0.062 5	1.000 0/ 0.500 0	0.125 0/ 0.062 5
H52	0.125 0/ 0.250 0	1.000 0/ 1.000 0	0.250 0/ 0.500 0	0.031 3/ 0.062 5	0.062 5/ 0.125 0	0.062 5/ 0.062 5	0.250 0/ 0.250 0
M41	0.062 5/ 0.062 5	0.500 0/ 0.500 0	1.000 0/ 1.000 0	0.031 3/ 0.031 3	0.062 5/ 0.062 5	0.125 0/ 0.125 0	1.000 0/ 1.000 0
N115	0.500 0/ 0.500 0	0.125 0/ 0.062 5	0.062 5/ 0.062 5	1.000 0/ 1.000 0	0.500 0/ 0.500 0	1.000 0/ 0.500 0	0.125 0/ 0.062 5
62	0.250 0/ 0.250 0	0.062 5/ 0.031 3	0.125 0/ 0.125 0	0.500 0/ 0.500 0	1.000 0/ 1.000 0	0.500 0/ 0.250 0	0.250 0/ 0.125 0
T	0.500 0/ 1.000 0	0.125 0/ 0.062 5	0.062 5/ 0.062 5	0.250 0/ 0.250 0	0.500 0/ 0.500 0	1.000 0/ 1.000 0	0.125 0/ 0.125 0
DLZ9111	0.031 3/ 0.031 3	0.250 0/ 0.125 0	0.500 0/ 0.500 0	0.062 5/ 0.062 5	0.031 3/ 0.031 3	0.250 0/ 0.125 0	1.000 0/ 1.000 0

注：r_1或r_2=（异株病毒抗血清间接血凝活性）÷（同株病毒抗血清间接血凝活性）。

表5-32　交叉中和试验R值（$R=100 \times r \sqrt{r_1 \times r_2}$）

抗原 （病毒株）	抗血清							平均相 关指数
	C9001	H52	M41	N115	62	T	DLZ9111	
C9001	100.00	12.50	0.78	100.00	50.00	50.00	1.56	0.358
H52		100.00	12.50	0.78	1.56	1.56	6.25	0.453
M41			100.00	1.56	1.56	6.25	50.00	0.148
N115				100.00	50.00	25.00	1.56	0.255
62					100.00	50.00	1.56	0.258
T						100.00	1.56	0.156
DLZ9111							100.00	1.000

表5-33　交叉间接血凝试验R值（$R=100 \times r \sqrt{r_1 \times r_2}$）

抗原 （病毒株）	抗血清							平均相 关指数
	C9001	H52	M41	N115	62	T	DLZ9111	
C9001	100.00	8.84	3.13	50.00	25.00	70.71	8.84	0.278
H52		100.00	35.36	4.42	8.84	6.25	25.00	0.159
M41			100.00	3.13	6.25	8.84	100.00	0.296
N115				100.00	50.00	70.71	8.84	0.432
62					100.00	50.00	1.56	0.258
T						100.00	12.50	0.125
DLZ9111							100.00	1.000

注：$R=100 \times r=100 \times \sqrt{r_1 \times r_2}$，表示两个毒株之间抗原相关性百分率；平均相关指数=同一血清对不同毒株的r均值。

统计两种检测方法的试验结果，期间相关系数R'为0.853，相关性极显著。

（三）小结和讨论

1. 交叉中和试验和交叉间接血凝试验结果显示，在两种检测方法中7个IBV毒株之间存在着不同程度的抗原交叉性。在交叉中和试验中，R值最大的存在于C9001株与N115株之间，最小的R值存在于M41株与C9001株、H52株与N115株之间。整个交叉中和试验的抗原交叉范围介于0.78~100。

在交叉间接血凝试验中，最大的R值存在于M41株与DLZ9111株之间，最小值存在于 C9001 株与 M41 株、N115 株与 M41 株之间，N115 株与 H52 株之间的 R 值也只有 4.42，这与中和试验结果是比较接近的。C9001 株与 N115 株的 R 值只有 50，与中和试验相差 1 倍，整个交叉间接血凝试验的抗原交叉性范围介于 3.13～100。

2. 从以上的统计结果可以看出，两种检测方法的相关系数的 R' 值为 0.853，说明两种方法存在极显著相关性，但亦存在一定差异，这可能与中和试验中抗体结合的是病毒中具有中和作用的抗原决定簇，而在间接血凝试验中，抗体结合的只是病毒表面的其他成分有关。显然交叉中和试验在临床应用中可靠性更大，而且试验结果也正说明了这一点：在交叉中和试验中整个试验的抗原相关性 R 值介于 0.78～100，要比交叉间接血凝试验中的 3.13～100 范围宽得多。

3. 尽管两种检测方法间存在一定差异，但两种方法的极显著相关结果为临床应用提供了一个比较方便的手段。采用交叉间接血凝试验检测 IBV 抗体与交叉中和试验的差异仅有 14.7%，却可避免中和试验的操作繁琐，不适用于基层的不足，不失为一种快速检测 IBV 抗体的方法，可适用于 IB 疫苗免疫效果的检测及鸡群 IB 情况的调查。

十八、斑点ELISA 检测鸡传染性支气管炎病毒及抗体

近几年来，江苏、江西、广东、广西、辽宁等地出现 IB，其中以肾型 IB 尤为严重，死亡率达 40% 左右，造成了极大的经济损失。由于多种病原微生物均能引起鸡呼吸道病的临床症状，常给本病的正确诊断带来困难。虽已建立多种用于检测 IBV 抗原及其抗体的方法，如琼脂扩散试验、细胞中和试验、ELISA 等，但常因试验条件的限制，在基层推广应用仍有一定困难。目前国内外尚未见利用 Dot-ELISA 检测 IBV 及其抗体的研究报道，故我们对斑点 ELISA 检测鸡传染性支气管炎病毒及抗体进行了初步研究，意在为正确诊断 IBV 提供一种快速简便的方法。

（一）材料和方法

1. 病毒

C9001 毒株为作者分离并鉴定的一株肾性 IBV。

2. IBV抗原制备及纯化

C9001毒株的SPF鸡胚尿囊液毒，经20%蔗糖，26 000r/min离心3h，沉淀物用少许PBS溶解，再在10%~60%蔗糖密度梯度中26 000r/min离心3h，核蛋白检测仪收集病毒液经透析、浓缩而成。

3. 鸡抗IBV高免血清制备

1月龄SPF来航鸡。首免，每只鸡肌内注射0.3mL病毒弗氏完全佐剂苗，静脉注射50μL灭活的纯化病毒抗原；二免，于首免7d后每只鸡皮下注射0.5mL灭活抗原；三免，于二免21d后每只鸡静脉注射1mL灭活抗原。末次免疫后15d采血，分离血清，56℃灭活，冰箱保存备用。

4. 鼠抗IBV高免血清的制备

8周龄Balb/c小鼠。首免，弗氏完全佐剂苗腹腔注射100μg/只；二免，于首免14d后弗氏不完全佐剂苗腹腔注射100g/只；三免，于二免后28d尾静脉注射灭活抗原50g/只；四免，三免14d后尾静脉注射50g/只灭活抗原。末次免疫后30d采血，分离血清，56℃灭活。

5. 间接Dot-ELISA程序

（1）硝酸纤维膜（NC）的处理　在NC膜上面划5mm×5mm的方格，置于蒸馏水中浸泡10min左右，取出后37℃烘干备用。

（2）点样　用微量移液器取2μL抗原液滴于NC膜方格内，37℃烘干。

（3）封闭　用0.01mol/L pH 7.2的PBS（含10%的犊牛血清）将NC膜浸泡，37℃ 30min。然后用0.01mol/L pH 7.2的PBS洗涤3次，每次3min。

（4）加鼠抗IBV血清　同上法采用点样方法，将鼠抗IBV血清滴加于方格内抗原斑点上，37℃感作45min，然后用PBST洗涤3~4次。

（5）加羊抗鼠酶标抗体　37℃感作45min后洗涤3次。

（6）加底物　用10mL0.05mol/L的Tris-HCl Buffer（含5μL H2O2），4.0g DAB溶解液，37℃感作15min（避光感作）。

（7）终止显色　将NC膜置于蒸馏水中浸泡2~3min，然后于37℃干燥。

（8）判定标准　同阴性对照试验一样不呈斑点者为阴性（-）；斑点深棕色，对比度清晰者为强阳性（++++）；斑点棕红色，对比度清晰（++）；介于两者之间为（+++）；斑点较弱或内有不均质的棕色点者为（+）。

6. 间接Dot-ELISA标准化试验条件的选择

（1）抗原及鼠抗 IBV 血清的最佳工作浓度的选择是分别将病毒抗原及鼠抗 IBV 血清做 1：2 至 1：64 倍比稀释，按以上程序点样，加 1:20 羊抗鼠酶标抗体及 pH 7.6 底物溶液显色，采用方阵方法测定。

（2）分别将 0.05mol/L 的 Tris-HCl Buffer 按 pH 6.8、7.0、7.2、7.4、7.6、7.8 六个不同酸碱度配制底物溶液，将酶标抗体做 1：20 至 1：1 280 稀释，按抗原 1：8，鼠抗 IBV 血清 1：16 稀释，采用方阵方法测定。

7. 间接Dot-ELISA特异性检测

（1）阻断试验

方法是：①正常 SPF 鸡血清做 1：（2～8）稀释；②正常 Balb/c 小鼠血清做 1：（2～8）稀释；③鸡抗 IBV 血清做 1：（2～8）稀释；④经 IBV 抗原充分吸附后的鼠抗 IBV 血清。用 1：8 稀释度抗原在 NC 膜上点样，分别加上述①～④血清。分成 2 组，一组加④中抗血清，另一组加未经 IBV 抗原吸附的鼠抗 IBV 血清，最后同时加酶标抗体，在 pH 7.4 底物溶液下显色。

（2）抗原及抗体特异性检测

①病毒检测　C9001 毒株 10 批 100 个 SPF 鸡胚尿囊液毒，分别经 5 000r/min 离心 30min 去除杂蛋白，作被检材料。

②抗体检测　采用 49 只自然感染和攻毒发病康复后的鸡血清，分别做 1：（2～8）稀释，做第一抗体阻断试验，同时设立 IBV 抗原、鸡抗 IBV 抗体和阳性对照。

（二）试验结果

鸡抗 IBV 高免血清气管环组织培养中和试验抗体效价为 1：4 096，间接血凝试验抗体效价为 1：1 024；鼠抗 IBV 高免血清间接血凝试验抗体效价 1：4 096；抗原最佳工作浓度为 1：8，即 0.130g/L，鼠抗 IBV 高免血清最佳工作浓度为 1：16。本法可检最低抗原量为 1.64×10^{-8}g，IBDV 抗原对照试验阴性；最佳底物溶液 pH 为 7.4，羊抗鼠酶标抗体最佳工作浓度为 1：40；正常 SPF 鸡血清、正常鼠血清均不能阻断试验，而鸡抗 IBV 血清及经 IBV 抗原吸附后的鼠抗 IBV 血清均可阻断试验（表 5-34）。

病毒检测试验中 100 个点样阳性检出率 98%；抗体检测中 147 个点样中

试验全部阻断，2个阴性对照亦被阻断，阳性对照呈斑。

表5-34　间接Dot-ELISA阻断试验

项目	稀释度*	阳性抗原	呈斑	阻断	阴性对照
鸡抗IBV血清	1:2	1:8	−	+	−
	1:4	1:8	−	+	−
	1:8	1:8	−	+	−
正常SPF鸡血清	1:2	1:8	++	−	−
	1:4	1:8	++	−	−
	1:8	1:8	++	−	−
正常Balb/c小鼠血清	1:2	1:8	++	−	−
	1:4	1:8	++	−	−
	1:8	1:8	+	−	−
IBV抗原吸附的鼠抗IBV血清	1:32	1:8	−	+	−

* 点样数均为8个。

（三）小结与讨论

Dot-ELISA 的优点在于快速、简便、经济，不需任何特殊仪器，保留了常规 ELISA 的敏感、特异的优点，又克服了许多繁琐的操作，点样少，能检测抗原亦能检测抗体。结果可直接凭肉眼判断，无需用酶联免疫检测仪测定 OD 值。

试验结果表明，本程序检测 IBV 抗原及抗体具有高度的敏感性和特异性。抗原检出量可达 10^{-8}g 数量级。试验能被其他抗原和特异性抗血清阻断。100 个不同含毒量 SPF 鸡胚尿囊液被检结果表明其阳性检出率可达 98%；49 份 147 个不同稀释度的鸡抗 IBV 康复血清点样阻断试验阳性率达 100%。

最适抗原浓度、最适鼠抗 IBV 血清稀释度及最佳酶标抗体工作浓度、最佳底物溶液 pH 方阵试验显示：以方阵的右上角及左下角为两端点连对角线，斑点呈色较深的方格全部集中在抗原、抗体含量较高的左半部，这与其他常规试验分析的结果是相吻合的。

由于IBV 在发病鸡体内，不同发病时间病毒的复制及分布部位各不相同，加上呼吸道型 IBV 与肾型 IBV 在体内的复制与分布的差异，使得直接以临床病料作为被检材料，采用血清学方法确诊本病相对困难。而采用常规的病毒分离、培养，病毒形态结构观察、病毒生物学特性鉴定等程序，费时太长，也不适合于基层单位的推广应用。本试验首次建立的间接 Dot-ELISA 以临床病料的鸡胚分离物作被检材料，其敏感性和特异性均证明采用该法诊断 IB，检测 IBV 抗体是可行的。尽管被检材料不是直接采用临床病料，但就目前国内在 IB 的确诊情况下，本法的建立为 IB 的确诊和病毒的研究提供了一个快速、简便的试验手段。

十九、肾型鸡传染性支气管炎病毒免疫机制探讨

目前国内多采用 H52 及 H120 弱毒疫苗对不同日龄的鸡进行免疫，但由于，一方面 IBV 血清型多，不同 IBV 之间的抗原交叉性差异极大；另一方面呼吸道型 IBV 刺激机体产生的抗体成分主要是分泌型 IgA，形成的是局部免疫，这就给 IB 的诊断与免疫效果的检测带来极大的不便，集中表现为抗体产生维持的一过性。

本试验分别就 NIBV 刺激机体产生的免疫球蛋白成分、NIBV 强毒感染与疫苗免疫后机体中病毒抗体的形成规律以及 NIBV 在不同发病阶段、不同脏器中的复制与分布作了探讨，旨在为 NIBV 的防治、制定合理的免疫程序及深入探讨两种病型 IBV 免疫机制的差异提供参考。

（一）材料和方法

1. NIBV C9001分离株

作者分离并鉴定。

2. 鸡抗C9001 IgG的分离、纯化及鉴定

（1）分离纯化　饱和硫酸铵分级盐析沉淀鸡抗 C9001 血清蛋白，Sepharose-4B 柱层析特异性洗脱 IgG 吸收峰后，分别经 DEAE- 纤维素及 Sephadex G100 连续纯化 IgG。

（2）鉴定

①纯度鉴定　分别采用羊抗鸡 IgG 与纯化的鸡抗 NIBV IgG 之间的琼脂扩散沉淀反应及纯化鸡抗 NIBV IgG 之间的琼脂糖凝胶电泳法鉴定。

②特异性鉴定　以免疫荧光试验、间接 Dot-ELISA 及鸡胚气管环组织培

养中和试验鉴定纯化的鸡抗 NIBV IgG 的病毒特异性。

3. 强毒感染及免疫鸡抗体形成曲线

42 只 15 日龄无 NIBV 母源抗体的 AA 鸡分成两组，其中 22 只感染强毒（$10^4 ELD_{50}$，0.5mL/只，隔离饲养）。分别于免疫后第 5、10、15、20、25、30、35、40 天采取免疫组鸡血，分离血清；于攻毒后第 1 天至鸡病全部康复，每天采血分离血清，在 96 孔血凝板上做间接血凝试验（PHA）检测抗体。

4. 不同发病阶段的不同脏器中NIBV的分布

20 只 15 日龄的 AA 鸡，肌内注射 $10^4 ELD_{50}$ 的 C9001 强毒 0.5mL/只，15d 后试验鸡开始发病死亡，剖检可见严重的肾脏尿酸盐沉着。分别采集攻毒后第 5、10 天的活鸡及第 15、17 天死鸡的肾、气管、肺、泄殖腔上皮、脾和心等 11 种脏器病料，采用免疫荧光试验及免疫酶组化染色检测其中的病原抗原。

（二）结果

1. 抗 NIBV 免疫球蛋白的主要成分为 IgG，且具有中和病毒的能力。采用 SPF 鸡全血与纯化羊抗鸡 IgG 及饱和硫酸铵粗提羊抗鸡 IgG 与纯化鸡抗 NIBV IgG 琼脂扩散试验均出现一条沉淀线。两种纯化的 IgG 在琼脂糖凝胶电泳中分别只有一条蛋白带。纯化的 IgG 在间接荧光试验、间接 Dot-ELISA 及中和试验中均显示 NIBV 特异性。

2. 强毒感染及疫苗免疫鸡抗体形成曲线分别见图 5-7 和图 5-8。

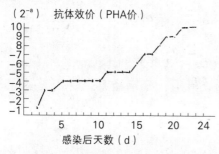

图5-7 强毒感染鸡抗体形成曲线

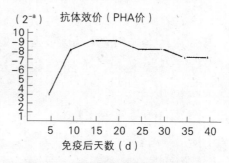

图5-8 疫苗免疫鸡抗体形成曲线

3. NIBV 在发病早期主要在呼吸系统的肺和气管组织中复制，随着病程发展，肾脏中病毒含量明显升高，进而导致病鸡尿毒症死亡。被检 11 种脏器病料中 NIBV 的相对含量的高低依次为：肾、气管、肺、泄殖腔、睾丸、肝、胸腺、法氏囊、输卵管、脾和心。

统计分析用免疫荧光试验及免疫酶组化染色试验方法检测攻毒后第 5、10、15、17 天 16 只试验鸡的 11 种不同脏器中病毒含量的均值，见图 5-9。

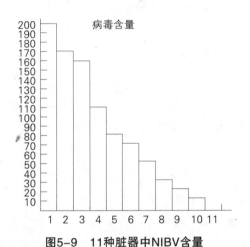

图5-9　11种脏器中NIBV含量

1. 肾　2. 气管　3. 肺　4. 泄殖腔上皮　5. 睾丸　6. 肝　7. 胸腺　8. 法氏囊
9. 输卵管上皮　10. 脾　11. 心

（三）小结与讨论

1. 呼吸道型 IBV 疫苗的免疫保护作用不甚理想，其原因除不同 IBV 毒株之间存在抗原差异性外，主要原因是呼吸道型 IBV 刺激机体产生的是分泌型 IgA，引起机体的局部免疫，尽管进入血液循环的单体 IgA 免疫活性与 IgG 相近，但其含量是极微量的，而且 IgA 的半衰期仅有 5.3d，因此，一旦在免疫后 1 周或半个月，鸡群感染 IBV 强毒，则疫苗的保护作用很小或完全没有。NIBV 侵害机体，其最终的靶器官主要是肾脏，往往导致尿毒症，引起急性死亡，因此，NIBV 疫苗刺激机体产生的免疫球蛋白，除了少量的 IgA 引起的有限的局部免疫外，其主要成分是 IgG，引起全身性体液免疫。

2. 与呼吸道型 IBV 一样，NIBV 感染早期，病毒主要在呼吸系统的组织器官中复制，随着病程的发展病毒逐渐显出肾脏亲嗜性。免疫荧光试验及免疫酶组化染色两种试验方法均证明，肾型 IB 中，被检的 11 种脏器在不同的发病阶段，除心脏外都可检测出病毒抗原，由此可推断 NIBV 对鸡体的侵害是泛嗜性的。

3. 感染鸡从攻毒后第 7~9 天开始发病死亡，此时其血清 PHA 抗体价为 2^{-5}~2^{-4}，至攻毒后第 20~22 天病鸡全部康复，此时其血清抗体 PHA 价为 2^{-7}~2^{-6}。鸡群从发病、死亡至康复，其血清抗体 PHA 价仅相差 2~3 个滴度，采用 PHA 检测 IBV 抗体水平，免疫临界限为 2^{-7}~2^{-4}。

于攻毒后第 2 天的鸡血清中可检测到 PHA 抗体并逐渐上升，至攻毒后第 5 天 PHA 抗体价可达 2^{-4}，并可维持到攻毒后第 11~15 天，鸡群血清抗体 PHA 价可维持在 2^{-5} 左右，其间仍有病鸡死亡。攻毒后第 16~24 天的鸡，抗体水平逐渐上升，第 22~24 天达到最高峰，此时 PHA 抗体价可达 2^{-9}~2^{-8}，期间无病鸡死亡。因此，攻毒鸡群的病毒抗体高峰期并非出现在发病期间，而是出现在发病后期至康复期，但整个鸡群的发病死亡率可达 40.9%，因此采用类似于鸡传染性法氏囊病的 1 日龄强毒免疫以获得坚强免疫力的方法，在肾型 IB 的防疫上是不合适的。

疫苗免疫鸡群第 5 天可检测出病毒抗体，其抗体 PHA 价为 2^{-3}。至免疫后第 10 天抗体 PHA 价可高达 2^{-8}，第 15~20 天达高峰期，抗体 PHA 价为 2^{-9}，以后略有下降，但 2^{-8}~2^{-7} 的抗体水平仍可维持到免疫后第 40 天。NIBV 灭活苗的免疫抗体水平在免疫后第 10~40 天均可达到攻毒鸡康复期的抗体水平，为此笔者建议，在肉鸡的 IB 防治中，1 周龄前可采用弱毒疫苗免疫，1~2 周龄时可注射（0.2mL/只）灭活苗免疫，2 周后再以灭活苗加强免疫，抗体水平可保护鸡群抗强毒感染。种鸡的 IB 防治，前阶段免疫可参考肉用鸡的免疫程序，至产蛋前注射 0.5mL/只灭活苗可望达到理想的免疫效果

二十、鸡传染性支气管炎二价灭活苗的研制

鸡传染性支气管炎病毒（IBV）血清型极其复杂，不同毒株之间的抗原交叉成分各不相同，肾型 IB 的出现又给本病的诊断与防治带来了一定困难。许多国家曾先后研制出多种 IBV 弱毒苗和灭活苗，其中以 H52、H120 应用最广泛，也有过采用 M41 株研制灭活苗的报道。国内对于鸡传染性支气管炎（IB）的研究多见疾病流行病学的调查、病毒的分离鉴定等，全面系统地对 IB 进行实验室研究的报道尚不多见。同时由于 IBV 本身的特殊性给本病毒的分

离提纯、检测方法的建立和疾病的诊断防治带来了一定的困难。为此，我们在采用 IBV 国际标准株与国内分离株进行对比研究的基础上，用国内分离株研制出肾型与呼吸道型 IB 二价油佐剂灭活苗，对 IB 的预防收到了满意的效果。

（一）材料与方法

1. 疫苗的制备

（1）种毒处理、抗原相制备　将肾型 IBV C9001、呼吸道型 IBV-DLZ9111 两毒株第 8 代 SPF 鸡胚尿囊液毒种做 1∶100 稀释，加 16.7×10^{-3} mol/（s·L）的"双抗"，37℃作用 2h，接种 10 日龄 SPF 鸡胚绒毛尿囊腔，每枚 0.2mL。收集死亡鸡胚的尿囊液，按最终浓度 1% 含量加入福尔马林，37℃灭活 48h，无菌取灭活的鸡胚尿囊液毒直接接种在普通琼脂斜面，37℃培养；灭活病毒无菌做 1∶100 稀释，接种 10 日龄 SPF 鸡胚，每枚 0.2mL，37℃培养。既无菌生长又不能致死鸡胚的灭活尿囊液可用于制苗。

（2）二价油佐剂灭活苗的制备　硬脂酸铝、Span80、10 号白油按一定的比例配制油相。Tween-80 生理盐水为稀释液，其中 Tween-80 占生理盐水和病毒液总量的 4% 左右。用稀释液将 C9001、DLZ9111 两毒株鸡胚尿囊液毒做适当的稀释，等量混匀，保证成苗中的病毒含量不低于 10^7 ELD_{50}，作为水相。以水相和油相常规比例混合并加适量的福尔马林和防腐剂进行乳化，分装小瓶即成二价油佐剂灭活苗。观察成苗的均质性、流动性及是否分层、沉淀等，并将疫苗分别放置于室温和 4℃，定期检查疫苗的外观质量。

2. 免疫学试验

（1）安全性试验　用成苗免疫 SPF 鸡，观察鸡是否有异常反应。

（2）二价油佐剂灭活苗的免疫比较　用 C9001-DLZ9111 二价油佐剂灭活苗及其单价油苗免疫 15 日龄的 AA 鸡，分别从免疫力产生期、免疫期、最小免疫剂量、免疫保护率、抗体形成规律等方面加以比较。

①试验设计　82 只 15 日龄的 AA 肉鸡随机抽测 20 只鸡的母源抗体，随后分成 4 组，其中 20 只肌内注射 C9001 单价油佐剂灭活苗，0.2mL/ 只；20 只肌内注射 DLZ9111 单价油佐剂灭活苗，0.2mL/ 只；20 只肌内注射二价苗，0.2mL/ 只；其余 22 只作为未免疫对照组，分笼隔离饲养。

②免疫抗体检测　分别于免疫后 5、10、15、20、25、30、35、40d 采各试验组和对照组的鸡血，分离血清，所有间接血凝试验均在 96 孔 V 形血凝板上进行。

③攻毒试验　免疫后 15d 各试验组鸡随机抽出 10 只进行抗体维持试验，观察抗体形成规律，其余 52 只鸡分别以 10^4 ELD_{50} 的 C9001 和 DLZ9111 毒株 SPF 鸡胚尿囊液毒肌肉和气管内攻毒。其中二价苗免疫组和对照组鸡同时气管内和肌内注射 C9001 和 DLZ9111 毒株 SPF 鸡胚尿囊液毒。

对照组中，攻毒后每天采血（除死亡鸡外）剖检病死鸡，观察病理变化，并记录发病和死亡情况。

（3）二价苗及单价苗最小免疫剂量的测定

①试验设计　200 只 15 日龄 AA 肉鸡用于作 C9001、DLZ9111 及其二价苗的 1：10、1：50、1：100，1：200 不同抗原含量的疫苗免疫试验，见表 5-35。

表5-35　二价苗最小免疫剂量的测定*

疫苗	稀释度	试验鸡数（只）	肾脏病变鸡数（只）	气管病变鸡数（只）	死亡鸡数（只）	对肾型IB保护率（%）	对支气管炎型IB保护率（%）	总保护率（%）
二价苗	1：10	18	0	1	0	100	94.45	94.45
	1：50	15	1	2	0	93.33	80.00	73.33
	1：100	18	3	7	1	83.33	66.67	50.00
	1：200	17	6	5	0	64.70	47.06	35.30
DLZ9111	1：10	12		1			92.50	92.50
单价苗	1：50	14	0	3	0		78.57	78.57
	1：100	8	0	4	0		50.00	50.00
	1：200	17	0	7	0		43.75	43.75
C9001	1：10	12	0	0	0	100		100
单价苗	1：50	13	2	0	0	76.92		76.92
	1：100	18	8	0	1	66.67		66.67
	1：200	17	8	1	0	47.06		47.06

注：用量均为0.5ml/只；*试验设计时，每组均为16只，正式试验鸡数去除中途意外死亡数。

②母源抗体的检测　试验前随机抽测 20 只鸡的母源抗体。

③疫苗免疫　200只鸡分成13组，分别采用不同稀释度的3种疫苗免疫，每只鸡0.2mL，同时设立20只未免疫鸡对照组。

④攻毒试验　免疫后15d分别在各试验组中随机抽测5只鸡的抗体水平，之后每只鸡肌内及气管内注射10^4 ELD_{50}的C9001和DLZ9111株鸡胚尿囊液毒，二价苗免疫组同时注射两种病毒，单价苗免疫鸡注射一株相应的病毒。

⑤病理剖检　攻毒后第15天，除中途死亡的鸡外，所有试验鸡均活宰放血做病理剖检，主要观察气管和肾脏的特征性病理变化，记录并统计试验结果。

3. 二价油佐剂灭活苗的初步应用

本疫苗已在扬州、仪征、上海、福建、大连等地的商品代仔鸡及祖代、父母代种鸡上现场试用。

（二）结果

1. 疫苗特性

按本程序研制的疫苗安全性、均质性良好，且无分层、沉淀现象，室温及4℃放置1年外观质量无明显变化。

2. 免疫后抗体变化情况

试验组及对照组鸡免疫后不同时间的抗体检测结果见图5-10和5-11。

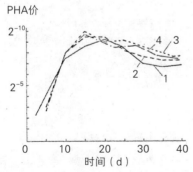

图5-10　二价苗及单价苗免疫鸡的抗体形成曲线

1. DLZ9111株单价苗　2. C9001株单价苗
3. 二价苗免疫抗C9001株抗体　4. 二价苗免疫抗DLZ9111株抗体

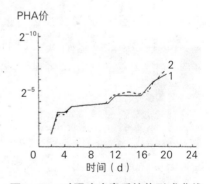

图5-11　对照鸡攻毒后抗体形成曲线

1. 抗DLZ9111株抗体　2. 抗C9001株抗体

3. 攻毒试验

（1）10 只 DLZ9111 株单价苗免疫攻毒鸡于攻毒后 15d 死亡 2 只，剖检可见气管内蓄积大量黏液，气管壁充血、出血，肺水肿等，其余鸡无明显 IB 症状。

（2）10 只 C9001 株单价苗免疫攻毒鸡于攻毒后 16d 死亡 1 只，剖检可见肾脏肿大，有严重的尿酸盐沉着，其余鸡无明显 IB 症状。

（3）10 只二价苗免疫攻毒鸡至攻毒后 40d 未见临床症状和死亡，其间剖检 2 只活鸡，除攻毒后第 2 天 1 只有轻微气管充血外，另 1 只无任何 IB 特征病变，疫苗保护率 100%。

（4）22 只对照鸡，攻毒发病率 100%，死亡率 40.9%（7/22），其余鸡至攻毒后第 22 天全部康复。死亡鸡剖检可见气管、喉头蓄积大量黏液，气管壁充血，严重的肾脏尿酸盐沉着。

4. 最小免疫剂量测定

攻毒后第 10 天 1∶100 C9001 单价苗免疫组鸡死亡 1 只，第 12 天 1∶50 免疫组死亡 1 只，剖检可见肾肿大、出血、轻度尿酸盐沉着，同时伴有轻微的气管出血等病变；攻毒后第 11 天 1∶200 的 DLZ9111 单价苗免疫组鸡死亡 1 只，剖检可见肾脏肿大、出血、气管出血，尿液积留。攻毒后第 15 天对照组 20 只鸡共死亡 5 只，死亡时间为攻毒后第 9～15 天，剖检可见特征性病变，死亡率 25%。

5. 二价油佐剂灭活苗在生产上的应用

在国内数地试用 500 余万只剂量，结果表明，该二价苗安全可靠，免疫原性较好，免疫保护作用较强，一次免疫防治两种类型 IB。

（三）小结与讨论

本试验采用 15 日龄 AA 肉鸡，通过免疫攻毒，比较了 C9001 和 DLZ9111 两毒株单价苗及二价苗的免疫力、抗体产生及维持情况与攻毒保护作用。结果表明，该二价苗具有两毒株单价苗相似的免疫原性。攻毒结果显示，二价苗免疫鸡对两毒株 104 ELD_{50} 的攻毒均具有 100% 的保护作用。

1∶100 稀释的二价苗 0.5mL 一次免疫的抗体水平对呼吸道型 IB 的保护率可达 66.67%，对肾型 IB 的保护率可达 83.33%，最小免疫剂量为 1∶100

稀释的二价苗 0.5mL。0.2mL 的二价苗免疫 15 日龄的雏鸡，15d 后攻毒，对肾型 IB 的保护率达 100%，而肾型和呼吸道型的单价苗免疫保护率分别为 90% 和 80%。DLZ9111 单价苗的最小免疫剂量为 1∶100 稀释的疫苗 0.5mL，而 C9001 单价苗的最小免疫剂量为 1∶（100~200）之间的疫苗 0.5mL。

二价苗免疫后 5d 鸡体内可检测到抗体，抗体水平高峰期集中在免疫后 10~15d，免疫力产生期为 7~10d，免疫保护作用至少维持 1 个月。从人工感染和自然发病鸡群的抗体消长规律及攻毒试验结果来看，感染鸡从攻毒后第 7~9 天开始发病死亡，此时其血清抗体 PHA 价为 2^{-6}~2^{-4}，至攻毒后第 20 天左右病鸡全部康复，此时其 PHA 价为 2^{-7}~2^{-5}，由此可见鸡群从发病至康复其血清抗体 PHA 价仅相差 2~3 个滴度，采用 PHA 试验检测此二价油佐剂灭活苗的免疫抗体水平，其免疫临界限为 2^{-7}~2^{-4}。

采用 H52、H120 两弱毒疫苗的保护作用不甚理想，分析其原因主要是因为 IBV 血清型多，不同毒株间抗原交叉成分有很大差异。同时由于 H52、H120 为呼吸道型 IBV，其刺激机体产生局部免疫，起免疫作用的主要是免疫球蛋白 IgA，而血清中 IgA 主要以单体形式存在，同时含量极少，难以抵抗强毒攻击。而采用油佐剂灭活苗肌内注射延长了抗原刺激机体的时间，且肾型 IBV 的主要靶器官是肾脏，而不是呼吸系统，因此其主要抗病毒免疫球蛋白成分除 IgA 外，还有 IgG 等其他成分。

IBV 血清型很多，各毒株间的抗原交叉成分各不相同，因此，采用国内分离株研制疫苗，有针对性防治国内 IB 的发生和流行比采用国际标准毒株制苗其特异性要好得多，这在 IB 防治中具有十分重要的现实意义。

二十一、肾型鸡传染性支气管炎病毒油佐剂灭活苗免疫抗体形成规律

国内外许多国家先后研制出多种 IBV 弱毒苗和灭活苗，但由于 IBV 血清型多及变异株的存在，不同血清型毒株疫苗间仅有部分或无交叉免疫保护作用，并且 IBV 与其他病毒间仍有部分干扰作用，因此常见免疫失败。国内亦常见有免疫鸡群暴发 IB 的报道。肾型 IB 的出现也为本病的防治带来了很大困难。

本试验采用作者分离鉴定的一株肾型 IBV 野毒研制油佐剂灭活苗，由免疫及攻毒鸡群的病毒抗体形成曲线分析，初步阐明肾型 IBV 疫苗的免疫抗体

形成规律，旨在为肾型 IB 的防治及制订合理的免疫程序提供参考依据。

（一）材料和方法

1. 病毒 肾型 IBV C9001 野毒，为作者分离并采用病毒中和试验、Dot-ELISA、PHA 等鉴定的一株与 IBV N115 血清型相近的肾型 IBV 株。

2. 抗体检测方法 采用纯化的 SPF 鸡胚尿囊液毒抗原致敏醛化的鸡红细胞，建立 PHA 检测 IBV 抗体。

3. 试验设计 42 只 15 日龄无 IBV 母源抗体的 AA 鸡分成两组，其中 20 只肌内注射肾型 IBV 油佐剂灭活苗，0.2mL/ 只；22 只采用 C9001 株强毒攻毒，$10^4 ELD_{50}$，0.5mL/ 只。分别间隔饲养。

4. 免疫抗体检测 分别于免疫后第 5、10、15、20、25、30、35、40 天采免疫组鸡血，分离血清；于攻毒后第 1 天至病鸡全部康复，每天采攻毒鸡血，分离血清，冰箱保存备用。所有 PHA 均在 96 孔血凝板上进行。

5. 攻毒鸡观察 攻毒后，每天观察鸡的临床症状，剖检病死鸡并记录发病、死亡情况及病理变化。

（二）结果

1. 免疫鸡群的病毒抗体形成曲线 （图 5-12）

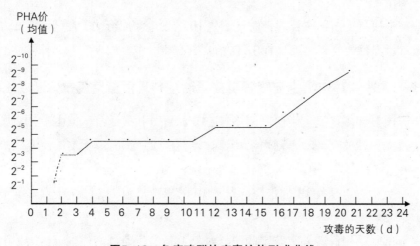

图5-12　免疫鸡群的病毒抗体形成曲线

2. 对照组鸡群攻毒后病毒抗体形成曲线（图 5-13）

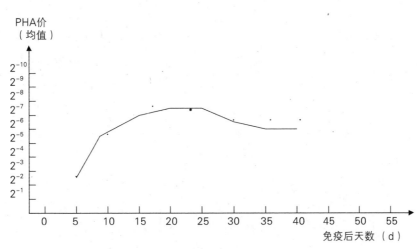

图5-13　攻毒鸡群病毒抗体形成曲线

3. 对照组死亡鸡剖检情况

对照组22只鸡，分别于攻毒后第9、12、14、15、19天各死亡2、2、1、2、2只。剖检可见气管、喉头蓄积大量黏液，气管充血、出血，肺气肿、充血，肾脏肿大、出血，发病后期的死鸡可见典型的严重肾脏尿酸盐沉着，发病率100%，死亡率40.9%，至攻毒后第22天病鸡康复。

（三）小结和讨论

1. 结合对照组攻毒鸡的发病与死亡情况，分析攻毒鸡群病毒抗体形成曲线可以看出，感染鸡从攻毒后第 7 ~ 9 天开始发病死亡，此时其 PHA 抗体价为 2^{-5} ~ 2^{-4}，至攻毒第 20 ~ 22 天病鸡全部康复，此时其 PHA 抗体价为 2^{-7} ~ 2^{-6}。由此可见，鸡群从发病、死亡至康复，其血清 PHA 抗体价仅相差 2 ~ 3 个滴度，采用此 PHA 试验检测 IBV 抗体水平，免疫临界限可初步确定为 2^{-4} ~ 2^{-2}。

2. 从对照攻毒组抗体形成曲线（图 5-11）可以分析得出，攻毒后第 2 天可检出 PHA 抗体，以后逐渐上升，至攻毒后第 5 天 PHA 抗体价可达 2^{-4}，这样的抗体水平一直维持到攻毒后第 10 天，而期间已有鸡发病死亡（第 7 ~ 9 天）。自攻毒后第 11 ~ 15 天，鸡群抗体水平可维持在 2^{-5} 左右，期间仍有病鸡死亡。第 16～24 天的鸡，抗体水平逐渐上升，第 22～24 天达到最高峰，此时 PHA 抗体价可达 2^{-9}～2^{-8}，期间无病鸡死亡。由此曲线还可看出，攻毒鸡群病毒抗体的高峰期并非出现在发病期间，而是出现在发病后期至康复期，但整个鸡群的发病死亡率可达 40.9%。由此可见，采用诸如鸡传染性法氏囊病类似的 1 日龄强毒免疫以获坚强免疫力的方法在肾型 IB 的防疫上显然是不合适的。

3. 分析免疫组鸡的抗体形成曲线可见，免疫后第 5 天，可检测到病毒抗体，其 PHA 价为 2^{-3}。至免疫后第 10 天抗体 PHA 价可高达 2^{-8}，第 15～20 天可达高峰期 2^{-9}，以后略有下降，但仍可维持在 2^{-8}～2^{-7} 到免疫后第 40 天。由图 5–11、图 5–12 的结果看出，肾型 IBV 油佐剂灭活苗的免疫抗体水平在免疫后第 10～40 天均可达到攻毒组鸡康复时的抗体水平，也就是说期间的抗体水平是足以抵抗 $10^4 ELD_{50}$ 强毒攻击。为此作者建议，在肉鸡的 IB 防治过程中，1 周龄前可采用弱毒苗免疫，1 周龄至 15 日龄可采用注射 0.2mL/ 只灭活苗免疫，至 15 日龄时再注射 0.2mL/ 只灭活苗，免疫抗体可保护至鸡群出笼（50d 左右）；种鸡及蛋鸡的 IB 防治，前阶段可采用肉鸡免疫程序，至产蛋前注射 0.5mL/ 只灭活苗可望达到理想的免疫保护作用。

二十二、鸡传染性支气管炎病毒的遗传与变异

鸡传染性支气管炎（avian infectious bronchitis，IB）已成为养禽业中危害最大的病毒性传染病之一，鸡传染性支气管炎病毒（avian infectious bronchitis virus，IBV）基因组 RNA 的点突变、缺失、插入和不同毒株基因组间的同源重组是造成病毒临诊表现、病理变化、血清型、基因型、病毒复制、结构蛋白免疫原性及其免疫机制变异的主要分子基础。

本文从以上几个方面系统综述 IBV 遗传变异的特性及其分子基础。

（一）临诊表现

IB 的临诊表现差异极大，主要取决于鸡体免疫状态、鸡群管理水平，特别是空气中是否有其他病原微生物的大量存在。所有日龄的鸡均易感. 但幼龄鸡更为严重。本病潜伏期为 18～36h，并可通过空气迅速蔓延到全群。病毒可长期存在于感染鸡的盲肠扁桃体。IB 的发病率和死亡率差异极大。典型

而单纯的呼吸道症状主要见于人工感染的 SPF 鸡，在大规模使用疫苗后一般很少见。仅有少数的分离株在商品鸡群可引起下述典型的单纯呼吸道症状。幼龄鸡感染主要表现为突然甩头、咳嗽、喷嚏、流泪、鼻分泌物增多，偶尔可见脸部轻度水肿。病鸡尚可表现为沉郁、羽毛蓬松和畏寒、饲料利用率下降，短时间内发病率就可达 100%，死亡率也可高达 20%～30%。6 周龄以上鸡很少见有死亡。产蛋鸡呼吸道症状则极其温和，仅在鸡群安静时可听到轻微咳嗽、喷嚏，相比之下产蛋性能的变化则更为明显。

IB 在一般商品鸡群的症状多表现为呼吸道综合征，其严重程度一般视部分免疫或交叉免疫保护程度及细菌混合感染程度而定。前一种情况，仅有部分鸡被同源血清型疫苗确实免疫或异源血清型疫苗产生免疫，则表现为鸡群中部分鸡发生呼吸道疾病，这种情景尚可避免发生严重的呼吸道疾病，但生产性能的下降则不可避免。后一种情况是伴有其他细菌的协同感染，IBV 可以使本不具有临诊意义的条件性病原如大肠杆菌、支原体、葡萄球菌等产生严重的呼吸道疫病，但生产性能的下降则不可避免。尤其是伴有大肠杆菌和霉浆体的感染，往往意味着在有呼吸道炎症的基础上可形成肺炎和气管炎，鸡群死亡率和淘汰率可高达 50%。

产蛋鸡 1 日龄时感染 IBV 可形成永久性的输卵管损伤，尤其是在输卵管中 1/3 部。产蛋前后感染 IBV 的成鸡可明显降低产蛋率，偶尔可见蛋壳品质缺陷。蛋品质的异常，包括表面粗糙、形状改变、蛋清变稀、种蛋孵化率下降。

肾炎－输尿管炎主要由某些对肾具有亲嗜性的变异株引起。肾侵嗜性 IBV 可引起幼鸡典型的呼吸道症状，随后出现沉郁、羽毛蓬松、拉稀和饮水增加。6 周龄以下幼鸡死亡率可达 25%。一般情况下，这些症状可持续 1～2 周。产蛋鸡因日粮含钙高，后遗症更为严重，可在输尿管一侧或双侧形成明显的结石，并导致肾实质组织萎缩，发生肾炎－输尿管炎的产蛋鸡每周死亡率在 0.5%～1.0%。

（二）病理学变化

IB 的病理学变化主要发生于呼吸、泌尿和生殖系统的上皮组织，近期国内尚有由 IBV 引起腺胃及肠道病变的报道。呼吸道的表现为分泌亢进，纤毛脱落及温和的炎症反应，由此导致呼吸道黏膜正常的免疫保护、清洁屏障功能障碍。生殖道黏膜上皮的损伤导致蛋清分泌和蛋壳形成异常。肾脏上皮的损伤改变了分泌—重吸收功能，导致输尿管中钙盐沉积和结石形成。系统的病理学检查将有助于确诊上皮侵害器官的损伤程度，或者排除是否因其他病原的混合感染而导致典型综合征的形成。采取合适的组织器官进行组织病理学检查将有助于排除新城疫、鸡痘、传染性喉气管炎和禽流感等病原感染的可能性，为病毒分离提供指导性的初步诊断。

1. 呼吸道病变

大体病变表现为严重的结膜炎、温和的卡他性鼻炎，气管炎症表现为黏膜粗糙、肥厚和轻度红肿，管腔内混有水样含水泡的渗出物。初级支气管内含有淡黄色血清样黏液甚至黏稠的渗出物。环绕支气管的肺组织局灶性实变，气管膜局灶性或融合性着色、肥厚。如果伴有细菌混合感染，气管、支气管和气囊膜则可出现脓性、纤维素性炎症，肺实质形成大面积的炎症病灶。组织病理学表现为鼻道、气管和支气管黏膜上皮局灶和融合性纤毛脱落，表层上皮细胞变圆或脱落，固有层内不同程度的水肿和炎症细胞浸润，早期主要为异嗜性白细胞，随后则以淋巴细胞和浆细胞为主，黏膜上皮细胞一般不崩解、脱落。进入再生阶段，上皮细胞肿大变性，固有层内细胞浸润加剧，气囊上皮可隆起变为立方状并伴有基质结缔组织的水肿。如果伴有细菌的混合感染，在上述病变的基础上则出现脓性–纤维素渗出性炎症，特别是肺实质和气囊。

2. 产蛋鸡

生殖道病变一般不明显，仅偶见卵黄性腹膜炎和输卵管腔的粘连。组织学病变包括输卵管黏膜上皮纤毛变短或脱落、管腺扩张，黏膜层内炎性细胞的局灶性浸润及黏膜基质的纤维化。

3. 肾炎、尿石症

大体病变，幼鸡表现为肾肿大、苍白、小叶突出，肾表面弥漫性痛风尿酸盐分布或实质内局灶性尿酸盐沉着。有的发病鸡尚可见内脏痛风，输尿管因液化的尿酸盐沉积而高度扩张。发生尿石症的蛋鸡，一侧肾高度肿大，另一侧则萎缩。萎缩的肾脏大多与内含坚硬结石扩张的输尿管相通，少数鸡输尿管两侧均可见结石。组织学变化，肾炎早期阶段肾小管上皮细胞肿胀变性，有时伴有颗粒状或透明样管型。肾间质早期为异嗜性白细胞，随后则以淋巴细胞浸润为主。晚期病变肾可见有痛风的尿酸盐沉积，其周围上皮样细胞和异物巨细胞环绕。残留的肾实质常可见萎缩并伴有肾单位减少，甚至纤维增生和钙盐沉着。

（三）血清型及其意义

早期分离的 IBV 均为 Massachusetts 型，直至 20 世纪 50 年代中期，才陆续分离到其他血清型 IBV。其中包括 Connecticut、Holte、Iowa 和 Arkansas 等。与此同时，另外一些血清型毒株也相继在澳大利亚、欧洲和亚洲被分离到。

IBV 抗原变异极为活跃，借助病毒中和试验（VN）可以区别 IBV 的抗原差异和血清型。VN 技术的不断改进使血清分型结果更加准确可靠和简便易行，并能够进行一些有意义的流行病学研究，如监测某一地区内特定血清型的扩散情况，现已确证，不同国家和地区存在着不同血清型的流行，某些血清型如 M 型流行于绝大多数国家和地区。IBV 在不同地区受免疫接种程序、家禽密度等因素的影响以不同的速度和不同进化方向变异。单克隆抗体结合分子生物学技术，如 S 蛋白基因的 PCR 分析和核苷酸序列测定，使得 IBV 进化和变异研究更为方便和深入。已经发现，S 蛋白上仅仅 2～3 个氯基酸的改变就有可能导致新的血清型的产生。需要指出的是，临诊上 IBV 体内不同血清型之间的交叉免疫保护范围往往较体外病毒中和试验提示的结果更广。

传统上，采用对免疫或未免疫鸡进行攻毒后的鸡胚病毒分离来研究体内不同血清型 IBV 之间的交叉保护免疫，这一方法非常有效和敏感，但需消耗大量人力和鸡胚。由于幼鸡感染 IBV 后伴有致死性大肠杆菌能产生可定量的致死性感染，并可被预先确实的疫苗免疫所保护，因此 Smith 等（1985）和 Cook 等（1986）建立了一种死亡保护模式来研究 IBV 不同血清型之间的交叉免疫保护效果。但最为简单的体内交叉保护研究系统是 Cubillos 等（1991）根据 IBV 可引起气管纤毛上皮的损伤特点而设计的，即以 IBV 疫苗免疫 3 周龄幼鸡，分组接种同源或异源 IBV 毒株在不同时间扑杀切取 10 个气管环，显微镜下检查纤毛摆动的情况，判定为 0 级（全部纤毛摆动）～4 级（无纤毛摆动），这种可定量化，重复性极好的方法在 IBV 交叉免疫保护研究中极有价值。

一个新的 IBV 血清型确定后，首先应该研究其与现有疫苗间的交叉免疫保护性。大多数情况下，新血清型 IBV 与现有疫苗间都可产生良好的交叉保护，而现场大多数情况下的免疫失败都是由于不适当的免疫程序所致，一旦确证现有疫苗对其不能产生有效的免疫保护，应考虑采用新的疫苗。没有弱毒活疫苗初免的情况下，单独采用灭活 IBV 疫苗一般不能产生可靠的有效保护。在一个地区引入新的血清型疫苗必须同时具备下列两个前提：①该血清型毒株在该地区已普遍流行；②现已使用的血清型疫苗确实不能产生有效的保护。

总之，体外病毒中和试验和 S 蛋白基因的 PCR–RFLP 分析试验可以区分一个新分离毒株的血清型，单克隆抗体可以更进一步反应导致血清型改变的抗原决定簇位点变化，但在实践中最有意义的"保护型"则需通过体内的交叉保护性试验来证实。对 IBV 的"血清型 – 抗原位点 – 保护型"表型变异基础和机制更深入的了解必须建立在进一步的分子生物学研究基础上。

（四）基因组

IBV 为典型的冠状病毒，基因组为单股正链 RNA，本身具感染性。IBV 是第一个测定了基因组全部序列的冠状病毒。Bourssnell 等（1987）测定了最古老 IBV 的 Beaudette 株全基因组长度为 27 608 个核苷酸，后来对其他 IBV 毒株的核苷酸序列分析表明不同毒株基因组长度可能略有差异。IBV 基因组 3′ 端具真核 polyA 信号，5′ 端为一复制引导序列构成的帽样结构。IBV 基因组含 10 个以上的 ORF。在感染细胞内可以检测到 6 种转录的 mRNA，由大到小分别为 mRNA1 ~ mRNA6，都具有共同的 3′ 末端结构，而 5′ 末端则长短不一（图 5–14）。目前的研究表明，各 mRNA 上只有位于 5′ 端且与比它短的 mRNA 不重叠的单一序列部分的 ORF 才具有编码表达功能。mRNA2 编码纤突蛋白 S（Spike protein），mRNA4 编码膜基质蛋白 M（Memenbre protein），mRNA6 编码核衣壳蛋白 N（Nucliocapsid）。mRNA1、mRNA3 和 mRNA5 的编码功能一直不很清楚，直至 20 世纪 90 年代后才陆续确诊它们都是具有编码功能的多顺反子。利用体外转录，cDNA 表达产物的抗血清型可以证实在 IBV 感染的 Vero 细胞中存在 mRNA3 具有 3a、3b、3c 三个 ORF 的相应表达产物，分别为 6.7ku、4ku 和 12.4ku，其中 3cORF 的启动子效率最高，12.4ku 产物表达量最大。其疏水氨基酸的组成特点强烈提示该蛋白与病毒囊膜嵌合，可能参与病毒的复制功能。同样采用抗血清在 IBV 感染细胞液中沉淀到了 mRNA5 具有 5a、5b 两个 ORF 的

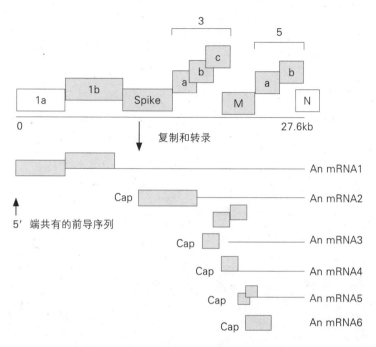

图5-14 IBV基因组和亚基因组的组织和表达

表达产物，分别为7.5ku和9.5ku，其中前者65氨基酸中亮氨酸为17个，约占26%，显示强烈的疏水性，可能与囊膜相连，但它不具备一个常规的跨膜区域。mRNA1的1a、1b两个ORF则应分别编码440ku和300ku的两个多肽，但根据普遍存在于冠状病毒的核糖体移码规律，则应该表达一个约741ku的1a～1b融合多肽，然后再被细胞内蛋白酶裂解为相应功能蛋白。进一步的序列分析表明，mRNA 1a ORF8 937～9 357nt（nucleotide）可能编码类似细小病毒3C蛋白酶的功能域，1b ORF中14 100～14 798nt则可能编码依赖RNA的RNA聚合酶，二者都可能在病毒复制中发挥重要功能。不过迄今为止，有直接证据显示的仅为1b ORF编码的一段约100ku的蛋白，它可能是1a～1b融合蛋白的裂解产物。在12 310～12 315nt和15 129～15 135nt处分别存在一个Q-S这种能被类细小病毒3C蛋白酶识别的裂解位点，两位点之间编码蛋白刚好为100ku。同时，缺失表达研究表明，在ORF 1a 8 763～10 720nt之间存在一个

100ku 产物所在 ORF 的真核表达负调控元件。该元件可能通过影响下游 RNA 的稳定性发挥作用，使之维持在较低的表达水平。

IBV 基因组和各 mRNA 的 5′端存在着共同的套式末端（Coterminal 或 Nest set），又称为帽结构（Cap）或前导序列（Lead-sequence），长度约 65bp，其中 G，C 各为 12%，A 为 32%，U 为 43%，IBV mRNA 与真核 mRNA 结构相似，3′端存在 poly A，紧接其上游的是一包含部分高变区的相对保守序列，该保守序列被认为是 IBV 侵入细胞后由基因组正链 RNA 合成负链时，RNA 聚合酶的起始结合部位。IBV mRNA 的合成不是由其转录前体加工而成，而是直接在前导序列的引导下转录（Lend-primer transcription）而成。在 mRNA 的形成过程中，前导序列首先从已合成的负链基因组上转录出来。前导序列的核心部分为位于其 3′侧端的共同序列：5′-CUC（U/C）AACAA-3′，它可与负链模板上各 mRNA 起始处的 3′-GAG（A/C）UUGUU-5′序列配对，分别引导各 mRNA 的合成。mRNA 的合成是非连续的，合成未完全的 mRNA 可以从模板上脱落下来形成游离中间体，然后又可以再与模板退火继续 mRNA 的聚合反应。

（五）IBV 的复制

S 蛋白对 IBV 的侵染性起着重要作用。在接近酸性的环境下，S 蛋白可介导病毒与细胞膜的融合，释放病毒核酸进入宿主细胞。IBV 复制严格限制在胞浆内进行。粗面内质网是病毒蛋白合成的场所，由于 M 蛋白的跨膜区疏水结构无法使其通过网状结构，病毒装配只能从内质网开始。病毒在由内质网到高尔基体的过程中获得双层脂膜。S 蛋白的聚集部位是粗面内质网与高尔基体之间的通道，该部位也可能是病毒出芽的地方。S 蛋白、M 蛋白和 N 蛋白糖基化均在高尔基体内完成。加工成熟的子代病毒粒子在高尔基体内包含于光滑的囊泡并迁移至细胞表面释放。IBV 的复制可能还与宿主细胞的核转录系统有关。S 蛋白上存在着进入高尔基体的滞留信号，当 S 蛋白装配入病毒后，这些滞留信号被掩盖，进入高尔基体转运大大加快（图 5-15）。

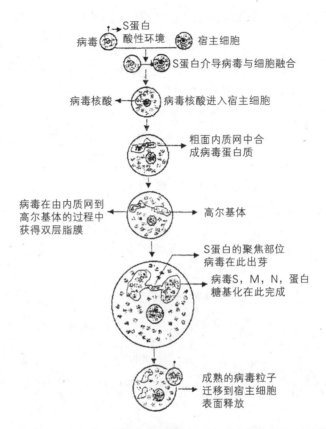

图5-15　鸡传染性支气管炎病毒复制示意图（根据文字材料编绘）

（六）结构蛋白

IBV 明确的主要结构蛋白为 S 蛋白、M 蛋白和 N 蛋白，三种结构蛋白分子摩尔比为 1∶6∶15。

1.S蛋白

S 蛋白构成了冠状病毒的最表层纤状突起。S 基因表达产物 S 蛋白 N 末端在跨越内质网内膜时被切除 18 个疏水氨基酸构成的信号肽，并被裂解为 90ku 和 84ku 的两个亚单位 S1 和 S2。所有已知序列的 IBV 的 S 蛋白裂解位点都是保守的，其序列为 N-Arg-Arg-ser/phen-Arg-Arg-C，因此 S 蛋白的裂解显然与 IBV 的细胞病理效应和体内感染宿主细胞的范围无关，这一点与流感和副黏病毒的有关致病机制不同。S 蛋白裂解为 N 末端的 S1 蛋白和 C 末端的 S2 蛋白，分别由 514 ~ 519 个氨基酸和 625 个氨基酸组成，在装配好的 IBV 中，S1 和 S2 之间通过二硫键连接，S1 在最外表层形成一个蘑菇状的突起。

S2 通过近 C 端一个小的跨膜区嵌入病毒囊膜，构成了纤突蛋白的柄。该跨膜区位于 S 蛋白第 1 094 和 1 131 氨基酸之间，其间 38 个氨基酸不含 Arg，Asp，Glu，Glm 和 Pro，且紧随其 C 末端的为碱性氨基酸 Lys，因而构成了一个 α 螺旋 –β 折叠 –α 螺旋 –β 折叠结构。S2 蛋白的 C 末端为亲水区并与 N 蛋白相连接。S1 和 S2 上分别有 17 个和 12 个可能的糖基，主要为甘露醇与葡萄糖胺，通过 N– 糖苷键与 S1 和 S2 相连。S 蛋白经过糖基化，其分子量由 110ku 增至 155ku（图 5 ~ 16）。

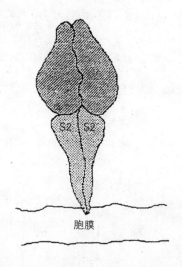

图5–16　IBV S蛋白结构模式示意图

根据抗原决定簇形成的一般规律推断，S1 蛋白近 N 端第 37 ~ 81 氨基酸亲水区，第 117 ~ 160 氨基酸疏水区和第 269 ~ 298 氨基酸的强亲水区构成了 S1 抗原决定簇，S2 蛋白 N 末端约 20 个氨基酸暴露于病毒囊膜外并被糖基化；形成了一个较保守的不依赖于蛋白质构象的抗原决定簇（图 5–17）。S 蛋白进化相对活跃，变异主要发生在 S1 上，其中某些氨基酸的改变将改变抗原决定簇构象，导致新的突变株产生。迄今的研究表明，S1 三个推断的抗原决定簇与大多数毒株的 S1 基因高变区相吻合。

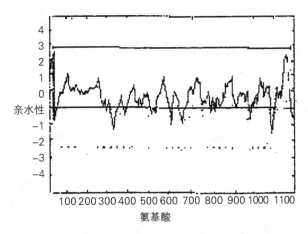

图5-17　S蛋白氨基酸的亲水性（圆点为潜在的糖基化位点）

S 蛋白与 IBV 的血凝性有关。冠状病毒根据其凝集红细胞的能力分为两大类。一类具很强的凝血活性，如 BCV、MHV、HCV 和 HEV 等，其病毒表面除 S 蛋白外还存在一种具有受体酶活性的蛋白 HE，能从细胞受体 Nenut5，9AC（N- 乙酰基 -9-0- 乙酰基神经氨酸）的 -9 位碳原子上地去掉乙酰基后为 S 蛋白识别黏附。另一类冠状病毒如 IBV、TGEV 和 FIPV 等则不具 HE 蛋白，因而血凝活性极弱。HE 蛋白的结构功能与 C 型流感病毒中的 HEF 极为相似，因而推测前一类冠状病毒可能在进化中通过异源重组获得了 HE 基因。

采用粗制的细菌磷脂酶 C 处理可以移去 IBV 表面通过 α -2，3 位连接于半乳糖的唾液酸而获得血凝活性。采用神经氨酸酶处理去除唾液酸也可以获得同样的凝血活性。但有意思的是，经神经氨酸酶处理后的红细胞表面存在神经氨酸作为其连接配体对血凝活性具有同样重要的意义。

2. M蛋白

约占病毒总结构蛋白量的 40%，由 224 ~ 225 个氨基酸构成，近 N 末端有两个糖基化位点。M 蛋白分子质量未糖基化为 23ku，随着糖基化程度不同为 26ku、28ku、30ku 和 34ku 不等。用内 β -2 乙酰氨基葡萄糖苷酶 H 能去除 28ku 和 38ku 上的低聚糖得到 23ku 蛋白。而 36ku 和 34ku 则不能。低聚糖是通过 N- 糖苷键与 M 蛋白相连。只有 34ku 蛋白含有岩藻糖。氨基酸序列的二级结构分析推测 M 蛋白的二级结构为：约 10% 氨基酸暴露于病毒囊膜外面并被糖基化，可能形成抗原决定簇。紧接着大约 80% 氨基酸形成了 3 个疏

水的 α – 螺旋片段嵌入双层脂膜。其余近 C 端氨基酸位于脂膜的内侧。M 蛋白的作用与病毒的复制有关，M 蛋白在粗面内质网内的聚集是其本身性质决定的。

3. N蛋白

N 蛋白是病毒内部核衣壳的组成蛋白，由 409 个氨基酸组成，可被磷酸化，分子质量约 46ku，磷酸化后为 51ku，氨基酸中约 17% 为碱性氨基酸，其中包括 199 个组氨酸，42 个赖氨酸和 3 个精氨酸，反映了核酸结合蛋白的特点，以便于包囊核酸，使之易于装配入病毒内部，N 蛋白可能在病毒复制中发挥功能作用。

（七）结构蛋白的免疫原性

S 蛋白是 IBV 最重要的保护性抗原，其作用表现为刺激机体产生中和抗体，在病毒吸附细胞过程中发挥重要作用，在血清学分类上起决定性作用。Koch 等（1990）用单克隆抗体确定 IBV S 蛋白上存在 8 个抗原决定簇，其中 S1 上有 6 个，A、B、C、D、E 和 F，S2 上有两个即 G 和 H，S1 上 A、B、C 三个决定簇有部分重叠。S1 的 F 和 S2 的 H 为非中和位点，其相应的抗体也不具血凝抑制作用，只有 S1 的 D 产生的抗体同时具有中和血凝抑制作用。S1 蛋白产生的 HI 抗体具血清型特异性。S2 的 B 能产生交叉反应抗体和极弱的中和抗体。S 蛋白上某些中和抗原位点相应的单抗已应用于 IBV 的血清型区别。

IBV 人工感染或灭活 IBV 免疫都可诱导实验鸡体内的中和抗体、血凝抑制抗体和 ELISA 抗体的产生。有的研究表明中和抗体的高峰大约比 ELISA 和 HI 抗体晚 2 周出现，但这种情形仅仅出现在灭活 IBV 或 S1 亚单位疫苗免疫时，活毒感染实验鸡时则中和抗体和 ELISA 抗体高峰出现时间基本一致。灭活 IBV 经尿素变性后去掉 S1 纤突蛋白则不能刺激保护性中和抗体的产生。灭活疫苗免疫后至少再加强 2 次才能对 IBV 的攻毒产生明显的免疫保护效果。同时，与 IBV 活毒感染后的实验鸡相比，灭活 IBV 免疫实验鸡的 S2、M 和 N 蛋白特异性抗体反应时均与 ELISA 抗体出现时间一致，而 S1 特异性抗体的出现则要晚 2~3 周，但必须经加强免疫才能达到较高水平，显然与中和抗体出现的时间同步。同其他三种结构蛋白相比，M 蛋白 ELISA 抗体水平要低得多，说明其免疫原性相对较弱。HI 抗体无论在活毒感染或灭活苗免疫的实验鸡均较病毒中和抗体晚 2 周出现。另外，在灭活疫苗反复加强免疫后均可产生不同血清型 S1、S2 和 N 蛋白的交叉免疫反应，其反应程度以 N 蛋白最大，S1 和 S2 接近。鸡的年龄可对 IBV 的免疫反应产生明显的影响，14 日龄感染 IBV 鸡对 S1、S2 和 N 蛋白的抗体反应水平均大大高于 1 日龄鸡感染后的免疫反应。

采用单克隆抗体亲和纯化的 S1、M 和 N 结构蛋白亚单位免疫 SPF 鸡后其中和抗体的产生和对致病性 IBV 免疫保护的形成与灭活的完整 IBV 免疫反应相似。其中纯化的 M 和 N 蛋白均不能产生中和抗体，其 ELISA 抗体也在加强免疫 2 ~ 3 次后才能检测到。S1 蛋白在加强免疫 2 次后可产生能检测的 ELISA 抗体，加强免疫 3 次才能形成中和抗体。与之相对照，灭活 IBV 产生的 ELISA 抗体和中和抗体也是分别出现在加强免疫 2 次和 3 次后，而 IBV 活毒疫苗则在首次免疫后就可检测到 ELISA 抗体和中和抗体。纯化的 M 和 N 蛋白都不产生免疫保护，S1 蛋白同灭活 IBV 疫苗一样也须加强免疫 2 次方可形成免疫保护，相比之下，活毒疫苗加强免疫一次则足以产生有效的免疫保护。因此，实际应用灭活疫苗或 S1 蛋白亚单位苗必须以活毒疫苗作基础免疫方可产生确实的免疫效果。在研制 IBV 基因工程苗时，应考虑采用活载体作为表达策略。

灭活 IBV 或 S1 蛋白亚单位的免疫保护效果并不一定与其诱导的特异性循环抗体呈正相关。灭活 IBV 或 S1 蛋白亚单位免疫后缺乏中和抗体和 HI 抗体也不一定影响免疫保护的有效性。因此，出现中和抗体，HI 抗体和 ELISA 抗体往往不一定都能产生有效的免疫保护。目前冠状病毒感染过程中宿主免疫系统和抗原互作关系及病毒中和抗体在免疫保护中扮演的角色尚不完全清楚。哺乳小鼠和仔猪在母源抗体的保护下可分别免受小鼠肝炎病毒（MHV）和传染性胃肠炎病毒（TGEV）的感染。S 蛋白亚单位免疫后的抗体水平与小鼠抗 MHV 的能力密切相关，而缺乏 B 细胞则使鸡对 IBV 的感染更严重、更持久。这些似乎显示了抗体在冠状病毒抗感染中的重要意义。但另外的一些研究则表明抗体的存在并不是必须的。例如，仅仅被动移植特异性的 CD4$^+$和 CD8$^+$T 细胞就可使小鼠产生对 MHV 的免疫保护作用。采用选择性的 T 细胞抑制剂（Cyclosporin）可以使已不排毒的 IBV 感染带毒鸡重新开始泄殖腔

IBV 的排放。因此，细胞免疫在冠状病毒抗感染中起着重要的作用。

现已肯定，MHV 的 N 蛋白上存在着 T 细胞受体识别位点，IBV 的 N 蛋白上可能也存在着类似位点。被 IBV 的 N 蛋白致敏的小鼠 T 淋巴细胞可对同源或异源 IBV 的刺激产生增殖反应。IBV 的 N 蛋白不仅可激活免疫鸡的细胞毒性 T 淋巴细胞，而且可以激活体内的 T 辅助细胞。实验证据表明，纯化的基因工程表达 N 蛋白亚单位疫苗可诱导鸡对 IBV 气管感染的免疫保护作用。近来通过迟发性超敏反应（DTH）研究进一步发现，不仅 N 蛋白、S1 蛋白，甚至 S2 蛋白和 M 蛋白的亚单位疫苗免疫也都可以诱导产生强烈的 DTH 反应，充分有力地证实细胞介导免疫（CMI）在 IBV 感染后的免疫保护中起着重要作用，同时提示这种 CMI 与某些异源血清型之间一定程度的交叉免疫保护形成有关。

MHV 抗原采用不同的途径免疫可对不同靶组织产生的保护效果存在差异，IBV 的免疫中也有类似现象。有迹象表明，采用灭活 IBV 或 S1 蛋白亚单位疫苗肌内注射，对 IBV 气管和肾脏两个靶器官中的后者产生的免疫保护效果要更好一些，活毒疫苗则不存在这种差异。这可能与灭活苗或亚单位苗肌内注射不利于黏膜免疫的形成机制有关。这一现象对所谓"肾型"IBV 的防治具一定提示意义。

（八）IBV 的变异

疫苗预防 IB 已得到广泛采用，但 IB 的发生仍然不能得到有效控制，其原因在于 IBV 的进化和变异。有关 S1 蛋白基因的变异研究最为深入。S1 蛋白是暴露于 IBV 最表面的结构蛋白，因而在免疫压力选择下最容易发生变异，造成中和位点抗原决定簇的改变，不断导致新的血清型产生。

通过 S1 基因序列的比较分析，可将 50 多年来分离自美国、英国、荷兰、日本和澳大利亚的 28 个具代表性的 IBV 毒株分为 5 个不同类群：荷兰型、美国型、欧洲型、Massachusette 型和澳大利亚型。其中荷兰型 IBV 毒株包括 D1466、V1397，美国型 IBV 包括 Ark99、PP14、Holte、Gray、SE17、Iowa 609 和 CU-T2；欧洲型 IBV 包括，D3896、D207、6-82、UK-82、UK-84、UK-86、Massachusetts 型包括 H120、Kb8523、Beaudette、M41 和 Connettic；澳大利亚型包括 VicS、N1/62、N2/62、N9/74、N2/75、N1/88、Q3/88、V5/90

和 V18。其中 VicS 为 1966 年开始广泛应用于商业鸡群的疫苗株，N1/62 和 N2/62 分离自 1962 年的非免疫鸡群，其他毒株在 1974—1991 年之间分离自新昆士兰（Q）、新南威尔士（N）和维多利亚州（V）免疫后的商业鸡群。Mass 型毒株因其致弱毒株被作为疫苗广泛而遍布欧洲、美洲和亚洲，其他基因型毒株均表现出明显的地域分布特点（图 5-18）。

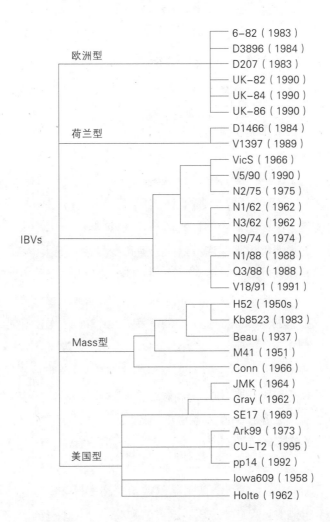

图5-18　S1基因核苷酸推导的1937—1995年分离自北美洲、欧洲、大洋洲和亚洲的
IBV基因分型和进化关系

IBV 不同毒株间 S1 基因的核苷酸序列变化幅度可高达 50% 以上，其变异机制涉及点突变，缺失，插入和重组。Mass 型毒株在显示其基因同源性的同时，又表现出明显的区域变化特点。M41、Beaudette 和 Holland 株血清型一致，在 S1 基因上与 M41 的同源率部分高达 95% 和 97%。H120 和 KB8523 之间高达 99.3% 的严格同源性表明了二者遗传上的紧密关系。

两个荷兰型病毒株 D1466 和 V1397 之间 S1 基因同源率为 96%，二者比较有 5 个非共同的缺失或插入序列，与其他病毒株比较，荷兰型病毒株的 S1 基因同源率最高仅为 60%，但在进化相对保守的 S2 上 D1466 却存在一个与 M41 一致的抗原决定簇，表明该病毒株的进化过程中涉及到与 Mass 型病毒株序列的重组。

美国型病毒株大多是美国国内分离，共同起源于北美洲的 IBV。在美国型的 7 个代表病毒株中 Iowa 是最早分离的病毒株，它和 Holte、Gray 及其遗传相关病毒株 JMK 和 SE17、较迟分离的 Ark99 及相关病毒株 PP14 分别构成了美国型 IBV4 个不同亚群。美国型的 IBV 病毒株 S1 白基因变异最能反映野外进化的实际情况，与荷兰型、欧洲型和 Mass 型组内病毒株 S1 基因的相对保守不同，美国型组内不同病毒株间的遗传变异幅度要大得多，同源率仅为 80%，与 Mass 型和欧洲型毒株的组间同源率差异相近。美国型毒株起源的共同特点是存在着相似的缺失、插入和共同的核苷酸序列片段，且分别主要发现于 S1 基因 423～440nt、180～183nt 和 72～134nt。无独有偶，荷兰型、Mass 型和欧洲型在 423nt 处也存在着类似的异源插入现象。

对美国型、Mass 型、荷兰型和欧洲型的 S1 基因进一步分析发现，S1 蛋白第 53～148 氨基酸残基段存在一个高变区（HVR），在 HVR 内又存在一段相对保守的区段，位于 100～119 氨基酸残基之间。那些遗传起源接近，但抗原血清型不同的病毒株可在高变区的差异得以反映，HVR 的长度和范围在不同病毒株略有差异。HVR 不管如何变异，其中的 Cys 及位于 HVR 内的 2 个糖基化位点和 HVR 两侧的 2 个糖基化位点却是高度保守的，这些位点对 S1 蛋白结构功能的维持起着重要作用。欧洲型和 Mass 型之间及组内不同病毒株之间血清型的差异主要是 HVR 内序列变异的结果。遗传相近但血清型不同的 Connt 和 Mass 型之间 S1 的序列差异完全集中在高变区内，同样在欧洲型组内的不同病毒株 UK82 和 UK86 之间，共 2%～3% 的差异也主要集中在高变区内。Beaudette 和 Kb8523 则例外，二者 S1 基因仅有两个氨基酸不同，其血清学的差异可能是位于 Kb8523 S2 基因上的一个变异区决定的。

同源重组在 IBV 的进化变异中起着至关重要的作用。欧洲型和美国型的很多病毒株都是不同病毒株间同源重组的产物。早期分离的肾病型 Gray 株 S1 基因与后来分离的 SE17 遗传距离较近，同源率为 87%，与 M41 株的同源率为 83%，但 Gray S1 基因前 20 个 nt 和 S1 基因上游靠近 mRNA 1b ORF 的 91nt 与 M41 有 93% 的同源率，而 S1 基因第 20～72nt 区域与 M41 同源率仅为 65%，至 73～131nt 区又高达 92%，在 1 030 和 1 373nt 处还有一个与 M41 同源率达 97% 的同源区。肾病型毒株 Holte 可能也是同源重组的产物。Hotle S1 基因虽然在 5′ 端的 71nt 与 Ark99 的同源率达 92%，但紧接着的 500nt 同源率仅为 73%，其余部分与所有已知的其他 IBV S1 基因序列均无高度同源性，Iowa 609 株 S1 基因 5′ 端 67nt 与 Ark99 高度同源，但 68～131nt 却与 M41 同源性高达 95%。另一个美国型病毒株 SE17 S1 基因与 Ark99 和 M41 同源率分别为 86% 和 83%，其 5′ 端前 500nt 同源率分别为 78% 和 66%，然而起始密码后 1 112～1 460nt 则与 M41 具 95% 同源序列。

PP14 是较晚分离的类 Ark 毒株，其 S1 全基因与 Ark99 和 M41 同源率分别为 94% 和 80%，5′ 端前 500nt 同源率分别为 94% 和 69%，而从 ORF 后 98nt 至 ORF 前 68nt 之间与 Ark99 和 M41 同源率却分别为 77% 和 96%。同 Ark99，SE17 和 PP14 相比较，M41 在 348～353nt 间发现有缺失，而这两区域均位于 HVR 内，因此 Ark99、SE17 和 PP44 的这部分序列可能起源于一个共同的祖先。同源重组现象在欧洲型毒株同样存在。6/82 S1 基因起始密码上游 81nt 和下游 71nt 之间序列与 Ark99 和 M41 同源率分别为 90% 和 79%。但接下来的 60nt 却与 Ark99 同源率仅为 80%，而与 M41 的同源率却高达 92%，显然类 Ark 和类 Mass 病毒株波及 6/82 相关病毒株的进化。

可见，无论美国型 IBV 株还是欧洲型 IBV 株的起源都与 Ark99 和 M41 株有关，由于 Ark99 实际分离时间均较 Holte，SE17 和 Iowa 以及 6/82 分离时间为晚，因此这些毒株 S1 基因中含有的 Ark 同源片段可能源自一个更古老的类 Ark 祖先，而 Mass 同源片段的出现则显然是广泛使用 Mass 型弱毒活苗的结果（图 5-19）。

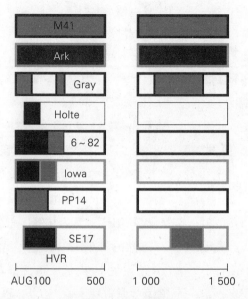

图5-19　IBV S1基因核苷酸的同源重组，HVR为高变区

　　与上述病毒株的重组现象不同，Conn 和 M41 病毒株之间 S1 基因 5% 的差异主要是点突变累积的结果，而不是重组。Conn S1 基因 153～219nt 序列与 M41 同源率仅 60%，与 Ark 同源率更低，不到 40%。这一区域的变异特点呈均匀间断的分布，同其他所有已知序列 IBV S1 基因比较均排除了同源重组的可能性。

　　IBV 变异的机制主要涉及两个方面，即点突变和同源重组。点突变的根本原因是 RNA 聚合酶缺乏校正能力，在此基础上，集约化高密度群体加上疫苗使用后的免疫选择压力都使新的抗原决定簇位点不断出现。同源重组是冠状病毒变异的另一个重要原因。在普遍采用活毒疫苗免疫预防的情况下，不同毒株的混合感染往往是普遍存在的现象。大量的研究表明，IBV 和 MHV 一样，基因组内存在着所谓的重组热点。S1 基因最主要的重组热点位于其 5′ 端 50～131nt 之间，不包括 MHV 在内。IBV 基因组中也存在着类似 MHV 基因组的二级结构，已经知道这种二级结构有可能阻滞 RNA 聚合酶沿模板链的延伸并使之脱落，脱落后的 RNA 聚合酶有可能与异源的负链 RNA 模板结合，导致不同毒株之间的同源重组。几乎所有的同源重组热点附近都存在有 CUU（A/U）G 结构，这一序列显然与 IBV 基因组 5′ 端和各 mRNA ORF 的前导序列相似，因而可以成为脱落的 RNA 聚合酶重新结合的位点，导致重组的发生。

许多研究者一直致力于比较不同毒株 S1 基因的差异，以期找到决定 IBV 致原性和组织侵嗜性的分子基础，然而一直进展甚微。Gray 和 JMK 株 S1 基因遗传同源率达 98.2%，前者为一肾病性毒株，而后者则无致病原性。两病毒株 S1 蛋白不同的 10 个氨基酸有 6 个位于第 99～127 氨基酸之间。同样在这一区域内，肾病性的 H52 和它的致弱株 H120 之间的差异仅表现为 S1 蛋白上第 126 氨基酸的不同。遗传上高度同源的两个澳大利亚毒株，致呼吸道病原性的 V5/90 和致病性的 Vic S 也是在 S1 蛋白第 126 氨基酸处发生变异，即由后者的 Gly 突变为前者的 Asp。因此，根据上述结果初步推测 S1 蛋白第 99～127 氨基酸之间结构域可能与 IBV 致病原性或组织嗜性有关。然而，对其他 IBV 毒株的研究尚未能提供更多支持这一推测的线索。同时，S 蛋白裂解位点个别氨基酸突变和不同病毒株之间糖基化位点及 Cys 数目的差异对病毒生物学特性和致病性的意义也不是很清楚。显然，对 IBV 基因组及其蛋白组成结构与功能关系的了解必须建立在对病原–宿主相互关系更深层次的研究基础之上。

（九）免疫机制

1. 疫苗种类及其免疫途径

疫苗接种已成为预防 IB 的重要手段，并相继研制出常规的 IB 活苗和灭活苗，鸡胚适应毒 H120 和 H52 弱毒苗已被世界各国广泛应用。活苗主要用于肉鸡、种鸡和产蛋鸡的首次免疫接种；由乳剂灭活苗对育成母鸡加强免疫后可有效预防由 IBV 感染所引起的产蛋下降。由于许多国家首次分离出来的毒株与 M41 血清型相同，所以 M41 也被广泛用于疫苗的生产。目前，世界各国已发现十几种甚至几十种血清型，这给 IB 的免疫预防带来了很大的困难。单一血清型疫苗只能对同型 IBV 感染产生免疫力，而对异型 IBV 只能提供部分保护或根本不保护。因此，必须根据当地流行病学选择适合本地区的疫苗或使用联苗。在美国，M41、荷兰株及康涅狄格株已被广泛应用。而 Florlda、Arkansas 及 JMK 株经特许方可区域性使用。荷兰主要用荷兰株、D271 和 D1466 株。澳大利亚则用自己的 B 和 C 亚型株。中国主要用 H52 和 H120 来制造弱毒疫苗。目前，由于对 IBV 基因工程疫苗和基因疫苗的研究尚处于实验室阶段，因此在相当长的时间内，常规疫苗在 IBV 的免疫预防中仍将发挥巨大作用。

饮水是常规疫苗普遍使用的免疫途径，为保护疫苗毒力，可在饮水中加入脱脂乳。而点眼、滴鼻或同居感染比饮水效果好。胚胎免疫则体现出更高效的免疫效果，它能够保护 4 周龄鸡抵抗 IBV 强毒，并可与 HVT 联合使用进行胚胎免疫，同时获得对 IBV 和 MDV 强毒攻击的保护，而且两种疫苗之间互不干扰。胚胎免疫之所以有吸引力，是因为几种疫苗可以联合使用，而且随着机械化，半自动化工艺的发展，可望发展成胚胎免疫的多价联合疫苗。目前鸡胚胎免疫方法已用于实践，美国 Fmbrexs 公司研制出 Inovoject 自动化鸡蛋注射系统。该系统可将孵化盘转入出雏器的鸡胚进行接种，每小时可处理 2 万 ~ 3 万枚鸡胚。

2. 非特异性免疫反应在抗IBV感染中的作用

非特异性免疫反应是由多种因素构成的。如物理屏障的皮肤和黏膜、可溶性菌酶、补体、急性期蛋白、粒细胞、巨噬细胞、自然杀伤细胞（NK）以及遗传因素等。

异嗜性构成了免疫保护的第一道防线，以抵抗感染。首先是细胞聚集到感染部位，之后产生炎症反应，IBV 感染鸡的异嗜性为感染初期绝大多数炎性细胞聚集在呼吸道浆液中。在 IBV 感染中，巨噬细胞所起的作用还不清楚。然而，IBV 感染后，发现 NK 细胞的活性未发生变化，在 IBV 感染的第 6 天，急性期蛋白出现一个高峰。

遗传因素对 IBV 的易感性是不容忽视的。试验证明，罗曼红鸡对于 IBV 或与大肠杆菌联合感染是敏感的鸡品系。而在白色来航鸡中则存在易感品系（品系 151）和抗性品系（品系 C）。通过试验感染证实，虽然感染开始时两个品系的鸡对 IBV 感染性相同，但在临诊上抗性品系的鸡群则很快恢复了抵抗力。超微结构和组织化学的研究表明：虽然用 IBV 感染时两个品系的鸡在气管上皮细胞的情况相似。但品系 151 的严重性及持续时间均比品系 C 显著。而且，品系 151 的死亡率增高；对分泌性抗体的分析表明，两种品质鸡的局部的抗体分泌增加。具有抗性品系鸡的局部抗体是以唾液和泪液的形式出现。相比较而言，褐色来航鸡则能够抵抗混合 IBV 感染。这表明不同品系的鸡对

IBV 的易感性是不同的。培育具有抗性品系的鸡群是预防 IBV 的有效手段之一。另外，干扰素在抗病毒感染、激发机体免疫功能方面具有很大作用。至今尚未阐明其在抗 IBV 感染中的作用，补体可增强免疫血清对 1BV 的中和作用。

3. 特异性免疫反应在抗IBV感染中的作用

（1）体液免疫（循环抗体） 常用 ELISA、HI 和 VN 试验对体液抗体进行监测，以确定体液抗体的存在对 IBV 的易感性。研究表明，体液抗体与抵抗性之间无相关性。IgG 是体液抗体中含量最多的免疫球蛋白，在抗全身性病原感染中起主要作用。在感染 4d 后可以检测到抗 IBV 特异性 IgG，在第 21 天 IgG 抗体效价达到最高峰，并且维持几周。而 IgM 则在感染后短暂出现，在感染后 8d 内出现一个效价高峰，之后开始下降，对于早期感染的检测，应用 IgM 特异性 ELISA 进行诊断是有效的。

（2）局部免疫反应 自从发现气管成为 IBV 免疫应答的首要部位以来，就提出局部免疫（分泌型 IgA）为抵抗 IBV 的重要方式，在初次感染 IBV 中，呼吸道局部免疫被认为起着至关重要的作用。在接种 IBV 后 7d，气管棉拭子中开始出现 IBV 特异的 IgG 和 IgA。这表明从感染开始就有两类抗体分泌并参与作用，而气管组织局部产生的 IgA 抗体比循环抗体（IgG）能更有效地抑制 IBV 感染。接种弱毒疫苗产生免疫反应的机制之一就是在气管等局部产生以 IgA 为主的分泌型抗体，它在防御局部感染上具有重要作用。实验证明，在 IBV 感染的后期阶段，抗体从血清中渗出，从而形成母鸡输卵管中特异性的 IgG 和 IgA，表明局部免疫在输卵管中起的作用。

虽然发现 IBV 在肠道中增殖，但在 1 日龄初免和 40 日龄二免的肠道中未发现抗体。与此相比，Dhinakar RaI 和 Jones（1996b）用嗜肠型 IBV G 株感染 16 周龄鸡，实验证明在十二指肠和盲肠扁桃体中有局部抗体的产生。但对于产生抗体与毒株之间的相关性以及肠道中限制 IBV 增殖方面所起的作用仍需进一步探讨。应用趋肠性 IBV G 株进行感染实验证实：在泪液、气管洗涤物、十二指肠及盲肠内容物中存在 IBV 特异性 IgG 和 IgA。在感染 7d 后泪液中 IgG 和 IgA 抗体水平最高，感染 11d 后在十二指肠中 IgA、IgG 抗体水平高。而且在输卵管中的 HI 抗体水平与产蛋量之间具有很高的相关性，即输卵管中 HI 抗体效价高的鸡产蛋量高，这表明局部免疫反应从气管到其他组织均呈现出抵抗 IBV 感染的作用。不论是肾型 IBV 还是呼吸道型 IBV，在初次感染时首先侵害呼吸道，引起呼吸道症状，产生局部体液免疫反应。而且，随着病程的不断发展、病毒组织嗜性产生差异，最终导致典型的临床病理变化。

鸡哈德氏腺中含有大量与龄期相关的浆细胞群体和泪腺中的免疫球蛋白源。随着疫苗免疫的发展，免疫途径通常采用喷雾和滴眼，因而哈德氏腺起到重要作用。Davelaar 和 Kouwen Hovent（1981）报道，1 日龄 IBV 滴眼免疫的雏鸡在眼、鼻黏膜部产生显著的保护作用，而在切除鸡哈德氏腺后，这种保护作用将减弱。IBV 特异性 IgA 由哈德氏腺合成，存在于泪腺中。在泪液中 IgG 大部分来自血清。泪腺中 IgA 含量与血清中抗体水平相比，对抵抗 IBV 再次感染具有很大的相关性，对于它的测定可作为鸡群抗体水平的标志。

Cook 等（1992）发现在有抗性品系鸡的泪腺中，IBV 特异性 IgA 与支气管洗涤物中抗体效价相似。实验证明在用 IBV 疫苗点眼后，泪腺中 IgA 含量和血清中 IBV 特异性 IgG 含量存在差异。而且，白壳蛋鸡在接种 5d 和 9d 后血清中 IgG 反应及接种 5d 和 14d 后泪腺中 IgA 反应比褐色来航鸡更具同一性和显著的抗体效价。

（3）细胞介导免疫（CMI）

细胞介导免疫在抗冠状病毒感染中起着重要作用：被动移植特异性的 CD4+ 和 CD8+ T 细胞就可使鼠产生对 MHV 的免疫保护作用；给鸡接种 T 细胞抑制剂可以使已不排毒的 IBV 感染带毒鸡再次开始排放 IBV。无论用 IBV 活苗还是灭活苗免疫，均能够产生细胞介导免疫，而且细胞免疫与体液免疫的 HI 抗体产生之间无相关性。接种后产生最大量 CMI 与攻毒后的临床症状呈负相关。表明细胞免疫和体液免疫是两个相对独立的免疫过程。应用淋巴细胞转化试验、细胞毒性淋巴细胞活性升高试验和迟发型变态反应试验均证明在感染或疫苗接种后产生细胞免疫应答。T 细胞亚类功能的分析表明，CD4+T 和 CD8+ 两种亚类 T 细胞在 IB 的细胞免疫中起着重要作用。应用免疫组织化学和抗 N 蛋白特异的单克隆抗体检测，发现 T 细胞介导针对 IBV 的局部免疫反应，IBV 在 T 细胞介导下产生溶细胞作用，在病毒存在的肾脏和气管组织部位即为 T 淋巴细胞和非淋巴细胞浸润的部位，CD4+ T 细胞可识别抗原，之后递呈到巨噬细胞表面而被激活。激活的 CD4+ T 细胞有多种功能，它决定着与 T 细胞、B 细胞结合的辅助因子的分泌，在某些情况下，可能具有细胞毒性作用。它与 B 细胞结合，激活 B 细胞而最终导致体液免疫；与细胞毒性 T 细胞前体结合产生细胞毒反应。实验证实，在接种 5d 后，T 细胞和非淋巴细胞在气管和肾脏间质浸润。而且，在 11d 之前几乎检测不到 B 细胞。在 IBV 感染期间，CD8⁺T 细胞增多表明，依赖抑制性 T 细胞对两种免疫应答进行负调节，细胞毒性 T 细胞应答在两种免疫应答中均显现出来。两种免疫应答都是抗感染和抗病毒的，当 IBV 进入易感的气管和肾小管上皮细胞后，在 T 细胞介导下引起局部免疫应答。Seo 等对 IBV 感染接毒后细胞免疫和体液免疫的变化规律进行了较为详细的研究。在 IBV 感染后 3~30d 这段时间内测定了细胞毒性 T 淋巴细胞（CTL）对 IBV 的反应，发现在 IBV 感染第 10 天标记靶细胞减少 82% 时，CTL 达到最大反应。在特异性 CTL 反应期间，病毒总数未发生减少。第 8 天，肾脏和肺脏的 IBV 含量达最高值，之后开始减少，临床的呼吸症状与病毒总数相关，以 CD8⁺ CD4⁺ 为媒介，CTL 反应因 CD8⁺ CD4⁺ 的排除而停止，而不是 CD4⁺ CD8⁺ 淋巴细胞的作用。在对照组，IgM 抗体在感染第 10 天未检测到，第 12 天达到最大值；IgG 抗体在 15d 之前仍很少，但连续增加到 30d，表明 IBV 感染（或免疫）后细胞免疫和体液免疫都在发挥作用，只不过是两种免疫反应发挥作用的时间不同。以上结果概述了 CTL 反应开始减少与感染和疾病是密切相关的。而且进一步的研究证实在 IBV 核蛋白 C 末端 120 个氨基酸的多肽可诱导细胞毒性 T 淋巴细胞反应和对急性感染的雏鸡具有保护作用。

　　应用激素、睾丸酮、丙酸、环孢菌素（CSP）和外科手术切除法氏囊等方法来研究在 IBV 感染中 B 细胞的作用。环孢菌素处理的鸡表现出临床症状加剧，而且由于肾脏中病毒的长期存在导致病理变化严重。为了进一步验证体液免疫反应在抗 IBV 感染中的重要性，应用外科手术切除白色来航鸡胚的法氏囊，使其丧失产生抗体的能力，孵化 14d 后用 IBV 进行感染，法氏囊切除组的鸡具有高度敏感性，表现出比对照组的鸡更严重和持久的感染。在第 2 次攻毒后，法氏囊切除组比对照组气管纤毛上皮细胞损伤严重，表明体液免疫反应对 IBV 感染损伤的恢复起重要作用。体液抗体对再次接种支气管上皮具有保护作用。高效价的体液抗体的存在不仅与从肾脏和生殖道中清除病毒相关，而且可以阻止产蛋量下降。IBV 特异性抗体能够阻止病毒以病毒血症的形式从支气管扩散到肾脏和输卵管等易感器官。进行疫苗免疫时体液免疫反应与保护性之间的关系是研究的焦点问题。通过不同毒株的体外病毒中和试验、体内交叉保护试验以及高效价循环抗体存在时病毒的再排泄现象表明：体液抗体虽然在抗 IBV 感染中起着重要作用，但也有其他免疫机制的参与。

通过对 IBV 结构蛋白功能的分析表明，S1 蛋白是 IBV 最主要的保护性蛋白，它能够刺激机体产生中和抗体、血凝抑制抗体，而且其 N 端在 IBV 的组织嗜性和毒力上具有重要作用。应用灭活苗或 S1 亚单位苗免疫时，中和抗体的高峰大约比 ELISA 和 HI 抗体晚 2 周出现，而用活毒感染时中和抗体和 ELISA 抗体高峰出现时间基本一致。

地塞米松、环磷酰胺、环孢菌素等细胞免疫抑制剂的应用从另一个侧面阐明了细胞免疫反应在抗 IBV 感染中的重要作用。将 1 日龄雏鸡用嗜肠型 IBV G 株感染，并跟踪检测到 35d 后未发现排病毒，但发现这鸡群在性成熟产蛋时再次排毒，如早期注射激素则不会再排毒。而在接种环孢菌素（CSP）后将产生再次排毒现象，这说明 T 细胞在抑制 IBV 感染方面起着关键性的作用。

CSP 为选择性 T 细胞免疫抑制剂，它能够降低细胞介导免疫，使有丝分裂原刺激淋巴细胞增生能力降低，对抗原接种引起的反应减弱。CSP 与 T 细胞受体竞争，在 T 细胞分裂末期进入信号通道，阻止细胞分裂的合成。白细胞介素 –2（IL–2）的产生将严重地影响 T 细胞增殖。在用 CSP 处理后，依赖 IL–2 作用的辅助性 T 细胞（T2）、细胞毒性 T 细胞（Tc）、自然杀伤细胞（NK）及抗体依赖细胞介导的细胞毒性 T 细胞的活性将消失，所以严重影响细胞免疫的功能。实验证明，IBV–CSP 组白色来航鸡的死亡率为 18%，IBV 攻毒组的死亡率仅为 2%，2 周龄褐色来航鸡 IBV+CSP 组死亡率为 43%，IBV 攻毒组死亡率为 0%。而且，在病理变化上，IBV+CSP 组比 IBV 组损伤更严重。使用 5– 氟尿嘧啶（5–FU）进行试验时也得到相似的结果。这表明 T 细胞参与的主要作用在于限制 IBV 感染所引起的操作和致死方面比清除病毒更重要，鸡群发病是在 T 细胞受到抑制的情况下发生的。

（4）IBV 抗原表位定位的研究　随着基因工程技术和杂交瘤技术的飞速发展，可应用单克隆抗体结合技术和核酸序列分析技术对 IBV 的抗原表位进行了定位的研究工作，自 1987 年 Niesters 等首次应用单克隆抗体对 IBV 抗原表位进行定位的研究工作以来，已相继在 S 蛋白和 N 蛋白上定位了 IBV 特异性抗原表位。从而为基因工程疫苗的开发与生产奠定了基础。在 IBVC207 株 S 蛋白上定位了 8 个抗原表位。其中，6 个位于 S1 蛋白（S1A–S1F）上，2 个在 S2 蛋白（S2G–S2H）上。S1 蛋白上的 3 个抗原表位 A、B、C 有部分重叠，S1 蛋白上的 F 与 S2 蛋白上的 D 抗原表位产生的特异性抗体具有中和作用和血凝抑制作用。1989 年，Lenstera 等和 Kasters 等用不同单抗竞争结合试验将 F 抗原表位定为于 S1 蛋白 N 末端的 20 个氨基酸区域内。1992 年 Kant 等将 IBV D207 株 S1 蛋白的其他 5 个构象依赖性抗原表位进行了精确定位，并确认 S1 蛋白的抗原变异区主要位于 3 个部位。即第 24 ~ 61 位、第 132 ~ 149 位和第 291 ~ 398 位氨基酸残基处。而对荷兰株 D202、D274、D3896 三株 IBV 的 S1 蛋白变异分析也表明，其抗原变异主要位于第 19 ~ 122、251 ~ 347 氨基酸残基处。这表明 IBV 大多数血清特异性抗原表位位于 S1 蛋白前 300 个氨基酸残基中。Moore 等应用 13 株单克隆抗体对具有中和性抗突变株的 S1 基因进行分析，鉴定了与血清特异性结构依赖性表位有关的假定氨基酸，预测突变株氨基酸序列的替换位于 304 和 386 氨基酸残基处。替换最高的为 304 处残基，由苏氨酸替换成异亮氨酸。386 残基处则由精氨酸替换成脯氨酸、组氨酸、半胱氨酸或色氨酸，从而精确定位了 S1 糖蛋白上影响中和血清型特异性表位在 304 和 386 残基处。

应用细胞融合技术获得了可传代的 T 细胞杂交瘤，并从中筛选出能够识别 IBV 核蛋白（N 蛋白）的两个 T 细胞杂交瘤，这两个 T 细胞杂交瘤与 12 株 IBV 反应性的变化很大。进一步的研究结果表明，两个 T 细胞杂交瘤都能识别 N 蛋白的第 71 ~ 78 处氨基酸残基的抗原表位。

尽管对 S 蛋白及 N 蛋白的一些抗原表位进行了定位，但今后还将面对未知抗原表位进行定位，以及抗原表位内氨基酸的改变是如何影响抗原的毒力、组织嗜性、血清型、免疫原性等有待进行深入研究的诸多问题。

第六章 小结与展望

一、小结

自 20 世纪 60 年代发现冠状病毒 HCOV-229E 和 HCOV-OC43 以来，2003 年又出现了 SARS 冠状病毒（SARS-COV）；2004 年发现人冠状病毒 HCOV-NL63；2005 年发现人冠状病毒 HCOV-HKU1；2012 年 7 月在中东地区又出现新型人冠状病毒 HCOV-EMC，目前全世界已知感染人类的冠状病毒共有 6 种。动物中有家禽、猪、牛、马、兔、鸭、犬、猫、狐狸、猴、水貂、雪貂、大鼠、小鼠、豚鼠、仓鼠、鸟类、蝙蝠及白鲸鱼等都能感染冠状病毒，有的其本身就是冠状病毒的自然宿主。冠状病毒具有庞大的家族，能感染人类、多种哺乳动物和鸟类物种等，引发 20 多种疾病。其不仅严重危害着人类的健康与动物的安全，而且给畜牧业生产造成重大经济损失。特别是人类的冠状病毒对人的致病力强，传播迅速，死亡率高，如 SARS-COV、中东呼吸综合征冠状病毒（HCOV-EMC）等。当新型冠状病毒出现时，会立即引起人们的恐慌，影响人们的生产与生活，造成社会不稳定，阻碍经济的发展与国际间的交流等。因此，世界各国政府和国际组织都高度重视对冠状病毒的防控，制定了对冠状病毒疾病的预警与监测机制，建立了国家公共卫生安全防控应急体系。我国卫生部门和畜牧兽医部门多年来在集中全力抓好冠状病毒疾病的防控工作的同时，对我国发生的冠状病毒疾病积极全面深入地开展了科学研究与临床防治工作，并先后取得了可喜的成果。本书"中国鸡传染性支气管炎（IB）系列研究报告（1990—1998)"一章中编录的 22 篇研究论文，系本书主编江国托教授等承担国家攀登计划 B 类项目课题时，多年潜心研究中国动物冠状病毒课题所取得的重大科技成果。其研究成果对我国家禽冠状病毒地方性流行毒株的分离与鉴定、血清分型、病毒的理化学和生物学特性、病毒的变异与致病性、病毒基因结构特征、诊断技术与检测方法、疫苗与免疫等作了系统深入的研究，取得了公认的科技成果，达到了当今世界研究动物冠状病毒的先进水平，这也是我国动物冠状病毒研究早期取得的先进成果中的一个缩影。

二、展望

世界各地新型冠状病毒仍会不断出现，表明病毒变异是持续性的。目前我们对新出现的冠状病毒的宿主范围、传染源、传播途径、跨种属传播的分子机制、病毒与宿主细胞的相互作用及致病机制等问题都还不十分清楚，目前又无有效的疫苗与特效的治疗药物用于临床防治。为此，面对当前世界冠状病毒流行的新形势，我们认为应该要进一步做好以下几项工作。

1. 要深入开展对冠状病毒分子流行病学调查，这是当前研究冠状病毒的重点之一，这项工作对阐释冠状病毒跨种属传播的分子机制、追溯人类冠状病毒的自然宿主具有重要的现实意义。

2. 针对当前新型冠状病毒不断出现的现实，应尽快研发与建立新的快速、灵敏、准确的分子检测技术以及试剂、检测材料和方法等，以应对突发或新发冠状病毒的出现，满足临床上快速诊断疾病的需要。

3. 学习外国经验，在国家级的实验室内建立人类冠状病毒（SARS-COV、HCOV-EMC/2012、HCOV-OC43、HCOV-NL63 等）和哺乳动物冠状病毒（TGEV、PEDV、PHE、BCO、CCT、MHV 等）及禽类冠状病毒（IBV、DCO）的反向遗传学系统，为进一步开展冠状病毒基因组结构及功能、病毒的复制和表达调控机制、研究病毒与宿主细胞的相互作用及致病机制，开展疫苗与免疫研究等方面提供广阔的平台。

4. 进一步开展冠状病毒与宿主细胞的相互作用及致病机制的研究，同样是当前一个不可忽视的重要课题。

5. 积极开展国际科技合作，研发有效的基因工程疫苗及载体疫苗等，这是当前人们急切希望尽快解决的现实问题。

6. 要继续与世界卫生组织和海外卫生组织密切合作，健全常态化的预警和监测机制，严防人类冠状病毒在我国的发生与流行。

7. 加强对广大人民群众科学认识冠状病毒引发疾病的宣传教育工作，以免因新型冠状病毒的出现引起人们的恐慌，而影响人们的工作和生活，造成社会不稳定，阻碍社会经济的发展。

8. 国家对动物冠状病毒的防控要加大投入力度，突出重点，与《国家中长期动物疫病防治规划（2012—2020)》统筹展开，群防群治，只有这样才会取得预期的效果。

据有关报道：2015 年韩国暴发人的中东呼吸综合征（MERS）疫情，截至 7 月 13 日 9 时，共确诊病例 186 人，治愈 130 人，死亡 36 人。此次疫情除韩国发生外，也影响亚洲地区的其他国家。

沙特阿拉伯卫生部 2015 年 8 月 18 日发布通报，沙特境内先后有 1 115 人被确诊感染上中东呼吸综合征（MERS），死亡 480 人，疫情一直未得到有效控制。

由此可见，冠状病毒对人类和动物的严重危害将是持久的、不断的，一定要高度重视。世界各地都要严格地制定预警与监控机制，全面建立公共卫生安全防控体系，才能确保人类和动物的安全、社会与经济的发展。

参考文献

殷震，刘景华 . 1997. 动物病毒学 [M]. 第 2 版 . 北京：科学出版社 .

侯云德 . 1990. 分子病毒学 [M]. 北京：学苑出版社 .

杨本升 . 1995. 动物微生物学 [M]. 长春：吉林科学技术出版社 .

夏咸柱，高宏伟，华育平 . 2011. 野生动物疫病学 [M]. 北京：高等教育出版社 .

金宁一，胡仲明，冯书章 . 2007. 新编人畜共患病学 [M]. 北京：科学出版社 .

文心田，于恩庶，徐建国，等 . 2011. 当代世界－人畜共患病学 [M]. 成都：四川科学技术
　　出版社 .

扈荣良 . 2014. 现代动物病毒学 [M]. 北京：中国农业出版社 .

田克恭 . 2013. 人与动物共患病 [M]. 北京：中国农业出版社 .

刘光清 . 2009. 动物病毒反向遗传学 [M]. 北京：科学出版社 .

唐家琪 . 2005. 自然疫原性疾病 [M]. 北京：科学出版社 .

蔡宝祥，殷震等 . 1993. 动物传染病诊断学 [M]. 南京：江苏科学技术出版社 .

哈尔滨兽医研究所编著 . 2005. 动物传染病学 [M]. 北京：中国农业出版社 .

陈溥言 . 2006. 兽医传染病学 [M]. 第 5 版 . 北京：中国农业出版社 .

甘孟侯 . 1997. 中国禽病学 [M]. 北京：中国农业出版社 .

甘孟侯，杨汉春 . 2005. 中国猪病学 [M]. 北京：中国农业出版社 .

郑世军，宋清明 . 2013. 现代动物传染病学 [M]. 北京：中国农业出版社 .

夏咸柱 . 2009. 养犬大全 [M]. 长春：吉林人民出版社 .

高得仪 . 2001. 犬猫疾病学 [M]. 北京：中国农业出版社 .

宁宜宝 . 2008. 兽用疫苗学 [M]. 北京：中国农业出版社 .

贾辅忠，李兰娟 . 2010. 感染病学 [M]. 南京：江苏科学技术出版社 .

卡尔尼克 BW. 2003. 高福、刘文军主译 . 禽病学 [M]. 北京：中国农业出版社 .

[美]Henry L. Foster 等 . 1988. 实验小鼠疾病 [M]. 北京：北京农业大学出版社 .

李厚达 . 2003. 实验动物学 [M]，第 2 版 . 北京：中国农业出版社 .

Purchase，G. H. . 1993. 唐桂运、武华主译 . 禽病原分离鉴定实验手册 [M]. 北京：中国农业
　　出版社 .

金冬雁 . 1992. 分子克隆实验指南 [M]. 北京：科学出版社 .

万遂如，康丽娟 . 2012. 细胞因子在畜禽疾病防控中的科学应用 [M]. 第 2 版 . 北京：中国

农业出版社.

詹正嵩 . 2005. 细胞因子临床安全合理应用 [M]. 北京：化学工业出版社.

崔治中 . 2009. 兽医全攻略——鸡病 [M]. 北京：中国农业出版社.

夏咸柱，张乃生，林德贵 . 2009. 兽医全攻略——犬病 [M]. 北京：中国农业出版社.

廖明 . 2009. 兽医全攻略——特种养殖珍禽常见疾病 [M]. 北京：中国农业出版社.

朴范泽 . 2009. 兽医全攻略——牛病 [M]. 北京：中国农业出版社.

钱爱东，李颖 . 2009. 兽医全攻略——毛皮动物疾病 [M]. 北京：中国农业出版社.

张玉换，王福传，韩一超 . 2009. 兽医全攻略——猫病 [M]. 北京：中国农业出版社.

陈国宏，王永坤 . 2011. 科学养鸭与疾病防治 [M]. 北京：中国农业出版社.

文心田，罗满林 . 2009. 现代兽医兽药大全——动物常见传染病防制分册 [M]. 北京：中国
农业出版社.

姚龙涛 . 2000. 猪病毒病 [M]. 上海：上海科学科技出版社.

郭丽，王建伟，洪涛 . 2003. 冠状病毒分子生物学研究进展 [J]. 病毒学报，48：97-100.

吴清民，汪明 . 2003. 动物冠状病毒的研究进展 [J]. 中国农业科技导报，5（4）：17-24.

耿合元，谭文杰 . 2013. 新发现的冠状病毒研究进展 [J]. 病毒学报，29（1）：65-69.

孙淑芳，王媛媛，刘陆世 . 2013. 冠状病毒概述 [J]. 中国动物检疫，30（6）：68-71.

田国保，董建平，张璐等 . 2013. 新型冠状病毒感染研究进展 [J]. 中华实验和临床感染病杂
志，7（4）：616-618.

张济，耿兴义，曹若明等 . 2013. 全球新型冠状病毒感染的研究进展 [J]. 山东大学学报（医
学报），51（4）：108-112.

李健，王巧全，陈沁等 . 2008. 7 种动物冠状病毒特异性基因的克隆与序列分析 [J]. 畜牧与
兽医 40（2）：12-15.

李广兴，潘龙 . 2013. 冠状病毒基因组结构和相关蛋白研究进展 [J]. 东北农业大学学报，44
（9）：149-154.

赵琪，饶子和 . 2010. 冠状病毒蛋白结构基因组研究进展 [J]. 生物物理学报，26（1）：14-
25.

刘华南，曹伟军 . 2013. 凸隆病毒研究进展 [J]. 畜牧兽医学报，44（8）：1 173-1 181.

陈蕾，朱玲，周运成，等 . 2013. 猪环曲病毒病原特点和流行病学 [J]. 病毒学报，29（6）：
667-672.

顾炳权，张常印，李健，等 . 2005. 马冠状病毒研究进展 [J]. 检验检疫科学，15（2）：60-62.

傅兴伦，曹林 . 2003. 小鼠冠状病毒的研究进展 [J]. 实用医学杂志，20（1）：856-857.

兰喜，柳纪省 . 2005. 冠状病毒的分子生物学研究进展 [J]. 基础医学与临床，25（12）：
1 095-1 100.

李文平 . 2003. 冠状病毒研究进展 [J]. 中国兽药杂志，37（6）：31-25.

刘慧莉，陆承平 . 2004. 冠状病毒基因组及编码蛋白 [J]. 动物医学进展，25（2）：1-3.

李金萍 . 2007. 冠状病毒概述 [J]. 生命科学仪器，5（1）：43-46.

中华人民共和国卫生部 . 2012. 新型冠状病毒感染病例诊疗方案 [J]. 第 1 版.

李晓柳，李桂明 . 2013. 瑞典鸡传染性支气管炎新毒株变异的研究 [J]. 家禽科学，11：30-34.

第 15 届全国规模化猪场主要疫病监控与净化专题研讨会论文集 . 2014. 华中农业大学动物医学院 . 中国武汉 .

邝荣禄 . 1982. 养禽与禽病防治，3：44.

程水生，崔保安，陈光华 . 2012. 兽医试验动物学 [M]. 北京：中国农业出版社 .

周桐枫，周璐，周远成 . 2015. 猪环曲病毒 N 基因的克隆及生物信息学分析 [J]. 中国兽医学报，5（6）：845-850.

贺东生，陈小芬，王飞，等 . 我国集约化猪场新发猪丁型冠状病毒的诊断 [J]. 猪业科学，2015. 32（10）：76-77.

美国某网站新闻稿，2015 年 12 月 11 日，美国猪肠道冠状病毒更新 .

病毒学杂志 . Journal of virology 2012 may. 86 (10):5 481-5 496.

Jiang Guotuo,Lu Jingliang. 1995. Distribution of nephropathopenic avian infectious brorchitis virus in different organs of diseased chickens [J]. Japn J of Pathophy，4(2):47.

Matthew M B，Michael E G,Boursnell D C，et al. 1985. Cloning and sequencing of the encoding spike protein of the coronavirus IBV[J]. J Gen Virol, 66:75.

King D J. 1998. Identification of recent infectious bronchitis virus isolated thar are serologically different from current vaccine strains [J]. Avian Dis，32:362-364.

Koch G,Hartog L,Kant A，et al. 1990. Antigenic domains on the peplomer protein of avian infectious bronchitis virus、Correlation with biological functons[J]. J of Gen Virol,71:1929-1935.

Kwon H M ,Jackwood M W and Jack G J. 1993. Differentiation of infectious bronchitis virus serotypes using polymerase chain reaction and restriction fangment length polymorphism analysis[J]. Avian Dis, 37:194-202.

Mattew M B，Michael E G，BoursneII D C，et al. 1985. Cloning and sequencing of the gene encoding spike protein of the coronavirus IBV[J]. J Gen Virol,66:719-726.

Hopskin S R，roder H W. 1985. Reversion to chicken-passaged infectious bronchitis vaccine virus [J]. Avi Dis，30（1）：221-223.

Kwon H M，Jackwood M W. 1985. Molecular cloning and sequence comparison of the S1 glycoprotein of the Gray and JMK strains of avian infectious bronchitis virus[J]. Virus Genes，9：219-229.

Cavanagh D，Davis P J，Mockett A P. 1988. Amino acids within hypervariable region I of avian coronavirus IBV (Massachusetts serotype)spike glycolprotein are associated with neutralization epitopes[J]. Virus Researh，11：141-150.

Saputs S Z，Ashton F，Wright P J. 1996. Sequence analysis of the S1 glycoprotein of infectious bronchitis virus:i-dentification of a novel genetypic group in Australia[J]. J Gen Virol，77：413-417.

Boursnell M E G，Brown T D K，Foulds IJ, et al. 1987. Completion of the sequence of the genome of the coronavirus avian infectious bronchitis virus[J]. J Gen Virol，68：57-77.

Kwon H M ,Jackwood M W ,Gelb J. 1943. Differentiation of Infectious bronchitis vrius serotypes using polymerase chain reaction and restriction fragment length polymorphism analysis[J]. Avian

Dis , 37:194-202.

Wang E H ,Hsich M C,Chang P C. 1996. Isolation,pathogenicity and H120 protection efficacy of infecntious bronchitis viruses isolated in Taiwan[J]. Avian Disease,40:620-625.

Banner L R,Lai M C. 1991. Random nature of coronavirus RNA recombination in the absence of selection presure[J]. Virology, 185:441-445.

Lai M M C. 1992. RNA recombination in animal and plant viruses[J]. Microbiol Rev, 56:61-79.

Liao C L,Lai M M C. 1992. RNA recombination in a coronavirus:Recombination between viral genomic RNA and transfected RNA fragments[J]. J Virol,66:6 117 ~ 6 124.

COOK J K A，et al. 1986. Avi，pathol，15:129-138.

Tsukmoto Y，et al. 1996. Avi，pathol，25:95-102.

Jagoda 1, et al. 1995. Avi，pathol，24:313-332.

Ignjatovic J et al. 1994. Arch virol，138:117-134.

Wang li et al. 1993. virol，192:710-716.

Riddell,Avian Histopathology、Am、Assoc、Avian、pathcl、Kcona spuare，PA 、1987.

Siller，W、G. 1981. Avian pathol，10：187-262.

Hopskin，S、R，et al. 1985. Avian Disease，30（1）：221-223.

M. E. G. Boursnell,M. M. Binns,I. J. Foulds，et al. 1985. Sequences of the Nacleocapsid Genes from Two of Avian Infctious Bronchitis Virus[J]. J. Gen. Virol,66:573-580.

Shizuyo Sutou,Seui Sato,Tatsuji Okabe,et al. 1988. Clonig and Sequencinag of Gengs Encodinag Structural Proteinsof Avian Infectious Bronchitis Virus Virology[J]. 165:589-595.

A. W. Williamms, L. Wang,L. W. Sneed，et al. 1993. Analysis of a hipervariable region in the 3non-coding end of the infectious bronchitis virus genome[J]. Virus Research,28:19-27.

A. W. Williamms, L. Wang,L. W. Sneed，et al. 1992. Comparative analyses of the nucleocapsid Genes of several straina of infectious bronchitis virus and other coronaviruses[J]. Virus Research, 28:213-222.

Cavanag D,et al. 1983. J. Gen. Vivol,64:1 787.

Cavana D，et al. 1983. J. Gen. Vivol,64:2 577.

Ignjatoric J，et al. 1994. Vrius Res,138:117.

Kwon H M. , Kwon H M，and Jackuood W. 1995. Virus Genes，9(3):219.

De Groot R J. 1989. Virology,171:493.

Kusters J G:J. 1989. Immunol,143:2 692.

Stern D F. 1982. Jour. Virology,42:208.

Mobley J. 1992. Virol,187:443.

Stohlman S A. 1992. Virol,189:212.

Stohlman S A. 1986. J. Immunmol,136:3 052.

Kusters J G. 1990. Vaccine,8:605.

Wang L. 1993. Virology,192:710.

Jia W. 1995. Arch. Virol,140:259.

Boots A M H. 1991. Immunmol,74:8.

Boots A M H. 1992. Vaccine,10:119.

Jagoda I. 1995. Avian Pathol,24:313.

Jiang G–T. 1995. J. Japanese Pathophysiology,4(2):47.

E1–rlouadfi,M. 1986. Avian pathol,15(1):93.

R. 1984. wintefield,poultry science,63(1):182–184.

Verma,R. C. 1980. Indian Vet,2(57):541–544.

Ksiazek T G,Erdman DC,cynthia s,et al. 2003. Anoval coronavirus associated with severe acspiratory syndrome[J],N Engl J Med,348:1 947–1 958.

World Health organization,Novel coronavirus infection–update, 2012,http://www. who. int/csr/ disease/coronavirusinfections/ update 2013 0219/en/index. html Zaki AM,Van Boheemen S,Bestebroer TM,et al. 2012. Isolation of anovel coronavirus from a man with pneumonia in Saudi Arabia[J]. N Engl J Med, 367(19):1 814–1 820.

Bermingham A,chand MA,Brown CS, et al. 2012. Severe respiratory illness caused by a novel coronavirus,in a patient trasferred to the united kingdom feom the Middle East,September 2012[J]. Euro surveill, 17(40):20 290.

Miiller MA,Raj VS,Muth D,et al. 2012. Human coronavirus EMC does not require the SARS–coronavirus receptor and maintains broad replicative capability in mammalian cell lines[J]. MBio,3(6),pii:eoo515–12.

Benfield. D. A. 1990. Cell culture propagation of á coronavirus isolation from cows winter dysentery[J]. T. Clin,Microbiol,28:1 454–1 457.

Brown,1. 1986. New porcine coronavirus Vet. Rec,119:282–293.

Cavanagh,D. coronaviridae ,Arch,Virol 1991. suppl,2:234–238.

Dea, S. 1988. Identification of the structural proteins of turkey enteric coronavirus[J]. Arch,virol,99:173–186.

Laude,H. 1993. porcine respiratory coronavirus :Molecular features and virus–host interactions[J]. Vet,Res. 24:125–150.

Mandell G L, Benntt J E, Dolin R, et al. 2001. Douglas and Bennetts principles and practice of infectious Diseases (Fifthed)[J]. Harcourt Asia Churchill livigstone,1 767–1 770.

Ksiazek T G,Erdman D,Goldsmith C,2003. A novel coronavirus associated with severe acute respiratory syndrome[J]. N Engl J Med,348(20):1 947–1 950.

Holmes K V,Luis E, Virology. 2003. The SARS coronavirus:a postgenomic era[J]. science,300: 1 377–1 378.

Kunel F,Herder G. 1993. Strutural and functional analysis of the surface protein of human coronavirus OC43[J]. virology,195(1):195–202.

Cavanagh D. Brien DA, Brinton M, et al. 1994. Revision of the laxonomy of thecoronavirus,Torovirus and Arterivirus genera[J]. Arch virol, 135 (1)：227–237.

Woode G N, Reed D E, Runnc/s P L, et al. 1982. Stodics with an unclassified Virus isolated from diarrheic calves [J]. Vet Microbiol，7(3):221-210.

Haschek B，Klein D，Benetka V，et al. 2006. Detection of bovine torovirus in neonatal calf diarrhoea in lower Austria and Styria(Austria)[J]. J Vet Med B，53(1):160-165.

Kirisawa R，Takeyama A，Koiwa M，et al. 2007. Detection of bovine torovirus in fecal specimens of calves with diarrhea in Japan[J]. J Vet Ned、sci, 69（5）：471-476.

Pignatelli J，Jimenez MI，ugue J，et al. 2009. Molecular characterization of a new PTOV strain、Evolutionary implications[J]. Virus Reus，143（1）：33-43.

Park S，Kim H，Moon H，et al. 2010. Molecular detection of porine kobuviruses in pige in korea and their association with diarrhea[J]. Areh virol, 155(11):1 803-1 811.

Shin D，park S，Jcong Y，et al. 2010. Detection and molecular characterization of porcine toroviruses in Koren[J]. Arch Virol, 155(3):417-422.

Alonso-padilla J，simon-Grife M，et al. 2012. Seroprevalence of porcine torovirus（PTOV）in spanish farms[J]. BMC Res Notes，5（1）：675-680.

Marcel A，Miillera,V、stalin RaJ，et al. Human coronavirus EMC coes not require the SARS-coronavirus receptor and maintains broad replicative capability in mammalian cell lines[EB/OL]、(2012-12-11)[2013-02-20]、http://mbio. asm. org/content/316/ eoo515-12. full. html #SUPPLEMENTAL.

European Centre for Disease prevention and control 、severe respiratory disease associated with a novel coronavirus[EB/OL]、(2013-02-19)[2013-02-20]、http://ecck. europa. en/en/publications/publications/novel/coronavirus-rapid-risk-assessment-update. pdf.

WHO、Novel coronavirus upcldate :new case but continued low risk(EB/OL)、(2013-02-14)[2013-02-20] http:www. euro. who. int/en/what-we-do/health-top-ics/communicable-diseasea/influenza/news/2013/2/novel/-coronavirus-update -new-case-but-continued-lowrisk

Health protection Agency、case of novel coronavirus identified in the UK[EB/OL]、(2012-11-11)[2013-02-02]、http://www. hpa. org. org. uk/Newsacentre/nationa/pressRe/eases/2013 pressRe/eases/130211 statememenon/at/estcoronavirus-patient/.

Ali Moh zaki，Sander Van Boheemen,Theo M Bestebroer,et al. 2012. Isolation of Saudi ARABIA[J]. N Engl J Med，10:1 056-1 063.

Corman V M，Eckerle I，Bleicker T，et al. 2012. Detection of a novel human coronacirus by real-time reverse-transcription polymerase chain reaction[J]. Euro surveill，17（39）：20 285-20 291.

Pastemak A O，spaan W J，snijder E J. 2006. Nidovirus transcription:how to make sense[J]. J Gen virol,87:1 403-1 421.

Huynh J，Lis,Yount B,et al. 2012. Evidence supporting a zoonotic origin of Human coronavirus strain NL63[J]. J virol,10:1 128-1 142.

Eric F Donaldson，Boyd Yount，Amy C Sims，et al. 2008. Systematic assembly of a full-length infections clone of human coronavirus ML63[J]. J virol, 82:11 948-11 957.

Virus taxonomy. Classification and nomenclature of viruses:ninth redort of International committee on Taxonomy of viruses、San Diego、CA:Academic press，2012.

Lau SK，et al. 2012. Isolation and characterization of a novel Betacoronavirus subgroup A coronavirus，rabbit coronavirus KHU14，from domestic rabbits[J]virol，86（10）：5 481–5 496.